Gärtner / Roth

Physiotherapie in der Intensivmedizin

FACHBUCHREIHE PFLAUM PHYSIOTHERAPIE
Herausgeberin: Ingeborg Liebenstund

Ursula Gärtner
Gabriel R. Roth

Physiotherapie in der Intensivmedizin

Mit 62 Abbildungen und 37 Tabellen

Pflaum

Die Deutsche Bibliothek – CIP-Einheitsaufnahme

Ein Titeldatensatz für diese Publikation ist bei der Deutschen Bibliothek erhältlich

ISBN 3-7905- 0796-2

Gesamtherstellung: Pustet, Regensburg.

INHALT

VORWORT

Dieses Buch ist aus dem Gedanken heraus entstanden, PhysiotherapeutInnen – aber auch anderen auf Intensivstationen tätigen Berufsgruppen – umfassende Informationen zu dem Themenkomplex Intensivmedizin zu geben.
Die Fortschritte der modernen Medizin erfordern es, dass TherapeutInnen einerseits über ein gründliches physiologisches und pathophysiologisches Wissen verfügen, andererseits auch Kenntnisse zu Überwachung, Diagnostik und Therapie der dort zu behandelnden Menschen mit sehr unterschiedlichen Krankheiten haben.
Pauschale Therapiekonzepte helfen sehr oft nicht weiter und werden daher nicht angeboten, da die Krankheit bei manchen Intensivpatienten einen wechselnden, häufig unerwarteten Verlauf zeigt. Diese Tatsache erfordert von allen Betreuern Anpassungsfähigkeit, rasches Reagieren und den intensiven Austausch von Informationen untereinander.

Zur besseren Übersicht haben wir das Buch in drei Teile gegliedert:

Im *Teil I* werden die allgemeinen Aspekte der Intensivmedizin abgehandelt, d. h. Fragen der Organisation, die Aufgaben, die Dokumentation, die Physiologie und Pathophysiologie und nicht zuletzt die Hygiene.

Teil II behandelt die allgemeine Physiotherapie in der Intensivmedizin. Besprochen werden alle physiotherapeutischen Maßnahmen prophylaktischen bzw. therapeutischen Charakters.

Im *Teil III* – Spezielle Intensivmedizin und Physiotherapie – werden intensivmedizinisch relevante Krankheitsbilder der einzelnen Fachgebiete und das speziell darauf abgestellte physiotherapeutische Vorgehen erörtert.

Die Autoren sind – mit einer Ausnahme – derzeitige oder ehemalige Miarbeiter des Klinikums Großhadern der Ludwig-Maximilians-Universität München.
Die Anregung zu diesem Buch gab Frau Ingeborg Liebenstund als ehemalige Lehrkraft der Physiotherapie-Schule München, jetzt Herausgeberin der Fachbuchreihe Pflaum Physiotherapie.

lungsempfehlungen bei konkreten Krankheitsbildern, sondern stellt die erforderlichen Maßnahmen auch im Gesamtzusammenhang eines therapeutischen Konzeptes dar. Es bleibt zu wünschen, dass das Buch den intensivmedizinisch tätigen Physiotherapeuten in seiner täglichen Arbeit unterstützt, hilfreich im Dialog mit den übrigen Mitarbeitern des therapeutischen Teams einer Intensivtherapiestation ist und das Verständnis für die pathophysiologischen Grundlagen des eigenen therapeutischen Handelns fördert.

München 2000

Prof. K. Peter
(Direktor der Klinik für Anästhesiologie im Klinikum Großhadern der LMU München)

TEIL I

ALLGEMEINE ASPEKTE DER INTENSIVMEDIZIN

(Dr. med. G. R. Roth)

1.1 AUFGABEN, ORGANISATION, INTERAKTION, DOKUMENTATION

Aufgaben der Intensivmedizin

Intensivstationen dienen der Überwachung und Behandlung von Patienten, bei denen lebensgefährliche Organfunktionsstörungen bestehen oder plötzlich eintreten können oder die ein Behandlungsverfahren benötigen, welches auf Normalstationen nicht verfügbar ist (s. a. Teil 3).

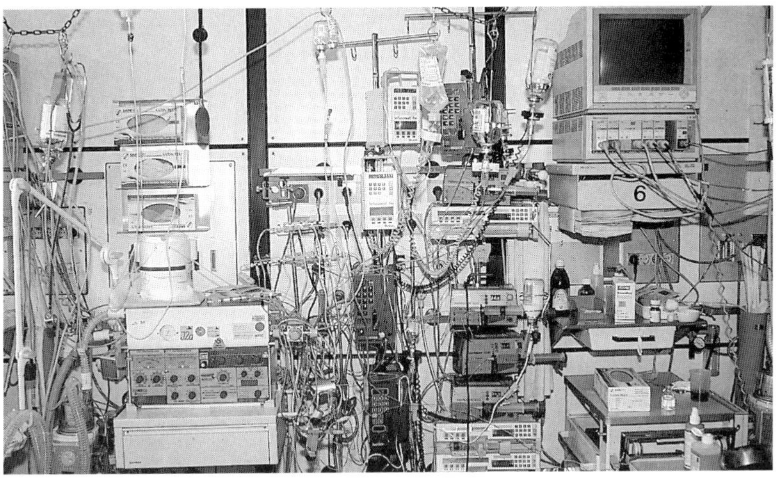

Abb. 1.1 Aufgerüsteter Patientenplatz

Beispiele hierfür sind der Patient mit Herzinfarkt, der - obwohl klinisch stabil wirkend - jederzeit lebensgefährliche Herzrhythmusstörungen entwickeln kann oder eine Patientin nach Hüftgelenksersatz, die im Krankenhaus eine so schwere Pneumonie entwickelt, dass sie „beatmungspflichtig" wird. Außer den Patienten, die aufgrund von Unfällen oder akut bedrohlichen Krankheiten intensivmedizinische Betreuung benötigen, ist diese häufig auch nötig, um bei älteren bzw. instabilen Patienten eine sichere Betreuung nach Operationen zu gewährleisten (geplante postoperative Intensivbehandlung).

Besonderer Personalbedarf

Die intensive Überwachung und Behandlung erfordert einen erhöhten Personalschlüssel, sodass beispielsweise jeweils eine Pflegekraft nur ein bis zwei Patienten betreut und meist ein oder mehrere Ärzte/Innen eigens für die Intensivstation zuständig sind. Je nach Art der Krankheitsbilder der Patienten ist es erforderlich, dass qualifiziertes ärztliches und Pflegepersonal jederzeit am Patientenbett verfügbar ist.
Die Qualifikation der Pflegekräfte reicht von Schwesternhelferin/Krankenpflegehelfer über examinierte Krankenschwester/Pfleger bis hin zu Fachkräften mit Fachweiterbildung Intensivmedizin; im ärztlichen Bereich von Studenten (Famulanten, PJ-Studenten) über Ärzte im Praktikum und Assistenzärzte in Weiterbildung bis hin zu Fachärzten, teilweise mit Zusatzbezeichnung Intensivmedizin.
Da Intensivstationen im Regelfall sieben Tage die Woche rund um die Uhr im Vollbetrieb „laufen", leistet das Personal besonders häufig Nacht- und Wochenenddienste. Aufgrund der schwerkranken Patienten mit invasiven Monitoring- und Therapieverfahren erfordert die Tätigkeit auf der Intensivstation besonderes Verantwortungsbewusstsein. Bei gefährlichen Zwischenfällen steht inzwischen auch zunehmend die Befürchtung juristischer Folgen im Raum (Schadensersatz, Körperverletzung, etc.).
Der häufige Umgang mit Sterben und Tod sowie verzweifelten Angehörigen erfordert eigene seelische Stabilität und großes Einfühlungsvermögen. Diese besonderen körperlichen und seelischen Belastungen sind ein Grund für den häufigen Personalwechsel auf Intensivstationen und fördern wohl auch die Gefahr des „Burn-out-Syndroms".

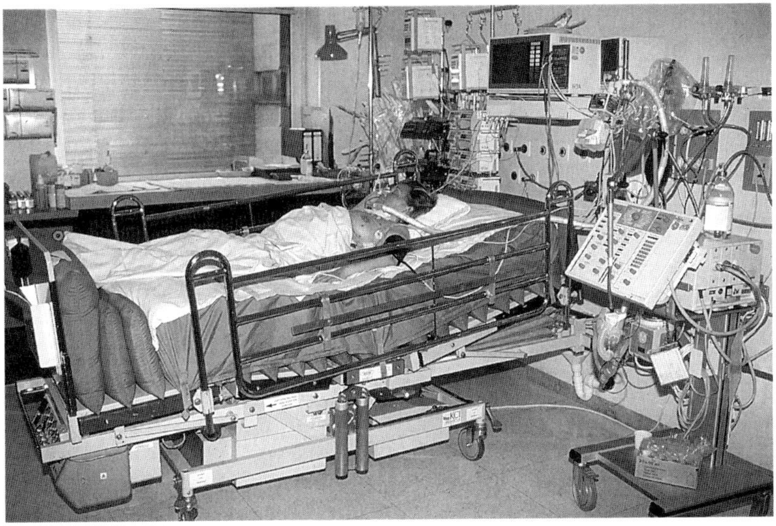

Abb. 1.2 Patient im Luftkissenbett

Daher kommt einem guten Arbeitsklima besondere Bedeutung für den reibungslosen Betrieb einer Intensivstation zu.
Trotz der vielen oben angeführten belastenden Umstände kann der Einsatz auf der Intensivstation eine interessante und befriedigende Tätigkeit darstellen. Eine große Freude ist es, wenn ehemalige Patienten, die teils Wochen und Monate betreut wurden, später wiederhergestellt zu Besuch kommen; daraus kann man die Motivation beziehen, für weitere Patienten wieder ähnlich zu „kämpfen".

Organisation

Zum Schutz vor Infektionen und Fehlbedienung von Geräten durch Unbefugte sind Intensivstationen häufig durch Schleusen oder verschlossene Türen vom übrigen Krankenhaus abgeschottet.
Gleich zu Beginn der Tätigkeit auf einer Intensivstation ist Folgendes zu klären:

Wen rufe ich bei Notfällen zu Hilfe?
Wie löse ich Herzalarm oder Hausnotruf aus?

Privatsphäre des Patienten

Bei allen Maßnahmen ist darauf zu achten, dass - soweit möglich - die Privatsphäre des Patienten ausreichend gewahrt wird: Patienten nicht unbekleidet liegen lassen, vor Besuchern anderer Patient/Innen abschirmen etc..

Interaktion

Aufgrund der Personaldichte auf der Intensivstation ist es erforderlich, die Angehörigen der verschiedenen Bereiche mit ihrer Aufgabe kennenzulernen und sich dort jeweils vorzustellen:

- Chefärzte der verschiedenen Abteilungen
- ärztlicher Leiter/in der Intensivstation
- Assistenzärzte
- Studenten im Praktischen Jahr
- Famuli (Medizinstudenten)
- Praktikanten
- Familienangehörige von Patienten
- leitende Pflegekräfte
- Krankenpfleger/Krankenschwester
- Krankenpflegeschüler/innen
- Seelsorger
- Krankengymnasten / Physiotherapeuten
- Röntgen-MTA's
- Labor-MTA's
- Stationshilfen
- Reinigungspersonal.

Vor Behandlungsbeginn muss mit den Ärzten ein Gespräch über die Diagnosen und den Zustand des Patienten geführt werden. Das physiotherapeutische Vorgehen (Pneumonie-, Kontraktur-, Atrophieprophylaxe) ist im Einzelfall zu besprechen. Folgende Faktoren können eine Modifikation des physiotherapeutischen Vorgehens erforderlich machen:

- Unversorgte oder instabile Frakturen
- Thrombosen, Lungenembolie bzw. Lungenemboliegefahr
- Kreislaufinstabilität (katecholaminpflichtiger Patient: Spritzenpumpen mit Dopamin, Adrenalin, Noradrenalin und ähnlichen Substanzen) (*vgl. Abb. 1.1*)

– „grenzwertiger“ Gasaustausch: zum Beispiel bedrohlich niedrige Sauerstoffwerte im Blut trotz 100%-Sauerstoff-Beatmung.

Dokumentation

Wie im gesamten Medizinbetrieb, müssen auf Intensivstationen alle wesentlichen ärztlichen und pflegerischen Maßnahmen an den Patienten dokumentiert werden.

Falls – auch nachträglich – Probleme bekanntwerden, (z. B. Beschwerden von Patienten oder Angehörigen, Verdacht auf Behandlungsfehler, Lagerungsschäden, meldepflichtige Infektion bei einem Patienten) muss sich klären lassen, welche Ärzte/Pflegekräfte/ Physiotherapeuten an welchem Tag bei welchem Patienten eingeteilt waren und welche Behandlung durchgeführt wurde.

Dies ist darüberhinaus auch zur Leistungserfassung, Abrechnung und Qualitätskontrolle notwendig.
Sämtliche Maßnahmen wie Medikamentengaben, Infusionen, Lagerung, Beatmung, Dialyse als auch der Patientenzustand mit sämtlichen Vitalparametern (Bewusstsein, Kreislauf: Blutdruck und Puls, Blutgase) sowie die Bilanzen aus Ein-und Ausfuhr mit Nahrungs- und Infusionsmengen, Verlusten über Magensonde, Urin, Sonden und Drainagen müssen dokumentiert werden (*Abb. 1.3 Dokumentationsbogen*).

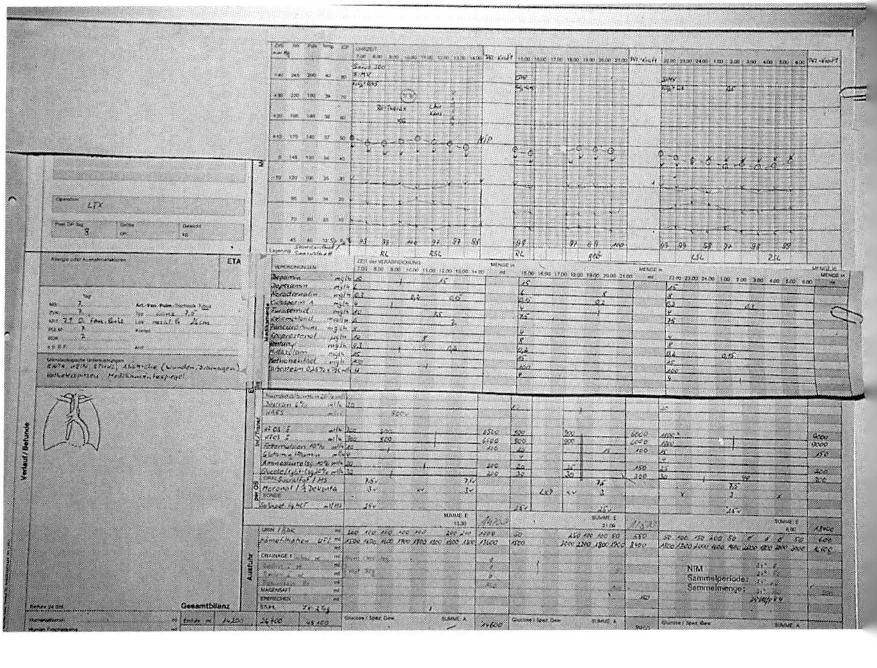

Abb. 1.3 Intensivdokumentatiosbogen

Patient

Ludwig-Maximilians-Universität München

Neurochirurgische Intensivstation / H3B
Neurochirurgische Klinik
Institut für Anästhesiologie

Blatt Nr.

Datum

Diagnose / Operation / Post OP-Tag ( )

Größe	Gewicht
cm	kg

Verlauf / Befunde

Allergie oder Ausnahmefaktoren

ETA

	Tag		Tag
ZVK:		Pulm. Kath:	
Art:		Tubus:	
ICP:		Tracheal K:	
MS:			
DK/Pufi:			

Mikrobiologische Untersuchungen

ENTA [ ]:
_____ [ ]:
RA [ ]:
URIN [ ]:
LIQUOR [ ]:
STUHL [ ]:
_____ [ ]:

Wechsel ZVK / ART:

Diagnostik / Maßnahmen / Konsile:

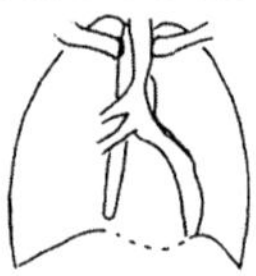

Diagnostik f. d. folgenden Tag (geplant):

ICP	ZVD	RR	Puls	Temp.
80	+ 40	245	200	40
70	+ 30	220	180	39
60	+ 20	195	160	38
50	+ 10	170	140	37
40	0	145	120	36
30	− 10	120	100	35
20		95	80	34
10		70	60	33
0		45	40	32

Uhrzeit:

9.00	10.00	11.00	12.00	13.00	14.00

Verordnungen

Zeit der Verabreichung

	9.00	10.00	11.00	12.00	13.00	14.00
Gluc. %						
Gluc. %						
AS 10 %						

9.00 10.00 11.00 12.00 13.00 14.00

Zu Abb. 1.3 Intensivdokumentationsbogen

15.00	16.00	17.00	18.00	19.00	20.00	21.00	22.00	23.00	24.00	1.00	2.00	3.00	4.00	5.00	6.00	7.00	8.00

15.00	16.00	17.00	18.00	19.00	20.00	21.00	22.00	23.00	24.00	1.00	2.00	3.00	4.00	5.00	6.00	7.00	8.00

15.00 16.00 17.00 18.00 19.00 20.00 21.00 22.00 23.00 24.00 1.00 2.00 3.00 4.00 5.00 6.00 7.00 8.00

SERUMCHEMIE		**BLUTGERINNUNG**	
Natrium		Quick	
Kalium		PTT	
Kreatinin		Fibrinogen	
Harnstoff			
Bilirubin ges.		**BLUTBILD**	
aP		Hämogl.	
γ-GT		Hämatok.	
ALT (GPT)		Ery	
AST (GOT)		Leukoz.	
PChE			
α-Amylase		Thromboz.	
Lipase		Retikuloz.	
CK		Stab	
LDH		Seg	
Cholesterin		Eo	
Triglyceride		Baso	
Harnsäure		Lympho	
Calcium		Mono	
anorg. Phosp.		Andere	
Eisen			
Gesamteiweiß		T4	
Albumin		T3	
α_1		TBI	
α_2			
β		**U-Chemie**	
γ		Na	
		K	
Osmol		HSt.	
LIQUOR		Krea	
Zellen		Krea.-Cl.	
Eiweiß			
Glucose			

U (Stick)	13^{00}	20^{00}	5^{00}
Leuko			
Nitrit			
pH			
Eiweiß			
Gluc			
Keton			
Blut			

Uhrzeit	9^{00}	12^{00}	15^{00}	18^{00}
Na				
K				
Hb				
Hk				
Quick				
PTT				

Uhrzeit	21^{00}	24^{00}	3^{00}	6^{00} n T
Na				
K				
Hb				
Hk				
Quick				
PTT				

Med.-Spiegel:

Antibiotika-Spiegel:

LABOR für MORGEN:

Gr. Labor — Urin-Chemie

Kl. Labor — Serum-Osmol.

Div. Lab.Werte:

15.00 16.00 17.00 18.00 19.00 20.00 21.00 22.00 23.00 24.00 1.00 2.00 3.00 4.00 5.00 6.00 7.00 8.00

Zu Abb. 1.3 Intensivdokumentationsbogen

Für die Physiotherapeuten bedeutet dies, dass täglich mit Datum und Name eingetragen werden muss, wer welche Behandlung bei einem Patienten durchgeführt hat. Wo diese Dokumentation erfolgt, ist auf der jeweiligen Station zu vereinbaren (Patientenkurve, Pflegebericht, eigene PT-Bögen).

Literatur

Benumof, J.L.: Clinical Procedures in Anesthesia and Intensive Care; 1. Aufl. 1992, Lippincott, Philadelphia

Braun J., Preuss R.: Klinikleitfaden Intensivmedizin; 3. Aufl. 1995, Jungjohann Verlag, Neckarsulm

Civetta, J.M., Taylor R.W., Kirby R.R.: Critical Care; 3.Aufl. 1996, Lippincott-Raven, Philadelphia

Doeffinger J., Jesch F.: Intensivmedizinisches Notizbuch; 1. Aufl. 1991, Nachdr. 1994, Wiss. Verlags-Abteilung Abbott, Wiesbaden

Kirby, R.R.: Critical Care; 1. Aufl. 1997, als Band 1 in: Miller, R.D.: Atlas of Anesthesia, Churchill-Livingstone Verlag, Philadelphia

Kirby, R.R., Gravenstein N.: Clinical Anesthesia Practice; 1. Aufl. 1994, Saunders, Philadelphia

Marino P.L., Dt. Bearb.: Taeger K.: Das ICU Buch; 1. Aufl. 1994, Urban und Schwarzenberg Verlag, München

1.2 PHYSIOLOGIE UND PATHOPHYSIOLOGIE

1.2.1 Atemwege und Lunge

Bei einem Großteil der Intensivpatienten ist die Gasaustauschfunktion der Lunge so eingeschränkt, dass zusätzliche Unterstützung notwendig ist. Diese reicht von Atemtherapie über die einfache Sauerstoffzufuhr bis hin zur künstlichen Beatmung mit differenziertem Beatmungsmuster.

1.2.1.1 Überwachung der respiratorischen Funktion

Sowohl bei Spontanatmung als auch bei künstlicher Beatmung ist es von zentraler Bedeutung, diese lebenswichtige Körperfunktion zuverlässig zu überwachen. Neben der klinischen Einschätzung mit den Sinnen Hören, Sehen und Fühlen können dabei apparative Überwachungsmethoden sehr hilfreich sein. Die Überwachung umfasst die Atemmechanik, die Gasaustauschfunktion der Lunge und die Sauerstoffversorgung des Organismus.
Die klinische Beurteilung:
Man kann **sehen**, ob sich der Brustkorb seitengleich hebt und senkt, die Hautfarbe erkennen (blass, rosig, zyanotisch), die Atemfrequenz feststellen (langsam und tief, schnelle flache Atmung?), und ob es als Zeichen der Atemnot zu Einziehungen am Hals oder Thorax kommt oder Nasenflügeln vorliegt.
Hören kann man z. B. Giemen beim Asthmatiker, in- oder exspiratorischen Stridor bei verengten Atemwegen sowie Geräusche durch Verschleimung oder Wasseransammlung in den Beatmungsschläuchen.
Auch durch Fühlen (Hände auf beide Thoraxhälften auflegen) lässt sich prüfen, ob seitengleiche Atemhübe vorliegen oder der Patient verschleimt ist (spürbares Vibrieren).
Die apparative Überwachung erfolgt vorwiegend durch Pulsoxymetrie, Capnometrie und Blutgasanalysen.
Die **Pulsoxymetrie** misst den Sauerstoffgehalt des Blutes mittels Rotlicht, das z. B. über einen Fingerclip durch Gewebe strahlt und analysiert wird.

Sauerstoffpartialdruck	pO_2	70-100mm Hg
CO2-Partialdruck	pCO_2	35-45mm Hg
pH-Wert	pH	7,35-7,45
Sauerstoffsättigung	SaO_2	95-100%

Tabelle 1.4 Normalwerte der Blutgasanalyse bei Gesunden

Die **Kapnometrie** analysiert kontinuierlich den CO_2-Gehalt der Ein- und Ausatemluft und gibt damit Hinweise auf den CO_2-Gehalt des Blutes.
Die **Blutgasanalyse** (meist durch arterielle Blutabnahme) ist die genau-

este Methode zur Beurteilung des Sauerstoff- und CO_2-Gehaltes im Blut; daneben lässt sich durch pH-Wert und Bikarbonatgehalt des Blutes auch der Säure-Basen-Haushalt beurteilen. Viele moderne Blutgasanalysatoren messen weitere Laborwerte wie Hb, Natrium, Kalium, Glukose und Laktat.

1.2.1.2 Methoden zur zusätzlichen Sauerstoffgabe bei Spontanatmung

Sauerstoff für medizinische Zwecke wird industriell großtechnisch hergestellt. Die einzelnen Stationen im Krankenhaus werden entweder über große klinikeigene Tanks – zentrale Gasversorgung mit Wandsteckdosen – oder über transportable Sauerstoff-Flaschen (meist zwei, drei, fünf oder 10 Liter) versorgt. Die Umgebungsluft enthält 21% O_2. Durch folgende Methoden lässt sich der O_2-Gehalt in der Atemluft von Patienten steigern:

- O_2-Nasensonde: Über einen Kunststoffschlauch mit Schaumstoffpolster wird Sauerstoff in einen Nasengang geleitet.
- O_2-Brille: Ein Kunststoffschlauch wird brillenähnlich um die Ohren gelegt; aus zwei Öffnungen strömt Sauerstoff in die Nase.
- Einfache O2-Maske: Der zugeführte Sauerstoff sammelt sich in einer Maske vor dem Gesicht des Patienten (*Abb.1.5*: O_2-Gesichtsmaske).
- O_2-Maske mit Reservoir: Durch Ansammlung von Sauerstoff in einem an die Maske angeschlossenen Beutel kann die Einatemluft bis etwa 70% Sauerstoff enthalten.

Exkurs: Sauerstoffvorrat in Gasflaschen

Der O_2-Vorrat bei Druckflaschen berechnet sich wie folgt:
Flascheninhalt (in Liter) x Manometeranzeige (bar) = l Liter O_2
Dies gilt nur bei normalem Umgebungsdruck von 1 bar.

Beispiel: Eine 2 l-Flasche mit 120 bar enthält somit 240 l Sauerstoff. Falls ein Patient 8 l Sauerstoff/min benötigt, so reicht diese Flasche für

$$\frac{240\ \text{l}}{8\ \text{l/min}} = 30\ \text{min}.$$

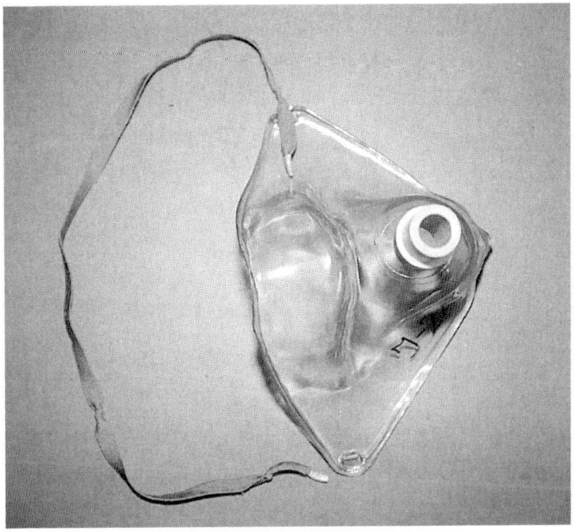

Abb. 1.5
O_2-Gesichtsmaske

Sauerstoff zur Langzeitgabe an Patienten sollte immer angefeuchtet werden, da sonst die Schleimhäute austrocknen. Zur Anfeuchtung bei Spontanatmung wird der O_2 nach dem Flowmeter (0 -15 l/min) meist mit Verneblersystemen durch steriles, destilliertes Wasser geleitet (z. B. AquaPak®).

1.2.1.3 Beatmung

Eine Beatmung kann unter anderem erforderlich werden bei Erschöpfung des Patienten mit unzureichender Atemmechanik (hohe Atemfrequenz, kleine Tidalvolumina) oder unzureichendem Gasaustausch in der Lunge (CO_2-Anstieg, O_2-Abfall im Blut) oder bei fehlenden Schutzreflexen (Bewusstseinstrübung).
Die Beatmung kann „von Hand" oder maschinell (mit Beatmungsgerät) erfolgen.

Notfallbeatmung: Beatmungsbeutel und Maske

Zur Soforthilfe bei Ateminsuffizienz wird der nichtintubierte Patient mit Beatmungsbeutel und Maske beatmet, möglichst mit O_2-Anschluss und Reservoirbeutel, um die inspiratorische Sauerstoffkonzentration zu erhöhen. Bei gleichzeitiger Verwendung von Guedel-(Oropharyngeal-) Tuben bzw. Wendl- (Nasopharyngeal-)Tuben kann ein Zurücksinken der

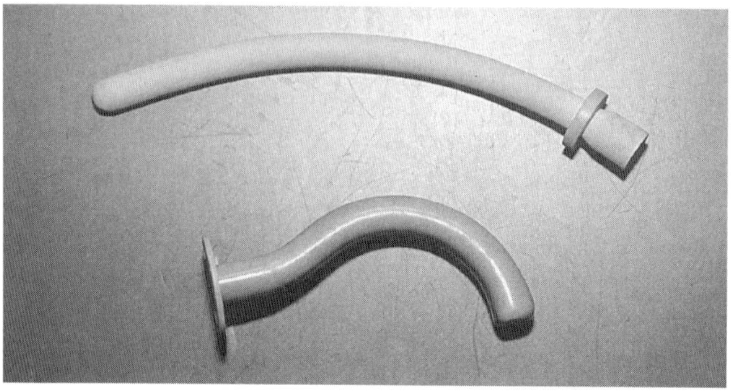

Abb. 1.6
Oben: Wendltubus; unten: Guedeltubus

Zunge beseitigt und die Beatmung erleichtert werden (*Abb. 1.6*).

Eine **längerdauernde Beatmung** erfolgt in der Regel nach endotrachealer Intubation, entweder

- oral intubiert
- nasal intubiert oder
- tracheotomiert über Trachealkanüle (*Abb. 1.7*).

Jedes dieser Verfahren hat eigene Vor- und Nachteile und wird in den verschiedenen Abteilungen unterschiedlich häufig eingesetzt. Beim ateminsuffizienten Patienten ist die korrekte Tubuslage lebenswichtig; ein Verrutschen (zu tief, dann wird nur eine Lunge beatmet oder in den Ösophagus, dann wird der Magen beatmet) kann lebensgefährliche

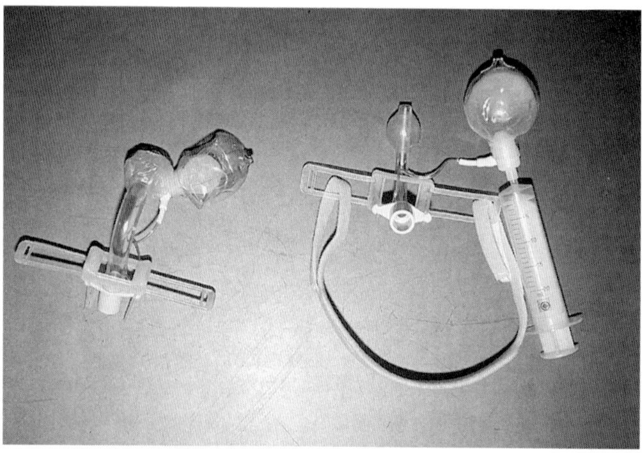

Abb. 1.7
Trachealkanüle

Folgen für den Patienten haben, ebenso ein „Herausfallen" des Tubus (versehentliche, ungeplante Extubation).

Grundregel beim Umgang mit beatmeten Patienten

Größte Vorsicht mit dem Endotrachealtubus bzw. der Trachealkanüle.
Vorsicht bei Umlagerung des beatmeten Patienten: Eine Person fixiert nur Kopf und Tubus, diese Person gibt alle Kommandos!

1.2.1.3.1 Die Intubation des Intensivpatienten

Vor einer Intubation muss man sich über die Dringlichkeit und das Aspirationsrisiko des Patienten ein Bild machen.
Zur Notfallintubation und bei nicht-nüchternen Patienten müssen besondere Vorsichtsmaßnahmen zur Vermeidung einer Aspiration ergriffen werden, man nennt diese Form der Narkoseeinleitung – da sie bei Patienten mit Ileus so angewandt wird – auch Ileuseinleitung oder „Crush-Induction" (s.*Tab. 1.8: Vorsichtsmaßnahmen zur Ileuseinleitung*).

Die Ileuseinleitung ist eine Risikomaßnahme!

- Durchführung durch mindestens einen erfahrenen Arzt und Pflegekraft!
- Sorgfältige Planung und zuverlässige Bereitstellung aller Medikamente und Gerätschaften!
- Falls geplant, rechtzeitige Verabreichung von H2-Blockern wie Cimetidin (z. B. Tagamet®) oder Ranitidin (z. B. Zantic®) zur Verminderung der Magensäureproduktion und Metoclopramid (z. B. Paspertin®) zur Beschleunigung der Magenentleerung.
- Gabe von 30ml Natriumzitrat oral zur Pufferung der Magensäure.
- Evtl. Legen einer Magensonde, Absaugen des Magens, Magensonde wieder entfernen (sonst Leitschiene für Mageninhalt durch undichten Mageneingang).
- Oberkörperhochlage 30° vermindert Gefahr des Hochlaufens von Mageninhalt.

Tabelle 1.8 Vorsichtsmaßnahmen zur Ileuseinleitung

- Präoxygenierung fünf bis zehn Minuten mit O_2-Maske bei Eigenatmung, um die Lunge vollständig mit Sauerstoff aufzufüllen. Dies gibt längere Sicherheit gegen Sauerstoffmangel bei Intubationsproblemen.
- Überprüfung eines sicheren Venenzuganges.
- Patientenmonitoring mit EKG, Pulsoxymetrie, Blutdruckmessung und möglichst Kapnometrie zur Bestätigung der Tubuslage.
- Laufender, leistungsfähiger Sauger in Griffweite neben dem Kopf des Patienten, um evtl. Sekret sofort absaugen zu können.
- Überprüfter Tubus mit Führungsstab und aufgesteckter Blockerspritze, überprüftes Laryngoskop sowie Reservespatel anderer Größe und Reservelaryngoskop am Platz (*Abb. 1.9. Laryngoskop*).

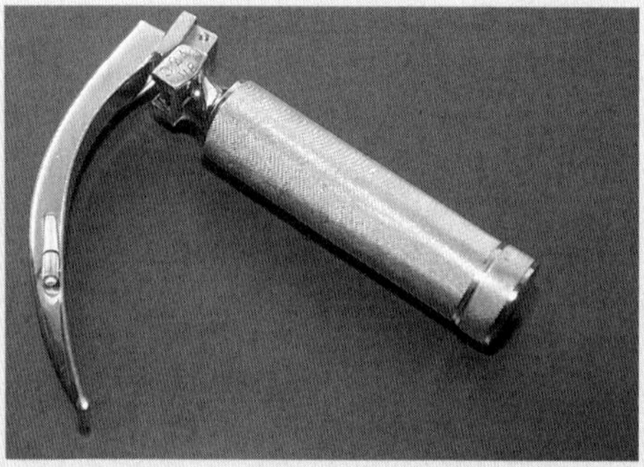

Abb. 1.9 Laryngoskop

- Zügige Gabe von Einschlafmittel und ggf. raschwirkendem Muskelrelaxans ohne Maskenbeatmung, um eine Aufblähung des Magens zu vermeiden.
- Ab Verlust der Schutzreflexe bzw. Beginn des Einschlafens des Patienten übt eine Person den Cricoid-Druck aus (Sellickscher Handgriff, der Ringknorpel des Kehlkopfes wird nach hinten gegen die Speiseröhre gedrückt) um ein Hochfließen von Mageninhalt zu verhindern. Der Cricoiddruck wird gehalten, bis der Tubus geblockt und die korrekte Tubuslage durch Auskultation, Inspektion und möglichst CO_2-Kurve in der Kapnometrie bestätigt ist!
- Danach kann der Patient an das Beatmungsgerät angeschlossen werden.

Tabelle 1.8 Vorsichtsmaßnahmen (Fortsetzung)

Dringlichkeit der Intubation

Man unterscheidet
- Notfallintubation
  Beispiel: Ateminsuffizienter Patient hat sich den Tubus gezogen,
- verzögert dringlich
  Beispiel: Spontanatmender Patient mit allmählicher Erschöpfung soll beatmet werden,
- regulär geplant
  Beispiel: Intubation für Bronchoskopie in Narkose zur Gewinnung von Sekret- oder Gewebeproben.

Für Nicht-Notfälle sollte die Nüchternheit des Patienten angestrebt werden, um die Aspirationsgefahr zu vermindern. Dazu gehört auch das Abstellen von Sondenkost über Magen- oder Jejunalsonde bzw. PEG mindestens sechs Stunden vor geplanter Intubation.

Medikamente zur Intubation

Üblicherweise werden folgende Medikamente zur Intubation verwendet:
Ein Hypnotikum (Schlafmittel), ein Opiat (stärkste Schmerzmittel) zur Abschirmung der Reize sowie u. U. ein Muskelrelaxans.

Beispiele: **Hypnotikum** wie

- Etomidate
- Thiopental
- Methohexital
- Propofol.

Als Hauptnebenwirkung führen diese Hypnotika zu Blutdruckabfall und Atemdepression bis Apnoe.

An **Opiaten** werden verwendet: Die „Muttersubstanz“ Morphin sowie die synthetischen Verwandten Fentanyl, Alfentanyl, Sufentanyl und Remifentanil. Gemeinsam ist diesen ebenfalls eine dosisabhängige Atemdepression.

Muskelrelaxantien:

Neben dem kurzwirksamen Succinylcholin stehen die längerwirksamen Relaxantien Vecuronium (Norcuron®), Rocuronium(®), Pancuronium

sowie Mivacurium (Mivacron®) und (Cis-)Atracurium (Nimbex®, Tracrium®) zur Verfügung.
Muskelrelaxantien verursachen eine vorübergehende, vollständige Muskellähmung der gesamten Skelettmuskulatur des Körpers einschließlich der Atemmuskulatur. Dies erleichtert das Einstellen des Kehlkopfes und Einführen des Tubus erheblich. Jeder relaxierte Patient muss beatmet werden, die Erinnerung an diese Phase muss durch ausreichende Mengen von Hypnotika/Narkotika ausgeschaltet werden. Eine Relaxierung im Wachzustand ist ein Horrortrip, man erlebt wach einen Atemstillstand. Grundsätzlich kann man auch ohne Relaxantien intubieren (wenn man zur Vermeidung von Nebenwirkungen keine Relaxantien anwenden möchte oder keine entsprechende Erfahrung mit diesen Medikamenten hat), man benötigt dann aber meist höhere Dosen von Hypnotika. In bestimmten Fällen ist auch eine wache Intubation unter Lokalanästhesie, u. U. auch mittels Bronchoskop möglich.

Praktische Durchführung der Intubation

Im Unterschied zur Ileuseinleitung wird bei einer geplanten Intubation beim nüchternen, nicht aspirationsgefährdeteten Patienten nach ähnlicher Vorbereitung und gleicher Überwachung nach Präoxygenierung zunächst das Hypnotikum verabreicht und der Patient nach Erlöschen des Lidreflexes mit der Maske mit Sauerstoff beatmet. Erst nachdem man festgestellt hat, dass eine Maskenbeatmung möglich ist, wird ggf. das Relaxans gegeben, dessen Wirkungseintritt abgewartet und dann nach Einstellen des Kehlkopfeinganges mit den Stimmbändern der Tubus unter Sicht in die Luftröhre eingeführt.
Dazu wird i.d.R. das Laryngoskop (Abb. 1.9) verwendet.

Überwachung nach Intubation

Von großer Bedeutung ist die angemessene Überwachung und Überprüfung der Tubuslage sofort nach Intubation:
Mittels Inspektion achtet man auf seitengleiche Thoraxbewegungen und die rosige Hautfarbe des Patienten, man auskultiert beide Lungen auf seitengleiche Belüftung und überprüft die Kapnometrie auf ein angemessenes CO_2-Signal. Durch Palpation kann man ebenfalls das seitengleiche Heben des Thorax feststellen sowie als Störungen ein eventuel-

les Hautemphysem tasten, ein Vibrieren bei starker Verschleimung oder bei Wasseransammlung in den Beatmungsschläuchen fühlen. Zur apparativen Überwachung gehört auch die Pulsoxymetrie mit gleichbleibend hoher Sättigung (i.d.R. über 90 %).

1.2.1.3.2 Häufige Beatmungsformen

Manuelle Beatmung

Diese erfolgt z. B. überbrückend bei

- Wartung des Beatmungsgerätes
- zum Blähen der Lungen des Patienten (Sekretmobilisation)
- zum Transport ohne Beatmungsgerät

und kann erfolgen mittels

- Beatmungsbeutel (Raumluft mit 21 %; ggf. mit Sauerstoffanschluss ggf. mit Reservoir für höhere O_2-Konzentration)
- Kuhnsystem (benötigt zwingend O_2-Anschluss zum Füllen des Beutels) (*Abb. 1.10 Kuhnsystem*).

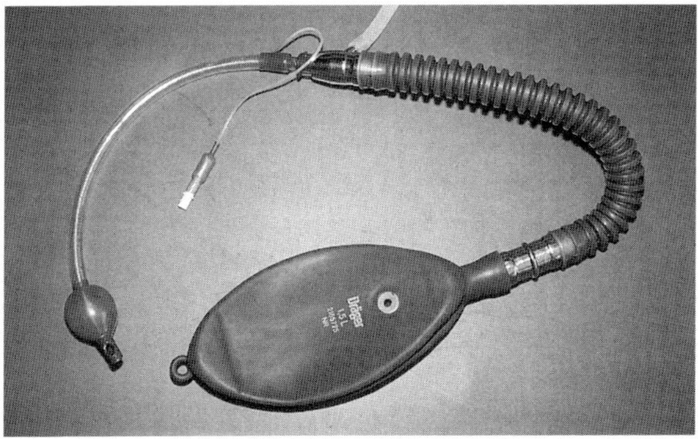

Abb. 1.10 Kuhnsystem, aufgesteckt auf geblocktem Tubus

Maschinenkontrollierte Beatmung

Häufig verwendete Abkürzungen sind:
IPPV: intermittent positive pressure ventilation
CMV: controlled mandatory ventilation
CPPV: continuous positive pressure ventilation = IPPV mit PEEP (PEEP: positive end exspiratory pressure).

Zur volumenkontrollierten Beatmung werden in der Regel Volumen und Frequenz fest vorgegeben; z. B. 650-850 ml Tidalvolumen, Frequenz

7-12/min; ergibt somit ein Atemminutenvolumen von 5-10 l/min. Üblicherweise ergeben sich dabei Beatmungsspitzendrücke von 20 bis 30 cm H_2O, bei Verwendung von 5 cm H_2O PEEP addiert sich dieser Wert dazu. Der PEEP soll helfen, Alveolen durch Druck von innen offenzuhalten.

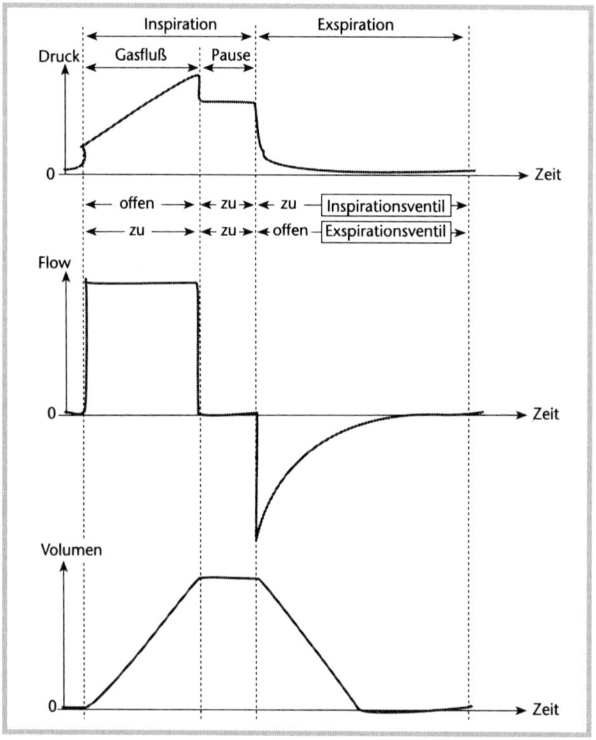

Abb. 1.11 IVC – CMV. Aus: Hintzenstern, Beatmung; Gustav Fischer Verlag Ulm

SIMV-Beatmung
(**s**ynchronized **i**ntermittent **m**andatory **v**entilation)

Um ein „Kämpfen" des Patienten gegen die Maschine zu verhindern, werden die Maschinenhübe mit der Eigenatmung des Patienten synchronisiert; erst wenn nach einem bestimmten Zeiterwartungsfenster keine Eigenatmung des Patienten einsetzt, erfolgt ein Maschinenhub. SIMV kann bei volumenkontrollierter (VC-SIMV, *Abb. 1.12*) oder druckkontrollierter (PC-SIMV, *Abb. 1.13*) Beatmung eingesetzt werden.

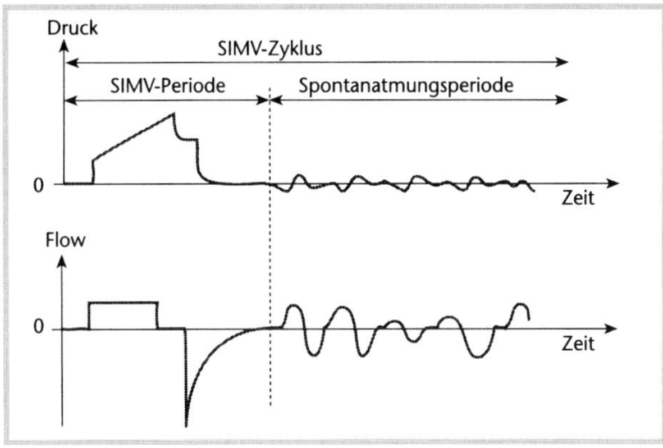

Abb. 1.12 SIMV (volumenkontrolliert).
Aus: Hintzenstern, Beatmung; Gustav Fischer Verlag Ulm

SIMV mit Druckunterstützung (Du)

Die Beatmungsmaschine „erkennt“ bei dieser Form der Beatmung eine Eigenatmung des Patienten und unterstützt Eigenhübe mit einer einzustellenden Druckunterstützung , z. B. 10 – 20 cm H_2O (Abb. 1.13).
Die einstellbare „Triggerschwelle“ gibt an, wie empfindlich das Beatmungsgerät Eigenatemanstrengungen erkennen soll. Eine zu hohe Triggerschwelle ist für den Patienten sehr anstrengend; bei einer zu niedrigen kann es passieren, dass sich ein Beatmungsgerät selbst triggert. Beispielsweise können die Druckschwankungen von „Wasserpfützen“ im Beatmungsschlauch jeweils einen Atemhub auslösen. Dies führt wieder zur Bewegung der Wasseransammlung usw.. Dann hat sich das System „ aufgeschaukelt“.

Druckkontrollierte Beatmung
(PCV, pressure controlled ventilation; PC-CMV).

Bei der druckkontrollierten Beatmung (*Abb. 1.14*) wird – neben einem eventuellen PEEP als unterem Druck – der Beatmungsspitzendruck und die Frequenz, wie auch das I:E-Verhältnis eingestellt.Das Beatmungsgerät liefert mit dem eingestellten Maximaldruck und dezelerierenden Fluss solange Volumen, bis die Inspirationszeit abgelaufen ist. Das dabei gelieferte Tidalvolumen hängt von der Dehnbarkeit (Compliance)der Lunge und dem eingestellten Maximaldruck ab und muss häufig kon-

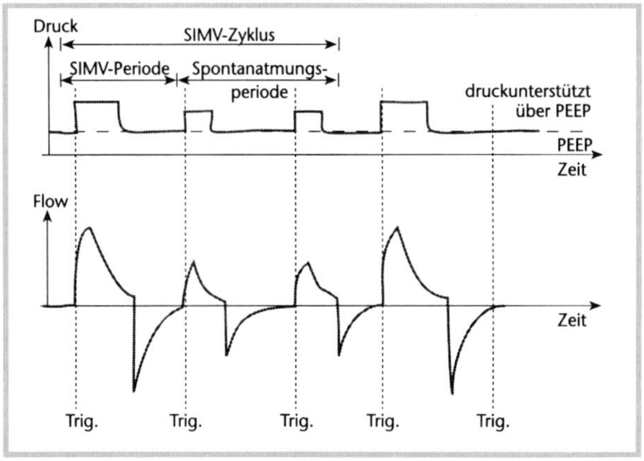

(Trig. = Trigger)

Abb. 1.13 SIMV (druckkontrolliert).Aus: Hintzenstern,Beatmung; Gustav Fischer Verlag Ulm

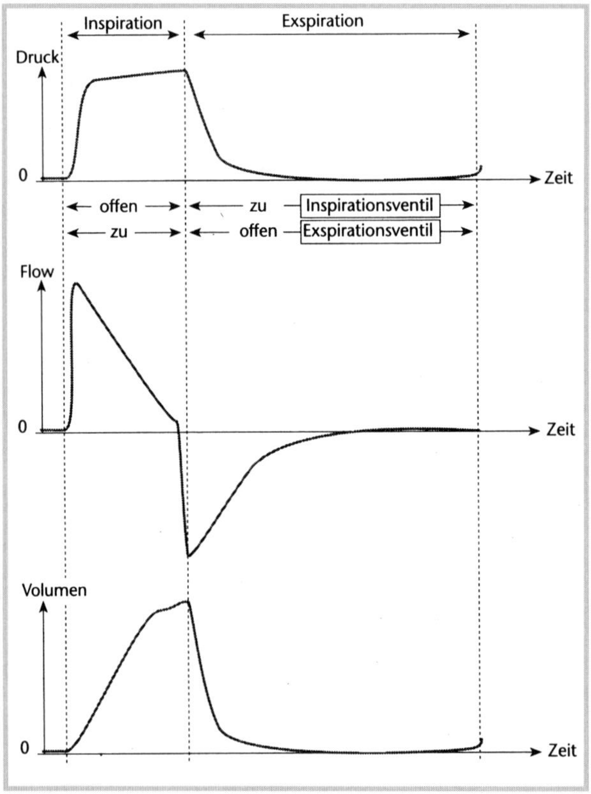

Abb. 1.14 PC – CMV (druckkontrollierte Beatmung). Aus:Hintzenstern, Beatmung; Gustav Fischer Verlag Ulm

trolliert werden, ebenso die Blutgase. PEEP und Maximaldruck sowie die Atemfrequenz müssen so eingestellt werden, dass das entsprechende Atemminutenvolumen (AMV) zum Erreichen der Normoventilation erzielt wird. Die untere AMV-Alarmgrenze ist so einzustellen, dass bei einem Abfall des AMV (z.B. durch Gegenpressen des Patienten) Alarm ausgelöst wird.Vorteil der PCV: Häufig gelingt es, mittels PCV – im Vergleich zur volumenkontrollierten Beatmung – höhere Tidalvolumina bei niedrigeren Spitzendrücken zu erzielen.

Inspiratorische Druckunterstützung (DU)

Synonyme: ASB = Assisted Spontaneous Breathing
PSV = Pressure Support Ventilation

Zur assistierten Beatmung löst der Patient mit einer eigenen Einatmung über einen Triggermechanismus eine inspiratorische Druckunterstützung aus. Der Drucktrigger reagiert auf einen Abfall des Atemwegsdruckes, der Flowtrigger registriert den durch die Einatmung des Patienten ausgelösten „Luftstrom“. Daraufhin liefert das Beatmungsgerät Atemgas mit einem vorher festgelegten Druck, z. B. 15 cm H_2O über PEEP. Meist wird die DU in Kombination mit SIMV als SIMV + DU, mit PCV als PC - SIMV oder CPAP mit DU angewandt (*Abb. 1.15*).

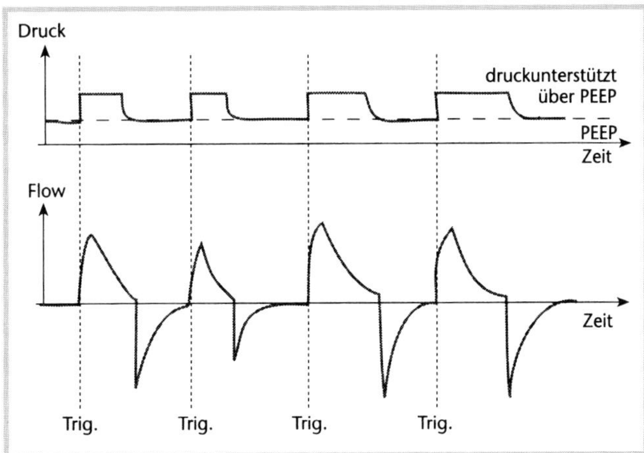

Abb. 1.15 IPS (inspiratorische Druckunterstützung) mit CPAP. Aus: Hintzenstern, Beatmung; Gustav Fischer Verlag Ulm.

(Trig. = Trigger)

Beispiel 1:

- SIMV + DU: Tidalvolumen = 750 ml
- f (SIMV) = 10/min
- PEEP = 5 cmH_2O
- DU 10 cm H_2O (über PEEP).

Zwischen den zehn vorgegebenen SIMV-Maschinenhüben hat der Patient die Möglichkeit, selbst zu atmen; jeder zusätzliche Eigen-Atemhub wird mit einer Druckunterstützung von 10 cm H_2O unterstützt, das Volumen der Eigenhübe ergibt sich aus der Compliance der Patientenlunge.

Beispiel 2:

- PC-SIMV: PEEP = 5
- Druckkontrollierte Hübe mit Spitzendruck 29 cm H_2O, f (PCV) = 6
- Druckunterstützung für Eigenhübe: 18 cm H_2O.

Zwischen den garantierten sechs druckkontrollierten Hüben kann der Patient eigene Atemzüge durchführen, die mit einem Druck von 18 cm H_2O unterstützt werden.
In beiden Fällen ergibt sich die Gesamtatemfrequenz durch Addition der Maschinenhübe mit der Zahl der Eigenatemhübe des Patienten.

Achtung! Ein Patient, der nur mit DU oder CPAP + DU atmet, muss über einen ausreichenden Atemantrieb verfügen, da nur die vorhandene Eigenatmung unterstützt und kein Mindest-AMV garantiert wird. Die untere AMV-Grenze muss entsprechend eng eingestellt werden. Doch auch damit wird noch keine ausreichende Ventilation garantiert.

Beispiel:
Wenn ein Patient (theoretisch) mit einer Atemfrequenz von 60 ein Tidalvolumen von nur 100 ml/Atemhub erzielt, erreicht er zwar ein u. U. ausreichend wirkendes AMV von 6 l/min. Dieses besteht aber nur im Hin- und Herschieben einer Luftsäule in Tubus und großen Atemwegen und stellt eine reine Totraumventilation ohne echten Gasaustausch in der Lunge dar.

CPAP-Atmung (Continuous Positive Airway Pressure)

CPAP entspricht PEEP bei Spontanatmung. Über den gesamten Atemzyklus werden die Lungen/Alveolen mit einem eingestellten Druckniveau „gebläht“ gehalten, meist 5-10 cm H_2O. CPAP kann mit den meisten modernen Beatmungsgeräten angewandt werden oder mittels eigener High-Flow-CPAP-Geräte. Bei den High-Flow-CPAP-Geräten wird die Gasmischung aus Luft und Sauerstoff in einem Balg oder Ballon gesammelt, der Patient atmet über ein Y-Stück gegen ein einstellbares Drucknivau (z. B. 5 cm H_2O) aus. Bei Verwendung eines „richtigen“ Intensivbeatmungsgerätes kann CPAP mit DU kombiniert werden (s. oben), bei einer eventuellen Verschlechterung des Patienten kann dann jederzeit wieder auf invasivere Beatmungsverfahren umgestellt werden.

CPAP lässt sich nicht nur bei intubierten oder tracheotomierten Patienten anwenden, sondern auch mittels Masken-CPAP als sogenannte nichtinvasive Beatmung bei extubierten Patienten. Damit können häufig auch Atelektasen rasch wieder behoben werden, ohne den Patienten zu reintubieren.

Besonderheit IRV: Inverse Ratio Ventilation - Beatmung mit umgekehrtem Atemzeitverhältnis.
Das normale Atemzeitverhältnis (Inspiration: Exspiration, I:E) beträgt etwa I:E = 1:2, d. h. die Ausatmung dauert zweimal solange wie die Einatmung. Bei schweren Störungen des Gasaustausches scheint es von Vorteil zu sein, eine längere Inspirationszeit zu wählen, die dann auch länger als die Ausatemzeit sein kann (I:E = 2:1), um z. B. bei „steifer" Lunge langsam größere Tidalvolumina zu applizieren, ohne dass sehr hohe Beatmungsdrücke auftreten. Ein Gefahr ist hierbei allerdings die Überblähung der Lunge, wenn die Exspirationszeit nicht mehr ausreicht, um das gesamte Tidalvolumen auszuatmen. IRV kann sowohl bei volumenkontrollierter wie bei druckkontrollierter Beatmung angewandt werden.

BIPAP (Biphasic Positive Airway Pressure)

Dieser Begriff wurde von der Firma Dräger mit Einführung der Evita-Beatmungsgeräte geprägt. Bei BIPAP-Atmung werden – je nach Beatmungsgerät unterschiedlich – ein unteres und oberes Druckniveau sowie die Zeitdauer dieser Druckniveaus oder die Atemfrequenz und das I:E-Verhältnis eingestellt. Die Besonderheit besteht darin, dass der Patient auf unterem und oberem Druckniveau

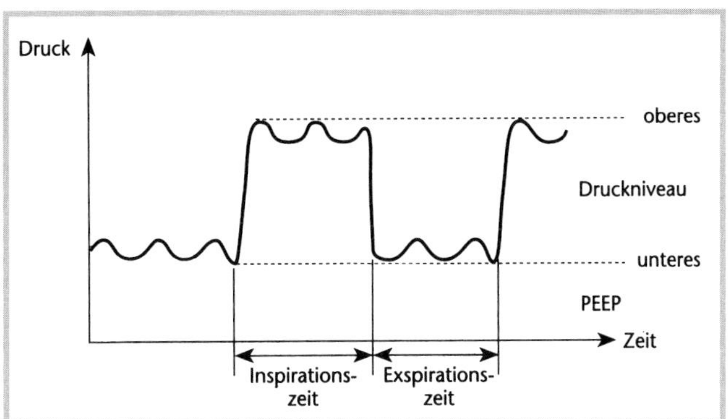

Abb. 1.16 BIPAP. Aus: Hintzenstern, Beatmung; Gustav Fischer Verlag Ulm

– also jederzeit – „dazuatmen“ kann. BIPAP ist somit eine maschinelle Beatmungsform mit jederzeit gegebener Spontanatmungsmöglichkeit. Die Maschinenhübe entstehen stets beim Übergang vom unteren auf oberes Druckniveau (Einatmung) bzw. vom oberen zum unteren Druckniveau (Ausatmung).
Ähnlich wie bei PCV muss das sich dabei ergebende Tidalvolumen bzw. Atemminutenvolumen am Gerät abgelesen werden. Vom Konzept her ähnelt BIPAP der PCV, es sollte die Entwöhnung von der Beatmung erleichtern durch allmähliches Absenken der Druckniveaudifferenz oder Verminderung der Maschinenhubfrequenz

APRV (Airway Pressure Release Ventilation)

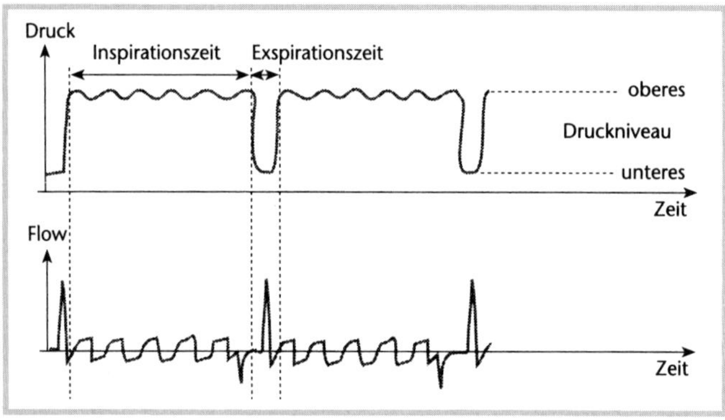

Abb. 1.17 APRV. Aus Hintzenstern, Beatmung; Gustav Fischer Verlag Ulm

APRV ähnelt der BIPAP-Atmung mit sehr langer Inspirationszeit, der Patient kann nur auf dem oberen Druckniveau dazuatmen. Das obere Druckniveau wird jeweils nur sehr kurz abgelassen (Ausatmung) und sofort danach wieder aufgebaut (Einatmung).

Sonderformen der Beatmung und Reserveverfahren für Einzelfälle

Seitengetrennte Beatmung

In seltenen Fällen ist eine Lungenerkrankung so ungleichmäßig zwischen beiden Lungen verteilt, dass eine unterschiedliche Beatmung beider Lungen erforderlich wird (Beispiel: Einseitiger Lungenriss mit großem Fistelvolumen über Thoraxdrainage). Dies erfordert einen Doppellumentubus oder eine Doppellumen-Trachealkanüle, mit der seitengetrennt beatmet werden kann; man benötigt dazu aber auch meist zwei Beatmungsgeräte.

Hochfrequenzbeatmung HFV, HFJV
(High Frequency Ventilation, High Frequency Jet Ventilation)

Bei dieser Sonderform der Beatmung wird mit sehr hohen Frequenzen (60 – 3000/min) und winzigen Tidalvolumina versucht, eine Versorgung der Lunge mit O_2 und die Entfernung von CO_2 zu erreichen. Als Vorteil gelten die relative „Ruhigstellung" der Lunge sowie niedrige Beatmungsdrücke. Es handelt sich nicht um ein Routineverfahren zur Dauerbeatmung, kann aber z. B. während einer Bronchoskopie angewandt werden.

Lungenersatztherapie: *ECMO/ECLA/IVOX*

Bei Versagen aller bisher geschilderten Beatmungsverfahren unter 100% Sauerstoff und lebensbedrohlichem Lungenversagen ist in einigen Zentren eine künstliche Lungenunterstützung möglich. Das Prinzip ähnelt dem der Herz-Lungen-Maschine, es kommen unterschiedliche Systeme zur Anwendung:

ECMO / ECLA / $ECCO_2R$

Die Abkürzungen bedeuten ExtraCorporal Membrane Oxygenation, ExtraCorporal Lung Assist, ExtraCorporal CO_2 Removal. Aus einer großen Vene wird das Blut durch Schläuche mittels Roller- oder Zentrifugalpumpe über Oxygenatoren gepumpt, wo es mit Sauerstoff angereichert und CO_2 entfernt wird. Von dort fließt es zurück in den Kreislauf des Patienten. Üblich ist beispielsweise ein veno-venöser Bypass von der Vena femoralis in der Leiste zur Vena jugularis interna am Hals. Um ein Gerinnen des Blutes in den Schläuchen zu verhindern, müssen das Blut und/oder die Schläuche heparinisiert werden. Blutungsgefahr und das Auftreten von Thromben im Schlauchsystem können zu lebensbedrohlichen Zwischenfällen führen. Die Überwachung dieser Patienten erfordert einen außergewöhnlichen Aufwand, es können Zusatzkosten von etwa 4000,- DM (etwa 2000,- Euro) pro Tag entstehen (Stand 1998).

IVOX (intravenöse Oxygenierung)

Hierbei wird ein kleinerer länglicher Oxygenator in die Hohlvene des Patienten eingeführt, und die Oxygenierung findet im Patientenblut statt. Aufgrund der geringen Größe können nur kleinere Mengen O_2 und CO_2 ausgetauscht werden; die Patienten müssen vollheparinisiert werden.

Ergänzende Verfahren zur Unterstützung der Beatmung

Lagerungstherapie = Kinetische Therapie:
intermittierende Bauchlage und Rotationsbett

In dauernder Rückenlage kommt es häufig zur Ausbildung von Atelektasen (zusammengefallene oder zusammengedrückte Lungenanteile ohne Atemgasgehalt) in den unten liegenden Lungenabschnitten (siehe 1.2.1.3.3). Klinisch hat sich gezeigt, dass sich einige dieser Patienten durch Drehen in Bauchlage erheblich mit ihrer Beatmungssituation verbessern, vermutlich durch Wiedereröffnung von zuvor verschlossenen Lungenabschnitten und gleichmäßigere Ventilations- Perfusionsverteilung. Üblich ist z. B. ein Wechsel von Bauch- und Rückenlage alle zwölf Stunden. Das Rotationsbett mit kontinuierlicher Drehung des Patienten bis etwa 135° nach rechts und links stellt eine Alternative zur intermittierenden Bauchlage dar und beruht auf demselben Effekt.
Indikationen: z. B. ARDS (s. 3.1.1).

Inhalation von Stickstoffmonoxid NO

NO, Stickstoffmonoxid, ist eine stark gefäßerweiternde Substanz (Vasodilatator). NO wird natürlicherweise im Körper produziert und regelt die Eng- und Weitstellung von Blutgefäßen. Bei schweren Lungenerkrankungen kommt es fast immer zu Störungen im Verhältnis von belüfteten (ventilierten) und durchbluteten (perfundierten) Lungenanteilen; man bezeichnet dies als Ventilations-Perfusions-Missverhältnis. Extrembeispiele sind Atelektasen (nicht belüftet, aber durchblutet) mit Rechts-Links-Shunt (d. h. quasi ein Kurzschluss von sauerstoffarmem Blut vom *rechten* Herzen durch die Lunge ohne Sauerstoffanreicherung zum *linken* Herzen) oder Bezirke ohne Durchblutung, aber mit Belüftung (Totraumventilation, z. B. nach Gefäßverschluss durch Lungenembolie in einem Bezirk der Lunge). Durch Zugabe von NO in das Einatemgas verteilt sich NO in den belüfteten Lungenarealen und führt dort zur Steigerung der Durchblutung. Dies kann zu einer deutlichen Verbesserung der O_2-Versorgung führen, der Effekt ist aber bei den Patienten sehr unterschiedlich stark ausgeprägt. Bisher (1999) wird dieses Verfahren nur im Rahmen von klinischen Studien angewandt.

Entwöhnung von der Beatmung *(Weaning)*

Um einen Patienten erfolgreich von der Beatmung abzutrainieren, müssen viele Faktoren beachtet werden. Voraussetzungen sind in der Regel:

- Ausreichende Oxygenierung:
  Der Patient sollte mit 30 – 40 % Sauerstoff einen PO_2 von deutlich über 60 mmHg erzielen; im Idealfall kann man eine Blutgasanalyse des intubierten spontanatmenden Patienten nach mindestens 10 Minuten Raumluftatmung (21 % O_2) mit diesem Wert erzielen („Abhängen vom Beatmungsgerät unter Dauerüberwachung").
- Ausreichende Atemmechanik:
  Der Patient muss in der Lage sein, vielstündig ausreichend hohe Tidalvolumina zu atmen. Ein kräftiger Hustenstoß ist nötig, um ausreichend Sekret abhusten zu können, andernfalls kann die Lunge innerhalb weniger Stunden mit Schleim „volllaufen".
- Atemantrieb zur Eigenatmung
- Vigilanz und Schutzreflexe.

Allmähliche Entwöhnung

Im Regelfall wird man parallel zur klinischen Erholung des Patienten zunächst von kontrollierter Beatmung auf unterstützende Beatmungsformen umstellen und schrittweise die FiO_2, die Druckunterstützung, den PEEP und/oder die Anzahl der Maschinenhübe zurücknehmen sowie das I:E-Verhältnis normalisieren. Ein PEEP von bis zu 5 cm H_2O und eine Druckunterstützung bis 10 cm H_2O über PEEP können beibehalten werden, um den Atemwegswiderstand von Tubus, Schläuchen und Beatmungsgerät auszugleichen. Das Erreichen dieser Werte kann bei einzelnen Patienten mehrere Wochen dauern! Komplikationen wie Infektionen mit Fieber oder rezidivierende Atelektasen der Lunge können jederzeit zu langwierigen Rückschlägen führen.
Parallel zur Rücknahme der Invasivität der Beatmung kann versucht werden, den Patienten mit Tubus vollständig spontan atmen zu lassen,

mit Zufuhr sauerstoffreicher, angefeuchteter Luft über das T-Stück oder durch eine „feuchte Nase“ (feuchtigkeitsspeichernder Beatmungsfilter). Das Spontanatemtraining muss sehr vorsichtig begonnen werden, anfangs z. B. zwei- bis dreimal täglich fünf bis zehn Minuten; dazwischen immer wieder maschinelle/assistierte Beatmung. Über Tage bis Wochen werden die Spontanatemphasen verlängert, bis der Patient vielstündig am T-Stück spontan atmen kann ohne Erschöpfung. Besonders während der Spontanatemphasen ist eine intensive Überwachung des Patienten erforderlich; Arzt und Pflegekraft beobachten den Patienten. Die Spontanatmung muss abgebrochen werden bei Zeichen der Erschöpfung des Patienten, z. B. Tachypnoe (schnelle Atmung) mit Atemfrequenz über 30 - 40/min. Weitere Zeichen der Dekompensation können sein: Nasenflügeln, anhaltender Sättigungsabfall unter 90%, Zyanose, Tachykardie, Blasswerden, Schweißausbruch, „Luftschnappen“ und allgemeine Unruhe bzw. Panikreaktion. Bei solchen Erschöpfungszeichen schließt man den Patienten wieder für eine ausreichende Erholungsphase an das Beatmungsgerät an. Häufig muss bei Sättigungsabfall wegen flacher Spontanatmung und/oder Verschleimung durch unzureichende Sekretmobilisation wiederholt gebläht und abgesaugt werden, ggf. mit Sedierung des Patienten. Wache Patienten muss man regelmässig fragen, ob sie zurechtkommen, und besonders viel loben für ihre anstrengende Atemarbeit und kleine Fortschritte betonen. Ein guter psychologischer „Draht“ zum Patienten kann für eine erfolgreiche Entwöhnung entscheidend sein. Zur Erholung sollte der Patient z. B. nachts maschinell beatmet werden und tagsüber ein sich steigerndes Spontanatemtraining durchgeführt werden.
Es wurden immer wieder Extubationskriterien aufgestellt, die eine dauerhaft erfolgreiche Extubation vorhersagen sollten, doch hier spielt die persönliche Erfahrung sowie der klinische Eindruck des Patienten eine entscheidende Rolle, und man erlebt immer wieder Überraschungen.

Die Extubation

Vor einer geplanten Extubation müssen Sedativa rechtzeitig abgestellt werden, und der Patient sollte zur Verminderung der Aspirationsgefahr sechs Stunden nüchtern bleiben (keine Sondenkost!). Es müssen alle Medikamente und Geräte für eine eventuelle sofortige Reintubation an den Patientenplatz gebracht werden und O_2-Maske, Sauerstoffvernebler o. Ä. fertig vorbereitet sein. Eine halbsitzende Lage unterstützt die Eigenatmung. Nach Information des Patienten und gründlichem Absaugen von Magen- und Jejunal-(Dünndarm-)sonde, Rachen und Trachea wird der Tubus entblockt und gezogen. Der Patient sollte sofort mit einer O_2-Maske versorgt werden und muss ausreichend überwacht werden, ob er tatsächlich extubiert zurechtkommt. In der Anfangsphase muss mindestens eine Person direkt am Patienten bleiben zur Beobachtung!

1.2.1.3.3 Physiotherapie bei Atelektasen

(Ursula Gärtner)

Bei Minderbelüftung eines Lungenabschnittes können sich Atelektasen bilden. Durch Einschränkung der Atemmechanik kommt es zu einem veränderten Atemmuster mit flacher und schneller Atmung. Durch die fehlende **Seufzeratmung** resultiert eine zunehmende Verteilungsstörung. Daraus entsteht eine örtliche Minderbelüftung mit erhöhter Totraumventilation. Die mukoziliäre Clearance ist gestört, was Schleimretention und Surfactantschädigung beinhaltet. Der Hustenmechanismus ist ineffektiv, was die Entstehung von Atelektasen begünstigt.
Klinisch bedeutet Atelektase den sekundären Kollaps von Lungengewebe. Der Kollaps einer Lunge, eines Lappens oder eines Segmentes führen zu einer Schrumpfung und Dichtezunahme des betroffenen Lungenareals.
Eine wichtige Behandlungsmaßnahme bei der akuten Atelektase eines Lungenlappens ist die Drainagelagerung in Verbindung mit medikamentöser Bronchodilatation und Atemtherapie.

Die bedeutendsten Drainagelagerungen hierbei sind:

- Unterlappen: postero-basales Segment
  Kopftieflage auf dem Bauch
- Unterlappen: antero-basales Segment
  Kopftieflage auf dem Rücken
- Mittellappen rechts, Lingula links
  Kopftieflage auf linker und rechter Seite, ca. 40° nach dorsal gedreht.

Durch diese Drainagelagerungen wird mit Hilfe der Schwerkraft die Entfernung von Bronchialsekret unterstützt. Die Lösung des Sekretes soll mittels Thoraxkompression sowie Exspirationstechniken unterstützt werden. Ist das Sekret in den zentralen Atemwegen angekommen, muss es, wenn der Patient nicht abhusten kann, abgesaugt werden.

Kontraindikation zur Drainagelagerung

- Instabilität des Herz-Kreislaufsystems wie Schock, Myocardinfarkt, Lungenödem, Herzinsuffizienz
- erhöhter intrakranieller Druck nach Trauma oder Hirnblutung
- orthopädische oder traumatologische Patienten, die nicht umgelagert werden können
- Atemnot, Pleuraerguss.

Auch hier gilt, dass vor der Durchführung einer Maßnahme mit dem Arzt und dem Pflegepersonal Rücksprache genommen werden muss.

Literatur

Ehrenberg, H.: Atemtherapie 1998, Pflaum-Verlag München
Mang, H.: Atemtherapie 1992, Schattauer-Verlag

1.2.2 Herz-Kreislauf-System und Körpertemperatur

(Dr. med. G. R. Roth)

1.2.2.1 Überwachung/Monitoring des Herz-Kreislauf-Systems

In Akutsituationen ist eine der wichtigsten Massnahmen der Griff zum Puls des Patienten: tastbar ja/nein?, kräftig?, regelmäßig?
Falls am Handgelenk des Patienten der Radialispuls nicht tastbar ist, so ist als nächstes an den Halsschlagadern (Carotiden) oder Leistenschlagadern (Aa. femorales) nach tastbaren Pulsen zu suchen!

EKG-Überwachung

Die EKG-Überwachung gehört zum Routinemonitoring auf Intensivstationen. Ein EKG-Kabel mit 3 bis 5 Elektroden erlaubt 1 bis 7 Ableitungen gleichzeitig darzustellen. Damit lassen sich Herzfrequenz und -rhythmus sowie evtl. Herzrhythmusstörungen erkennen.

Manuelle/nichtinvasive Blutdruckmessung

Neben der konventionellen, manuellen Blutdruckmessung mit Auskultation der Herztöne hat sich inzwischen die nichtinvasive, oszillometrische Blutdruckmessung mit automatischen Geräten etabliert. Bei diesen können sowohl die Zeitabstände zwischen den Messungen als auch Alarmgrenzen eingestellt werden. Im Intensiv-„Slang“ wird dies häufig die „NIBP“-Messung genannt (non invasive blood pressure).

Invasive/blutige RR-Messung mittels Arterienkanüle - arterielle Blutdruckmessung

Hierzu wird nach Arterienpunktion eine Kanüle an ein Druckmess-System angeschlossen, der Druckwandler leitet die Werte zum Monitor, wo die Ergebnisse angezeigt und Alarmgrenzen eingestellt werden können. Diese Systeme müssen regelmäßig geeicht werden; meistens wird der Luftdruck als Nullreferenz verwendet. Durch die arterielle Kanülierung kann der Blutdruck mit jedem Herzschlag gemessen werden, was bei instabilen Patienten von großem Wert ist; zusätzlich können über diesen Arterienzugang Blutentnahmen erfolgen.

Achtung!
In Arterienzugänge dürfen niemals Medikamente verabreicht werden, lediglich Spülen mit kleinen Mengen physiologischer Kochsalzlösung (0,9%, evtl. mit etwas Heparin) ist erlaubt, um Verstopfungen des Systems zu beheben. Bei Diskonnektion der Schläuche in Schlagadern besteht die Gefahr von Blutungen nach außen. Um derartige Zwischenfälle rechtzeitig zu erkennen, sollten Arterienkanülen immer am Druckmesssystem mit aktiven Alarmen angeschlossen sein.

Peripherer Venenzugang

Fast jeder Intensivpatient wird über einen oder mehrere periphere Venenzugänge verfügen. Diese sind zur Gabe von parenteralen Medikamenten sowie zur Volumengabe erforderlich, auch niedrigprozentige Ernährungslösungen können darüber verabreicht werden. Je nach benötigten Infusions- oder Transfusionsmengen können üblicherweise Venenkatheter von 0,6 bis 2,0 mm Durchmesser verwendet werden. Auch bei diesen „normalen" Venenzugängen sind strenge Hygienevorschriften zu beachten, da sie Ausgangsquelle von gefährlichen Katheterinfektionen sein können.

Zentralvenöse Katheter (ZVK)

Ein Großteil der Intensivpatienten ist mit einem oder mehreren zentralvenösen Kathetern versorgt. Diese werden benötigt:

- Um hochdosierte Katecholamine und andere Herz-Kreislauf-Medikamente möglichst herznah in große, gut durchblutete Gefäße zu verabreichen.
- Um hochprozentige Ernährungslösungen zuzuführen, die in der Nähe des rechten Herzvorhofs so stark verdünnt werden, dass keine Gefäßreizungen auftreten.
- Zur Messung des zentralvenösen Druckes (ZVD) zwecks Beurteilung der Volumensituation des Patienten.

Beispielsweise wird ein Patient mit einem sehr niedrigen ZVD eher Volumen benötigen, ein Patient mit einem stark erhöhten ZVD benötigt hingegen Diuretika und/oder Medikamente, die die Muskelkraft des Herzens steigern (positive Inotropie).

Pulmonalarterienkatheter („Pulmonaliskatheter")

Der Pulmonalarterien- oder Swan-Ganz-Katheter ist eines der aufwendigsten, zusätzlichen Verfahren zur Beurteilung der Herz-Kreislauf-Situation (*Abb. 1.18 Pulmonalis-Katheter*). Da bei Verwendung dieser Katheter gefährliche Zwischenfälle auftreten können, muss in jedem Einzelfall eine Risiko-/Nutzen-Abwägung durchgeführt werden. Beispiele für Patienten mit Indikation zum Pulmonaliskatheter können sein:

- Patient mit kardiogenem Schock, z. B. nach Herzinfarkt
- Patient mit septischem Schock

Abb. 1.18 Pulmonaliskatheter

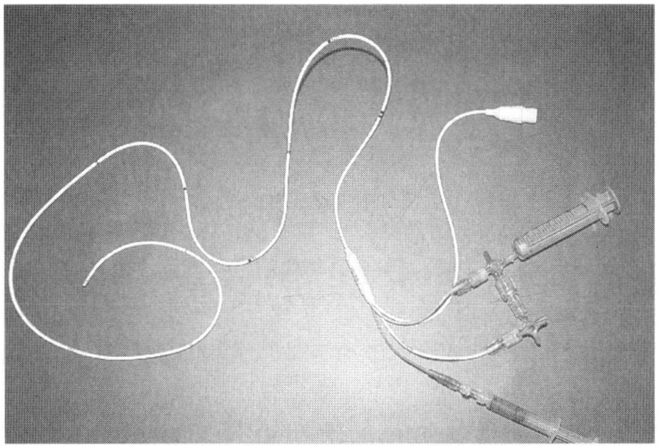

- schwerwiegende Herz- oder Lungenerkrankung
- während und nach Herzbypassoperation
- Patienten mit Lungentransplantation.

Ein Pulmonalarterienkatheter ermöglicht folgende Messungen und Berechnungen:

- Messung der Blutdrücke im Lungenkreislauf
- Entnahme von Blutproben aus dem Lungenkreislauf
- evtl. kontinuierliche Messung des Sauerstoffgehalts im Lungenkreislauf (vor der Lunge, sauerstoffarmes Blut, nur mit Spezialkathetern)
- Messung des Herzzeitvolumens (wieviel l/min pumpt das Herz?)
- Messung von Widerständen im Lungen- und Systemkreislauf.

Der Pulmonaliskatheter hat in der Regel mehrere Lumina zur Infusion von Medikamenten sowie zur Messung von Drücken und Temperatur. In einzelne Katheter kann auch noch ein transvenöser Schrittmacher eingeführt werden. An der Spitze befindet sich ein aufblasbarer Ballon, dieser kann kurzzeitig mit Luft gefüllt werden, um Drücke „hinter" der Spitze des Katheters zu messen. Falls der Ballon zu lange aufgeblasen bleibt, oder der Katheter zu weit in ein dünnes Lungengefäss „hineinwandert", kann es zur Blutgerinnung in diesem Lungenbezirk und damit zu einem Lungeninfarkt kommen. Da dies einen lebensgefährlichen Zwischenfall darstellt, müssen die Alarmgrenzen für die Druckmessung an der Spitze des Pulmonaliskatheters stets so eingestellt werden, dass solche Fehllagen erkannt werden. Aus diesem Grund darf ein Pulmonalarterienkatheter niemals leichtfertig ein Stück herausgezogen oder hineingeschoben werden. Die richtige Lage an der Eintrittsstelle in die sog. Schleuse, die meistens mit einer Schutzhülle versehen ist, sollte markiert und dokumentiert sein. Trotzdem ist vor allem bei Lagerungsmaßnahmen stets auf die Kurvenanzeige zu achten, da bereits ein Drehen des Patienten zu einer Verlagerung der Katheterspitze führen kann. Vor physiotherapeutischen Maßnahmen bei Patienten mit Pulmonalarterienkatheter sollte man sich die Kurvenform bei jedem Patienten einprägen und bei Veränderungen den Stationsarzt herbeirufen.

1.2.2.2 Therapiemaßnahmen für das Herz-Kreislauf-System

In knappster Form sollen Grundzüge mit Beispielen dargestellt werden.

- Volumengabe.
  Wenn nach einem größeren Blutverlust ein Blutdruckabfall auftritt, wird dieser zunächst mit Gabe von Volumen in Form von kristalloiden (Kochsalz-, Vollelektrolylösung) oder kolloiden (HÄS, Dextran) Lösungen behandelt; u. U. sind auch Blutprodukte wie Erythrozytenkonzentrate (EK's) oder Frischplasma (FFP, fresh frozen plasma) nötig.

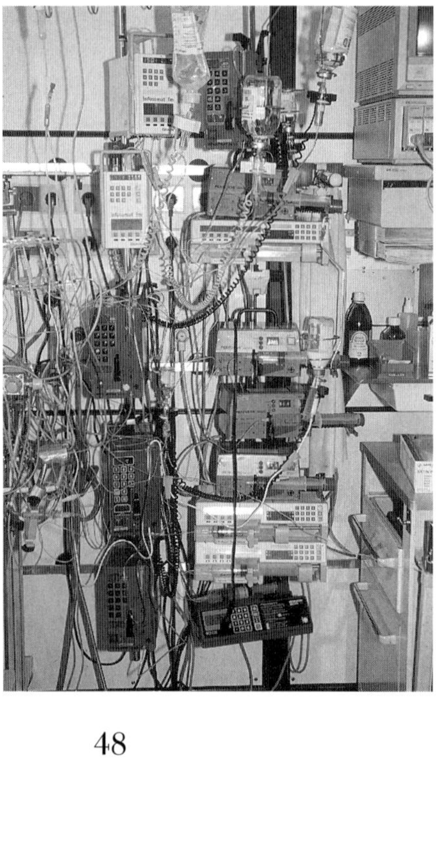

Abb. 1.19 Spritzenpumpen

- Katecholamine und positiv inotrope Substanzen.
  Bei Blutdruckabfall und Herzversagen unterschiedlicher Ursachen können hochwirksame Medikamente wie Dopamin, Adrenalin, Noradrenalin, Dobutamin sowie Dopexamin zur Anwendung kommen, diese wirken über ähnliche Mechanismen wie das körpereigene Adrenalin. Daneben gibt es neuartige Substanzen (Enoximone und ähnliche), die über einen koffeinähnlichen Mechanismus (Kaffee!) in das Herz-Kreislauf-System eingreifen. Diese stark wirksamen Medikamente werden fast ausschliesslich über Spritzenpumpen dosiert (*Abb. 1.19 Spritzenpumpe*). Beispiel: Schockzustände unterschiedlicher Ursachen.

- Diuretika steigern die Urinproduktion.
  Diuretika dienen zur Verminderung der Volumenbelastung des Herzens sowie zur Ausscheidung überschüssigen Körperwassers.
  Beispiel: Ausschwemmung eines Lungenödems.
- Intraaortale Ballonpumpe (IABP).
  In Ausnahmesituationen, z. B. bei einem Pumpversagen des Herzens nach Herzoperationen, kann der Einsatz einer intraaortalen Ballonpumpe erwogen werden, bei der im Regelfall EKG-synchron ein Ballon in der Aorta (Hauptschlagader) regelmäßig aufgeblasen und abgelassen wird, um damit die Durchblutung der Herzkranzgefäße zu fördern. Da auch diese Methode lebensgefährliche Nebenwirkungen haben kann, kann sie nur in geeigneten Zentren von besonders geschultem Personal eingesetzt werden.
- Kunstherz/herzunterstützende Systeme.
  Zu den Extremmaßmahmen in sehr seltenen Fällen gehört die operative Implantation von sog. Kunstherzen oder herzunterstützenden Systemen („Berlin heart", „Novacor®"), die weltweit in wenigen Spezialzentren angewendet werden können (Abb. 1.20 Patient mit Novacor®-„Kunstherz"). Meist wird damit die Zeit überbrückt, bis für einen Patienten auf der Warteliste zur Herztransplantation ein geeignetes Spenderorgan zur Verfügung steht.

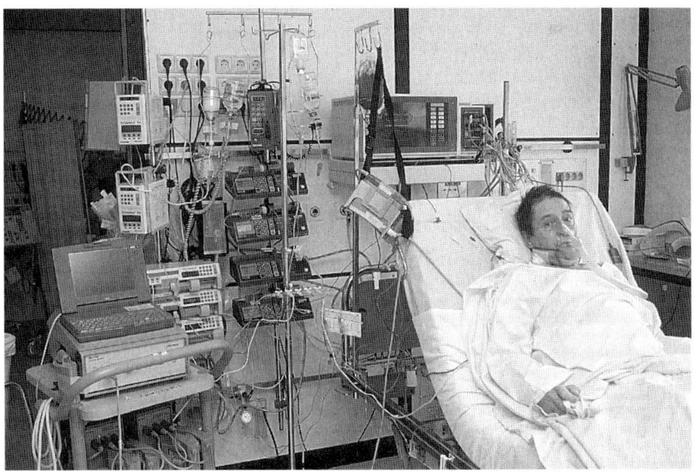

Abb. 1.20 Patient mit Novacor®-Kunstherz, links der Steuerungscomputer, an der Ecke des Bettes die mobile Steuereinheit mit Akku

1.2.2.3 Körpertemperatur

Die Messung der Körpertemperatur kann intermittierend mehrfach täglich mit konventionellen oder Infrarot-Ohrthermometern erfolgen. Meist wird jedoch eine kontinuierliche Messung der Körperkerntemperatur angestrebt. Dies erfolgt über Temperatursonden, die rektal oder ösophageal platziert werden oder über Spezialblasenkatheter mit integrierter Temperatursonde. Bei Patienten, die mit einem Pulmonaliskatheter versorgt sind, kann über diesen die Temperaturmessung erfolgen. Ziel ist das Erkennen von Unterkühlung (Hypothermie, *Tabelle 1.21*) oder erhöhter Körpertemperatur (Hyperthermie, *Tabelle 1.22*).

im Krankenhaus:	langdauernde Operationen oder Untersuchungen Hämofiltration nach extrakorporaler Zirkulation (Herzlungenmaschine)
ausserhalb des Krankenhauses:	Auskühlung im Freien Ertrinkungsunfall

Tabelle 1.21 Beispiele für Unterkühlung (Hypothermie)

Fieber bei Infektionen	
zentrales Fieber bei Störung des Temperaturzentrums im Hirn	
seltene Stoffwechselstörungen:	Schilddrüsenüberfunktion maligne Hyperthermie

Tabelle 1.22 Beispiele für erhöhte Körpertemperatur

Eine Hauptsorge bei Intensivpatienten ist es, Infektionen frühzeitig zu erkennen bzw. deren Verlauf zu verfolgen. Ein Fieberanstieg ist neben Laborwerten wie Leukozyten und C-reaktivem Protein (CRP) oder erhöhter Blutsenkung Leitsymptom für eine Infektion, sodass dann gezielte Blutabnahmen (z. B. für Blutkulturen) und weitere Untersuchungen (Röntgen, CT) zur Infektionsherdsuche sowie entsprechende Therapiemaßnahmen (Entfernen oder Wechseln von Kathetern, Operation, Antibiotikagabe) veranlasst werden können.

1.2.3 Gastrointestinaltrakt und Ernährung

(Dr. med. G. R. Roth)

1.2.3.1 Normale Funktion des Gastrointestinaltraktes

Der Magen-Darm-Trakt dient der Zerlegung der Nahrung in ihre Einzelbestandteile und ermöglicht so die Versorgung des Organismus mit Energie (Brennstoff), Baustoffen, Salzen (Natrium, Kalium, Kalzium u.a.) und Flüssigkeit sowie Vitaminen und Spurenelementen. Dabei werden im Gastrointestinaltrakt Eiweiße (Proteine) in Aminosäuren, Kohlenhydrate in Einzelzucker und Fette in einzelne Fettsäuren zerlegt. Diese „Einzelbausteine" können dann von den Schleimhautzellen des Darmes (Darmmucosazellen) in die Blutbahn aufgenommen werden und stehen somit den verschiedenen Organen zur Verfügung. Über die Leber und zahlreiche Hormone wie Insulin, Kortisol, Glukagon und Adrenalin wird der Körperstoffwechsel mit Auf- und Abbau von Speichervorräten (Glykogen als Zuckerspeicher sowie Fettpolster) geregelt.

1.2.3.2 Pathophysiologie des Gastrointestinaltraktes

Da schwerkranke Patienten in der Regel zu einer normalen Nahrungsaufnahme nicht in der Lage sind, muss die Ernährung „künstlich", enteral (über den Magen-Darm-Trakt) oder parenteral (über die Blutbahn) durchgeführt werden. Dies kann auch – z. B. wegen Bewusstlosigkeit – bei einem eigentlich regulär funktionierenden Gastrointestinaltrakt notwendig werden. Daneben gibt es Patienten, die wegen einer Erkrankung oder Operation des Magen-Darm-Traktes eine Intensivbehandlung benötigen (gastrointestinale Blutung, große abdominelle OP mit Darmresektion) sowie zahlreiche Patienten, bei denen es als Folge einer schweren Erkrankung zu einer gestörten Magen-Darm-Funktion kommt. Besonders häufige Probleme sind verschiedene Formen der Darmatonie bis hin zum Subileus/Ileus oder Durchfälle. Beide Störungen können erhebliche Störungen des Wasser- und Elektrolythaushaltes verursachen.

Gastrointestinaltrakt und Bakterien; Dekontamination

Beim Gesunden ist der Dickdarm mit Milliarden von Bakterien besiedelt (physiologische Darmflora), während Magen und Duodenum sowie der übrige Dünndarm in der Regel steril sind. Bei beatmeten Intensivpatienten wurde nachgewiesen, dass es im Laufe mehrerer Tage regelhaft zu einer bakteriellen Besiedelung des üblicherweise sauren Mageninhalts kommt. Ursachen dafür sind vermutlich geringer oder gar kein Nahrungsdurchsatz, Magensäure blockierende Medikamente gegen die Gefahr von Stressulcera. Diese bakterielle Besiedelung geht u. a. durch Mikroaspirationen trotz geblocktem Tubus bzw. geblockter Trachealkanüle mit einer erheblichen Zahl von Pneumonien (Lungenentzündungen) einher, sodass in einem Teil der Intensivstationen versucht wird, bei Langzeitpatienten durch prophylaktische, lokal wirksame Antibiotikagaben in Mund, Nase und Magen dieses Bakterien- und Pilzwachstum zu verhindern (SDD, selektive digestive Dekontamination).

Schock und Sepsis: Der Darm als Motor des Multiorganversagens

Es wird angenommen, dass es bei Schockzuständen mit Mangeldurchblutung des Darmes zum Zusammenbruch der Schutzfunktion der Darmschleimhaut kommt und dabei Bakterien aus dem Darminneren ins Blut des Patienten gelangen. Solche Bakteriämien können sich zur gefürchteten Sepsis entwickeln, sodass bereits der Begriff „der Darm als Motor des Multiorganversagens" geprägt wurde. Zur Überwachung der Durchblutung des Gastrointestinaltraktes wird gelegentlich die Messung des Magen-Mucosa-pH's (pHi-Messung) empfohlen. Hierbei können über eine Spezialmagensonde mit Ballon, dessen pH sich dem Magen-pH angleicht, Rückschlüsse auf den pH der Magenschleimhautzellen und somit auf deren Durchblutung gezogen werden (Mangeldurchblutung führt zur Azidose im Zellinneren). Man vermutet, dass eine enterale Ernährung insgesamt die Aufrechterhaltung der Schutzfunktion der Darmwand begünstigt.

1.2.3.3 Ernährung

Wenn ein Patient selbst keine Nahrung mehr zu sich nehmen kann, gibt es grundsätzlich zwei Wege der künstlichen Ernährung:

- Die enterale Ernährung benutzt den normalen Magendarmtrakt, die Nahrung wird mittels Magen- oder Jejunal-(Dünndarm-)sonde in eine PEG (perkutane endoskopische Gastrostomie, Magenfistel) verabreicht.
- Die parenterale Ernährung, bei der unter Umgehung des Magen-Darm-Traktes die Nährungstofflösungen als Infusion direkt in die Blutbahn gelangen.

Grundprinzip

Sobald es der Zustand des Magen-Darm-Traktes erlaubt, sollte eine enterale Ernährung angestrebt werden. Ein schrittweiser Stufenplan zur Ernährung von Intensivpatienten verläuft daher häufig von totaler parenteraler Ernährung über enterale Ernährung mittels Sondenkost, bis der Patient völlig wach und kooperativ ist. Danach erfolgen zunächst Trinkversuche mit klaren Flüssigkeiten und Schluckversuche mit Breikost unter ständiger Beobachtung, ob es nicht zur Aspiration kommt. Im nächsten Stadium erfolgt der weitere Nahrungsaufbau über Brei- und Schonkost bis hin zur „normalen“ Wunschkost, soweit medizinisch erlaubt.

Durchführung der enteralen Ernährung

Als Bolusgaben von 50 bis 300 ml-Portionen oder kontinuierlich über Ernährungspumpen lässt man industriell produzierte Ernährungslösungen in die Magen-, Jejunal- oder PEG-Sonden laufen. Danach wird die Nahrung durch die normale Verdauungsfunktion des Darmes in den Körper aufgenommen. Je nach Funktionszustand des Darmes können unterschiedlich resorbierbare Lösungen verabreicht werden.
Häufig wird die Ernährung kontinuierlich gegeben, um die bei Kranken oft geringe Verdauungskapazität des Darmes nicht zu überfordern.

Vorsicht Gefahr:
Niemals darf enterale Sondennahrung in die Blutbahn des Patienten gelangen!
Dies kann passieren, wenn Nahrungssystem-Schläuche (über Adapter) versehentlich am ZVK oder anderen Venenkathetern angeschlossen werden. (Verwechslungsgefahr: Milchig-trübe Sondenkost sieht ähnlich aus wie intravenöse Lipidlösungen. Es kann zu Todesfällen kommen.)

Nebenwirkung/Risiko

Regurgitation oder Reflux von Nahrung aus Magen oder Duodenum mit Aspirationsgefahr
Durchfälle, die ein erhebliches Ausmaß annehmen können.

Durchführung der parenteralen Ernährung

Patienten, die länger als nur wenige Tage parenteral ernährt werden sollen, benötigen dafür in der Regel einen zentralvenösen Katheter oder einen subkutan implantierten Port mit Anschluss an eine große Vene. Dies ist notwendig, da die hochkalorischen, hyperosmolaren Lösungen in peripheren Venen ohne ausreichende Verdünnung zu Gefäßreizungen (Venenentzündungen) führen. Lediglich niedrigprozentige Ernährungslösung kann problemlos peripher appliziert werden. Allerdings enthält z. B. eine Flasche Glukose 5% mit 500 ml lediglich etwa 100 kcal (ca. 400 kJ). Wegen der darin enthaltenen Flüssigkeitsmengen ist somit eine ausreichende Kalorienzufuhr nicht möglich, es käme zur Überwässerung des Patienten. Zur vollständigen parenteralen Ernährung müssen dem Patienten sämtliche notwendigen Nährstoffe als Infusionslösungen zugeführt werden.

Kohlenhydrate	als Glucose oder Glucose-Xylit-Lösung
Eiweiss	als Aminosäuren-Lösung
Fett	als Fettemulsionen.

Zusätzlich benötigen die Patienten Vitamine und Spurenelemente.
Je nach Stoffwechsellage kann auch die Aminosäurenzusammensetzung modifiziert werden (verzweigtkettige Aminosäuren; Glutamin/Alaninzusatz u. Ä.).

Da viele Intensivpatienten eine gestörte Glukosetoleranz aufweisen (extrem hohe Blutzuckerspiegel bei normaler Kalorienzufuhr) wird häufig zusätzlich Insulin gegeben.

Vorsicht Gefahr!
Wird ein Patient zur besseren Mobilisierung - z. B. für die Physiotherapie - von einem Teil der Ernährungsinfusionen „befreit", das Insulin über Spritzenpumpe aber belassen, so kann es zu lebensgefährlichen Unterzuckerzuständen (Hypoglykämie) kommen. Ein bewusstloser/ beatmeter Patient kann sich nicht entsprechend bemerkbar machen!

Die Überwachung der Ernährung

Messung des Körpergewichts - Wiegen des Patienten

Grundsätzlich können auch Intensivpatienten gewogen werden, allerdings ist dies häufig mit erheblichem Aufwand verbunden oder erfordert spezielle Bett-Waagen. Darüber hinaus ist die Beurteilung der Ernährungssituation über das Gewicht problematisch, da es bei Intensivpatienten durch Ödeme, Ergüsse, Aszites etc. oft zu erheblichen Wasserverschiebungen kommt, die das Patientengewicht verfälschen.

Laborwerte

Die Ernährung kann heutzutage weitgehend durch Laborwerte überwacht werden. Am wichtigsten sind regelmäßige Kontrollen des Blutzuckerspiegels, dazu kommen gelegentliche Kontrollen von Cholesterin und Triglyzeriden zur Überwachung der Blutfette sowie von Gesamteiweiß und Harnstoff zur Kontrolle der Proteinzufuhr. Über die Messung der Harnstoff-Stickstoff-Ausscheidung im Urin können Hinweise auf Katabolie oder Anabolie (Abbau oder Aufbau von Körpersubstanz) gewonnen werden. Darüber hinaus kann über die Messung von Sauerstoffverbrauch und CO_2-Produktion des Patienten der tatsächliche Kalorienverbrauch des Patienten gemessen werden. Diese Messungen können durch Analyse von Blutproben und Messung des Herzzeitvolumens oder mit Stoffwechselmonitoren durch Analyse der Ein- und Ausatemluft des Patienten durchgeführt und die Ernährung dann entsprechend angepasst werden.

1.2.4 Die Nierenfunktion

(Dr. med. G. R. Roth)

1.2.4.1 Die normale Nierenfunktion

Neben der Ausscheidung von Wasser und Giftstoffen dienen die Nieren der Regelung des Säurebasen- und Elektrolythaushaltes. Beim Gesunden produzieren die Nieren täglich etwa 180 l Primärharn, der durch Rückresorption auf ein bis zwei Liter pro Tag eingedickt wird.
Messgrößen für die Nierenfunktion sind u. a. die Konzentration von Harnstoff (aus dem Aminosäureabbau) und Kreatinin (aus dem Muskelabbau) im Blut.

1.2.4.2 Überwachung der Nierenfunktion

Die Überwachung der Nierenfunktion erfordert eine exakte Bilanzierung von Ein- und Ausfuhr. Dies bedeutet, dass **als Einfuhr** sämtliche Mahlzeiten, Getränke, Sondenkost, Infusionen und Medikamente aus Spritzenpumpen; **als Ausfuhr** die Urinmenge, der Stuhlgang, die Verluste aus Magensonde und sämtlichen Drainagen registriert werden müssen. Aus diesen Angaben kann dann eine Schicht- bzw. Tagesbilanz erstellt werden, um daraufhin die Infusions- bzw. Diuretikagaben anzupassen. Bei Beobachtung der Urinausscheidung ist neben der Menge auch die Farbe zu überwachen (konzentriert? hellgelb?), wobei beachtet werden muss, dass eine Dunkelfärbung auch durch erhöhtes Bilirubin oder bestimmte Medikamente bedingt sein kann.
Als grobe Faustregel sollte die Urinproduktion mindestens 1 ml/kg Körpergewicht und Stunde betragen (beim 70 kg-Patienten: 70 ml/h bzw. etwa 1700 ml/Tag). Als sehr genaue Überwachungsmaßnahme hat sich das sog. Nierenmonitoring bewährt, wobei täglich die gesamte Urinmenge gesammelt und eine Probe daraus im Labor analysiert wird. Damit - und mit einer zusätzlichen Blutprobe - lässt sich u.a. die Kreatinin-Clearance berechnen, die ein exakteres Maß für die aktuelle Nierenfunktionsleistung darstellt als Harnstoff- oder Kreatininwerte im Serum.
Bei schwerer Nierenfunktionseinschränkung kommt es meist zunächst zur verminderten Harnproduktion (Oligurie), später zur kompletten Anurie. Bei einem solchen akuten Nierenversagen (ANV) kommt es

rasch zur Überwässerung des Patienten und durch Anhäufung von Kalium ohne entsprechende Therapie zu lebensbedrohlichen Herzrhythmusstörungen.

1.2.4.3 Pathophysiologie

Die eingeschränkte Nierenfunktion gehört zu den häufigsten Krankheitsbildern bei Intensivpatienten. Bei vielen, vor allem älteren Patienten, ist die Nierenfunktion vorbestehend eingeschränkt. Als Folge von Traumen (Unfall, Operation) oder Erkrankungen (vor allem Infektionen, Sepsis) kommt es einerseits zu vermehrtem Anfall von Abbauprodukten, andererseits kann die Nierenfunktion durch nephrotoxische Medikamente (vor allem Aminoglycosid-Antibiotika) oder durch Mangeldurchblutung (Blutdruckabfall, Schock) eingeschränkt werden (prärenales Nierenversagen).

Achtung!
Beim Eindruck eines drohenden Nierenversagens muss immer eine evtl. Harnabflussbehinderung ausgeschlossen werden! Sonst kann es zur Fehldiagnose „Nierenversagen" wegen akutem Harnverhalt, z. B. Prostatahypertrophie mit voller Blase oder durch einen verstopften Blasenkatheter, kommen. Ein Nierenversagen durch Harnabflussbehinderung bezeichnet man als postrenales Nierenversagen.

1.2.4.4 Therapiemaßnahmen bei gestörter Nierenfunktion

Bei schlechter werdender Nierenfunktion ist eine der ersten Maßnahmen die Gabe von Volumen und Diuretika zur Erzielung eines erhöhten Flüssigkeitsdurchsatzes. Damit kann die Ausschwemmung von harnpflichtigen Substanzen wie Harnstoff gefördert werden. Falls dies nicht ausreicht, kommen aufwendige Nierenersatzverfahren in Betracht. Die zur Zeit am häufigsten angewandten Verfahren sind Hämofiltration und Dialyse. Für beide Verfahren benötigt der Patient in der Regel einen eigenen, großlumigen Zweilumenkatheter (Shaldon-Katheter), über den das Blut vom Patienten zum Dialyse- oder Hämofiltrationsgerät und wieder zurück geleitet wird. Diese Katheter werden meist am Hals (Vena jugularis interna) oder in der Leiste (Vena femoralis) gelegt.

- **Die Hämofiltration**

  Funktionsprinzip:

  Das Blut des Patienten wird durch einen Filter gepumpt und dabei werden Wasser und kleinmolekulare Substanzen abgepresst; vor oder nach dem Filtern wird das Volumen mit - je nach Diagnose - geeigneter Hämofiltrationslösung ersetzt.

  Die Hämofiltration wird meist als kontinuierliche, venovenöse Hämofiltration (CVVHF) durchgeführt, d.h. der Patient ist 24 Stunden am Tag über 2 dicklumige Schläuche an das Gerät angeschlossen und weitgehend immobil. Bei Patienten mit laufendem Hämofilter ist besondere Vorsicht nötig, um die Funktion des Hämofilters zu gewährleisten: Es besteht Blutungs- und Luftemboliegefahr bei Diskonnektion der Schläuche.

  Bewegungen des Beines oder in der Leiste können zum Ansaugen des Schlauches im Gefäß oder zur Behinderung des Blutrückflusses führen.

  Die Schläuche dürfen keinesfalls abknicken, sonst führt dies zum Stop des Hämofilters.

  Bei Stopp des Hämofiltrationsgerätes ist notfallmäßig sofort der zuständige Arzt/zuständige Pflegekraft zu holen, da innerhalb weniger Minuten das Blut im Schlauchsystem gerinnen kann (Thrombosegefahr/neues Hämofiltrationssystem notwendig, evtl. neuer Shaldon-Katheter nötig, erheblicher Zeit- und Materialaufwand und Blutverlust für den Patienten: ca. 200 ml!).

- **Dialyse**

  Funktionsprinzip:

  Das Blut wird im Gegenstromprinzip über eine halb durchlässige Membran gepumpt, auf deren Gegenseite sich Dialysierflüssigkeit befindet. Über diese Membran kommt es zum Molekülaustausch zwischen Blut und Dialyseflüssigkeit. Ein Vorteil ist die rasche Entfernung von Flüssigkeit und harnpflichtigen Substanzen innerhalb weniger Stunden; nachteilig ist die - im Vergleich zur Hämofiltration - stärkere Kreislaufbelastung mit der Gefahr insbesondere von Blutdruckabfall.

1.2.5 Zentralnervensystem

(Dr. med. G. R. Roth)

1.2.5.1 Normale Funktion des Zentralnervensystem

Das Zentralnervensystem (Gehirn und Rückenmark) ist Sitz der Steuerung von Körpermotorik und -sensibilität sowie Wahrnehmung sämtlicher Sinnesempfindungen. Auch Psyche, Stimmung, Emotionen und Persönlichkeit sind strukturell an das ZNS gebunden.

1.2.5.2 Beurteilung der neurologischen Funktion

Zur Beurteilung der neurologischen Funktion gehört die Einschätzung von Bewusstsein, Sensibilität, Motorik und der Pupillenfunktion.

Bewusstsein

Beim Bewusstsein unterscheidet man verschiedene Wachheitsgrade sowie die Orientierung des Patienten bezüglich Ort, Zeit und zur Person. Beim Wachheitsgrad unterscheidet man fließende Übergänge von

- regelrecht wach
- somnolent bis verlangsamt
- stuporös
- apathisch
- bis hin zu unterschiedlichen Komastadien mit Bewusstlosigkeit.

Bei der Befragung des Patienten zur Orientierung nach Ort und Zeit ist zu berücksichtigen, dass teilweise Patienten ohne Bewusstsein in andere Kliniken verlegt werden und ein Wochenrhythmus für Patienten, vor allem im Krankenhaus, teilweise nicht mehr erkennbar ist.

Sensibilität

Im Regelfall ist hiermit die Überprüfung der Sensibilität der Körperoberfläche gemeint. Es wird auf Schmerz-, Druck- und Temperaturempfindlichkeit getestet; im weiteren Sinne gehören hierzu auch Sehen, Hören, Riechen und Geschmack.

Motorik

Die Überprüfung der Motorik umfasst die Beurteilung der Beweglichkeit von Rumpf und Extremitäten.

Pupillenfunktion

In einem komplizierten Regelkreis reagieren beim Gesunden beide Pupillen mit einer Verengung, wenn Licht in eines von beiden Augen fällt (direkte und indirekte Lichtreaktion). Durch Druck oder Schwellung des Gehirns können die Hirnnerven, die die Pupillenweite regeln, eingeklemmt werden, sodass es auf der betroffenen Seite zur Pupillenerweiterung (Mydriasis) kommt. Da dies bei Bewusstlosen oder sedierten Patienten häufig das erste von außen erkennbare Zeichen für eine (Nach-)blutung oder ein Hirnödem ist, spielt die häufige, teils stündliche Beurteilung der Pupillenfunktion eine so große Rolle. Bei plötzlichen Veränderungen muss dann die entsprechende Diagnostik (CT, NMR) bzw. Therapie (Hirndrucksonde, OP) erfolgen.
Eine exakte Beurteilung des neurologischen Zustandes eines Patienten erhält man durch eine vollständige neurologische Untersuchung, für die bis zu 60 Minuten eingeplant werden müssen. Der neurologische Zustand ist – neben den übrigen Organfunktionen Herz, Kreislauf, Atmung und Niere – ein Hauptparameter um zu beurteilen, inwieweit ein Patient sich erholt und zu einem „normalen“ Lebensrhythmus und Tagesablauf zurückfinden kann.

1.2.5.3 Pathophysiologie

Typische neurologische Probleme

Verzögertes Erwachen:
Bei Patienten, die über längere Zeit (Wochen) oder hochdosiert mit Analgetika/Sedativa/Narkosemittel behandelt wurden, müssen diese in der Regel allmählich reduziert und dann erst abgesetzt werden, um akute Entzugsphänomene zu vermeiden. Auch nach völligem Absetzen der Medikamente kann es dann noch Tage bis Wochen dauern, bis Patienten völlig erwachen und aufklaren. Bis dahin dürfen keine voreiligen Schlüsse über eine evtl. ungünstige Prognose gezogen werden.
Von besonderer Bedeutung ist die Einschätzung, ob ein Patient über *ausreichende Schutzreflexe* verfügt: Vor einer Extubation sollte zum Schutz vor Verschlucken und Aspiration der Kehlkopfverschluss funktionieren.

Critical Illness Polyneuropathy *(s. 3.5.1.3)*

Als Folge von schwerster Erkrankung und/oder längerer Analgosedierung und Relaxierung kommt es immer wieder zur sog. Critical Illness (Critical Care) oder Intensive Care Polyneuropathy, die durch extreme Schwäche der gesamten Muskulatur gekennzeichnet ist.

Routinemäßige neurologische Überwachung

Zur routinemäßigen, täglichen Überwachung sämtlicher Intensivpatienten gehört daher zumindest die Beurteilung von Bewusstsein, Motorik und Sensibilität aller Extremitäten sowie der Pupillenfunktion; im Einzelfall (Z. n. Wirbelsäulen- oder Hirnoperation) kann dies auch stündlich nötig sein.

Literatur

Braun J., Preuss R.: Klinikleitfaden Intensivmedizin; 3. Aufl. 1995, Jungjohann Verlag, Neckarsulm

Civetta, J.M., Taylor R. W., Kirby R. R.: Critical Care; 3.Aufl. 1996, Lippincott-Raven, Philadelphia

Claussen, P.C.: Herzwechsel; 1. Aufl. 1996, Hanser Verlag München

Doeffinger J., Jesch F.: Intensivmedizinisches Notizbuch; 1. Aufl. Nachdr. 1994, Wiss. Verlags-Abteilung Abbott, Wiesbaden 1991

Haller M. et al.: Extrakorporale Lungenersatztherapie; in: Intensivmedizin 1996, Abstractband zum 17. Internationalen Symposium 1996, Ludwig-Maximilians-Universität München

Hintzenstern U. v.: Lightfaden Beatmung; 1. Aufl. 1998, Gustav Fischer Verlag, Ulm

Kirby, R. R.: Critical Care; 1. Aufl. 1997, als Band 1 in: Miller, R.D.: Atlas of Anesthesia, Churchill-Livingstone Verlag, Philadelphia

Kirby, R. R., Gravenstein N.: Clinical Anesthesia Practice; 1. Aufl. 1994, Saunders, Philadelphia

Larsen R., Ziegenfuß T.: Beatmung. Grundlagen und Praxis; 1. Aufl. 1997, Springer Verlag, Berlin

Marino P.:., Dt. Bearb.: Taeger K.: Das ICU Buch; 1.Aufl. 1994, Urban und Schwarzenberg Verlag, München

Rupp K., Kellner B.: Die pEEG-Fibel; 1. Aufl., Drägerwerk AG, Lübeck 1997

Taeger K. (Hrsg): Die Lunge. Intakte und gestörte Funktion in Anästhesie und Intensivmedizin; 3. Aufl. 1994, Perimed-Spitta Verlag, Balingen

1.2.6 Hygiene auf der Intensivstation

(Elke Dahm)

Patienten einer Intensivstation sind besonders infektionsgefährdet. Das liegt zum Teil daran, dass die Immunabwehr bedingt durch die Grunderkrankung oft geschwächt oder durch Medikamentengabe unterdrückt wird. Gezielte Hygienevorhaben im Umgang mit dem Patienten sind daher erforderlich und stellen ein wesentliches Glied in der Kette der qualitativen Patientenversorgung dar.
Während endogene Infektionen sich oft nicht vermeiden lassen, kann der Anteil exogener, also von außen verursachter Infektionen verringert werden. Dies wird erreicht durch:

- Beachten allgemeiner Hygieneregeln
- optimale **Händehygiene**
- richtigen Umgang mit **Bereichs- und Schutzkleidung**
- geplante **Arbeitsablauforganisation**
- gezieltes Verhalten im Umgang mit **infektiösen, übertragbaren Krankheiten** und **infizierten Patienten.**

Erforderlich ist es, sich bei Betreten der Intensivstation mit den dort gültigen Hygienestandards vertraut zu machen. Leider liegen die Hygienemaßnahmen oft im Ermessen der einzelnen Mitarbeiter, besonders dann, wenn es keine standardisierten, also fest vorgeschriebene, der Hygiene entsprechende Arbeitsabläufe gibt.
Keinen Spielraum gibt es bei der **hygienischen Händedesinfektion.** Auch das Tragen von **Schutzkleidung** bedarf keiner Diskussion, denn hier sind die Verfahren und die Anwendung fest vorgegeben.
Nur einheitliches Vorgehen aller Mitarbeiter kann die Keimverbreitung und Kreuzinfektionen auf der Intensivstation vermeiden. Die Hygienevorgaben dienen nicht nur den Patienten auf der Station, sie sind ebenso erforderlicher Personalschutz. Patientensicherheit und Personalschutz stehen gleichberechtigt nebeneinander.

1.2.6.1 Allgemeine Hygieneregeln

- Beim Arbeiten am Patienten werden immer die Haare zusammengebunden. Das Tragen von Schmuck und Uhren ist auf Grund gesetzlicher Vorgaben nicht erlaubt (*Unfallverhütungsvorschrift Berufsgenossenschaft für Gesundheitsdienst und Wohlfahrtspflege, UVV VBG 103, § 22*).

- Nicht auf die Patientenbetten setzen oder knieen.
- Bei Patienten mit Atemwegsinfekten oder starkem Hustenreiz während der Therapie Mundschutz tragen.
- Zusammensetzen von Atemtherapiegeräten nur mit desinfizierten Händen (s. Kap. 1.2.6.1.1). Nicht in die feuchtigkeitsführenden Teile fassen.
- Im Umgang mit Sammelsystemen wie Sekretbeutel, Redonflaschen, Urinsammelsystemen, muss darauf geachtet werden, dass diese niemals auf den Fußboden gelangen und ständiger Ablauf gewährleistet ist.
- Urinsammelsysteme dürfen nicht über Blasenniveau angehoben werden.
- Zum Hantieren mit diesen Systemen Handschuhe tragen, nach dem Ablegen Händehygiene beachten.
- **Bettgitter und Lagerungshilfen nicht auf dem Fußboden deponieren. Im Bett belassen, Bettablage oder Stuhl benutzen.**

1.2.6.1.1 Händehygiene

Mit unseren Händen erfolgen die meisten Kontakte mit Patienten, Flächen und Gegenständen. Das heißt, die Hände sind die Überträger von Krankheitserregern. 8 von 10 Infektionen werden über die Hände verursacht. Mit dem Auge nicht sichtbare Bakterien sind für uns nicht existent. Wir ignorieren sie. Daher ist es oft nicht verwunderlich, wenn die geforderte Händedesinfektion ausfällt. Nicht nur die transiente Flora, also die Kontakt- oder auch Anflugflora, sondern auch unsere eigenen Hautkeime, die residente Flora, gilt es zu beachten. Während die transiente Flora verhältnismäßig einfach zu entfernen ist, bzw. auch schnell abstirbt, ist es mit der residenten Flora schwieriger. Die Keime sitzen in der Haut und werden ständig nach außen abgegeben. Zur Zeit der Händedesinfektion kann daher nur ein Teil eliminiert werden. Andersgesagt: Je gewissenhafter die Händedesinfektion ausgeführt wird, desto sicherer ist die Keimreduktion.
Zur Händedesinfektion ist folgendes zu beachten: Auf die trockene Haut wird ausreichend Händedesinfektionsmittel verteilt und gründlich ein-

gerieben. Das geschieht unter Beachtung der Fingerzwischenräume, der Nagelfalze und des Daumenballens. In der Regel haben Händedesinfektionsmittel eine Einwirkzeit von 30 Sekunden. Ist das Mittel großzügig verteilt und eingerieben, geht man von einer 99%igen Keimreduktion aus. Die Händedesinfektion zählt zu den einfachsten, sichersten und effektivsten infektionsprophylaktischen Maßnahmen. Daher muss sie für alle obligat sein. Zu einer optimalen Händehygiene gehört aber auch der Verzicht auf Schmuck und Uhren an Händen und Unterarmen. Ringe und Schmuck erschweren die sorgsame Desinfektion bei der auf jeden Fall auch immer die Handgelenke und die Unterarme miteinbezogen werden müssen. Nach den „Richtlinien für Krankenhaushygiene und Infektionsprävention" Anlage 5.1 Händedesinfektion, vom Robert Koch Institut Berlin, hat immer eine Händedesinfektion zu erfolgen:

- Vor und nach Kontakt mit jedem Patienten
- vor und nach Kontakt mit dem Bereich von Eintrittsstellen von Kathetern, Drainagen u. Ä.
- vor Kontakt mit Patienten, die besonders vor Infektionen geschützt werden müssen (z. B. Leukämiepatienten, transplantierte Patienten)
- nach Kontakt mit Patienten, von denen Infektionen ausgehen können, z. B. Patienten mit infizierten Wunden oder übertragbaren Infektionskrankheiten
- nach Kontakt mit kontaminierten Flächen, Gegenständen (z. B. Beatmungsmasken, Trachealtuben)
- nach Kontakt mit Blut, Sekreten und Exkreten
- bei erhöhter Infektionsgefahr sollen **Einmalhandschuhe** getragen werden. Aber Achtung! Nach jeder Handschuhablage ist eine hygienische Händedesinfektion erforderlich.

Händewaschen kann die Desinfektion nicht ersetzen. Bei diesem Vorgang werden ca. 40% der Keime eliminiert, also abgespült, währenddessen die Desinfektion einen Wirkungsgrad von 99% erreicht.
Um die Haut vor starker Beanspruchung durch Desinfektion und Waschen zu schützen, ist zum einen eine optimale Hautpflege notwendig, zum anderen kann eine gut durchdachte Arbeitsablaufplanung zu häufiges Waschen und Desinfizieren vermeiden helfen.

1.2.6.1.2 Bereichs- und Schutzkleidung

Oft wird auf Intensivstationen **Bereichskleidung** getragen. Dieses Vorgehen soll eine Verbreitung der Mikroorganismen im gesamten Bettenhaus, aber auch von einer Intensivstation zur anderen verhindern. Die Vorgaben der jeweiligen Abteilung sind für jeden Mitarbeiter bindend und vor Tätigkeitsaufnahme in der Station abzufragen.
Schutzkleidung kann entweder aus Kitteln mit langen Ärmeln oder Schürzen bestehen. Hier bestimmt die Anforderung an die Tätigkeit und die Ausgangslage des Patienten das Tragen der jeweiligen Kleidungsstücke. Schutzkittel sind dann erforderlich, wenn Patienten isoliert werden, z. B. wegen übertragbarer Infektionskrankheiten oder aber auch wegen geschwächter Immunabwehr. Schutzkittel müssen dann von allen Mitarbeitern der Intensivabteilung zur Betreuung dieser Patienten getragen werden. Der Kittel wird auf dem Rücken zusammengebunden, denn er soll den vorderen Rumpf der Bereichskleidung vor Verunreinigungen mit Krankheitserregern und Sekreten schützen (UVV VGB 103 § 7, Abs. 1). Zum Verlassen der Isoliereinheit wird der Kittel beim Ablegen einmal der Länge nach zusammengelegt und mit der Außenseite nach außen aufgehängt. Dieses Verfahren schützt die Kittelinnenseite (Vorgabe der Station beachten).
Schutzkleidung, getragen, um sichtbare Verunreinigungen der Bereichskleidung zu verhindern, wird nur an dem vorgesehenen Patientenbett verwendet. Nach Abschluss der Tätigkeit wird der Kittel je nach Vorgabe der Abteilung entweder entsorgt, oder mit der Außenseite nach außen aufbewahrt. Keinesfalls dürfen mit diesen Kleidungsstücken Aufenthalts- oder Sozialräume betreten werden!

1.2.6.1.3 Mundschutz

Der **Mundschutz**, der ebenso der Schutzkleidung zugeordnet wird, verhindert die Keimabgabe aus dem Nasen/Rachenraum des Personals, aber auch die Aufnahme aerogener Infektionserreger vom Patienten. Der Mundschutz muss Mund und Nase immer fest umschließen. Auch hier gilt: Nach Ende der Tätigkeit am Patienten Mundschutz entsorgen. Anschließend erfolgt eine hygienische Händedesinfektion. Die Unsitte, den Mundschutz nach Gebrauch herunter zu ziehen und dann am Hals baumeln zu lassen, birgt Gefahren für den Patienten. Bei dieser Vorgehensweise wird die gesamte Nasen/Rachenflora des Mitarbeiters über Bereichs- und Schutzkleidung verteilt. Ein nasser Mundschutz, hervorgerufen durch zu langes Tragen, erleichtert ein Durchdringen der Keime auf die Mundschutzvorderseite. Daher empfiehlt sich ein regelmäßiger Wechsel.

1.2.6.1.4. Handschuhe

Handschuhe bieten dem Anwender einen guten Schutz im Kontakt mit **Schleimhäuten, Blut, Körpersekreten und Ausscheidungen** des Patienten. Wird der Handschuh nicht mehr für die vorgesehene Tätigkeit gebraucht, muss er ausgezogen werden und nach seiner Entsorgung eine hygienische Händedesinfektion erfolgen. Probleme entstehen dort, wo mit den Handschuhen weitergearbeitet wird, obwohl die Tätigkeit, die den Handschuh erfordert, längst abgeschlossen ist. Hier ist die vermeintliche Sicherheit nur für den Träger vorhanden. Umgebung und Gegenstände aber werden kontaminiert. Sie bilden eine unsichtbare, aber vorhandene Gefahrenquelle.

1.2.6.2 Arbeitsablauforganisation

Der Arbeitsablauf auf der Station muss dem zu betreuenden Patientengut entsprechen. Das heißt, die Patienten in Gruppen einzuteilen. Die erste Gruppe setzt sich aus den Patienten zusammen, die im besonderen Maße vor Infektionen geschützt werden müssen. Dies sind transplantierte und abwehrgeschwächte Patienten. Gruppe zwei sind Routinepatienten, häufig auch mit nosokomialen Infektionen. In der dritten Gruppe finden wir Patienten, von denen Gefahren ausgehen können, z. B. übertragbare Infektionskrankheiten, oder infizierte, sekundär heilende Wunden.
Folgerichtig werden Patienten der ersten Gruppe zuerst behandelt, dann die der zweiten Gruppe usw.. Selbstverständlich ist diese Vorgehensweise für alle Mitarbeiter der Intensivstation verbindlich. Aber nicht nur die Patienten selbst werden in einer festgelegten Reihenfolge behandelt. Auch der gesamte Arbeitsablauf am einzelnen Patienten muss organisiert werden. Die Arbeit beginnt zunächst im sauberen Bereich des Patienten und setzt sich dann fort bis zum unsauberen Bereich:

- Atemtherapie, ggf. Absaugen
- Bewegungsübungen mit Lagerung
- Aufstehen, Drainagen beachten (bes. Dauerkatheter).

Lässt sich dies Reihenfolge nicht einhalten, ist nach den einzelnen Arbeitsschritten eine hygienische Händedesinfektion erforderlich.
Gebrauchte Materialien am Patientenbett werden sofort nach Gebrauch den jeweiligen Entsorgungsbehältnissen zugeordnet. Gegenstände, wie Pflasterrollen und Verbandscheren werden nicht im Patientenbett abgelegt. Dadurch werden **Kreuzinfektionen** und Kontaminationen der Umgebung verhindert.

1.2.6.3 Übertragbare Infektionskrankheiten

Wir kennen bei den infektiösen, übertragbaren Infektionskrankheiten im Sinne des Bundesseuchengesetzes verschiedene Übertragungswege. Um nicht andere Patienten oder sich selbst zu gefährden, gibt es für alle an der Patientenversorgung beteiligten Personen Vorschriften (BSeuchG ß10a).
Die folgenden Vorgaben befassen sich hauptsächlich mit dem Tragen der Schutzkleidung entsprechend dem Übertragungsweg und den Eintrittspforten in den Körper.

Übertragungsweg	**Eintrittspforten**
aerogen	Atmungsorgane
haematogen	Blutweg/Schleimhaut/Wunden
faecal/oral	Magen-Darmtrakt
Kontakt	Schleimhaut/Haut

Schutzkleidung bei entsprechendem Übertragungsweg

aerogene Infektionen z. B.Tuberkulose

Mundschutz
Schutzkittel
Handschuhe

haematogene Infektionen z.B.Hepatitis

Handschuhe
Schutzkittel
(Schutzbrille)

faecale/orale Infektionen z.B. Salmonellose

Handschuhe
Schutzkittel

Kontaktinfektionen z. B. (MRSA) multiresistenter Staphylokokkus aureus

Handschuhe
Schutzkittel (Mundschutz)

Weiterhin gelten alle bisher aufgelisteten Vorgaben. Häufig sind diese Patienten isoliert in Einzelboxen, sodass die entsprechende Schutzkleidung schon vorhanden ist. Vor Betreten der Box muss alles zur Behandlung benötigte Material zusammengetragen werden. Gute Vorbereitung verhindert ständiges Öffnen der Boxentür. Dies ist besonders zu beachten bei aerogen übertragbaren Infektionskrankheiten. Werden Gegenstände nach der Therapie wieder aus der Isolierbox entfernt, hat vorher eine ausreichende Flächendesinfektion des Gegenstandes zu erfolgen. Die Fläche muss nach der Wischdesinfektion einen sichtbaren Feuchtigkeitsfilm aufweisen.

Hygienische Händedesinfektion nach Kontamination mit erregerhaltigem Material!

Wurden die Hände sichtbar oder merklich mit keimhaltigen Ausscheidungen (Eiter, Sputum, Stuhl, Exsudat) u. Ä. kontaminiert, so sind die Verunreinigungen vor der eigentlichen Händedesinfektion mit

- einem mit Desinfektionsmittel getränkten Einmaltuch zu entfernen,
- die hygienische Händedesinfektion zweimal nacheinander durchzuführen, ehe mit der Reinigung der Hände begonnen wird.

Nach dem Ablegen von Schutzkleidung und Handschuhen ist die hygienische Händedesinfektion einzuhalten.

Literatur

Gesetz zur Verhütung und Bekämpfung übertragbarer Krankheiten beim Menschen. Bundesseuchengesetz (BSeuchG) in der Fassung vom 18.12.1979, ber. 1995

Richtlinie für Krankenhaushygiene und Infektionsprävention, Anlage 5.1. Herausgeber: Robert Koch Institut Berlin. (Loseblattsammlung) Gustav Fischer Verlag

Sozialgesetzbuch 6. Fassung, Teil 5 ß137

Unfallverhütungsvorschrift Berufsgenossenschaft für Gesundheitsdienst und Wohlfahrtspflege, VBG 108, Carl Heymanns Verlag.

Literatur zu Kap. 1.2

Braun J., Preuss R.: Klinikleitfaden Intensivmedizin; 3. Aufl. 1995, Jungjohann Verlag, Neckarsulm

Civetta, J.M., Taylor R.W., Kirby R.R.: Critical Care; 3.Aufl. 1996, Lippincott-Raven, Philadelphia
Doeffinger J., Jesch F.: Intensivmedizinisches Notizbuch; 1. Aufl. 1997, Springer Verlag, Berlin
Larsen R., Ziegenfuß T.: Beatmung. Grundlagen und Praxis; 1. Aufl. 1997, Springer Verlag, Berlin
Haller M. et al.: Extrakorporale Lungenersatztherapie; in: Intensivmedizin 1996, Abstractband zum 17. Internationalen Symposium 1996, Ludwig-Maximilians-Universität München
Hintzenstern U. v.: Lightfaden Beatmung; 1. Aufl. 1998, Gustav Fischer Verlag, Ulm
Kirby, R.R., Gravenstein N.: Clinical Anesthesia Practice; 1. Aufl. 1994, Saunders, Philadelphia
Marino P., Dt. Bearb.: Taeger K.: Das ICU Buch; 1.Aufl. Urban und Schwarzenberg Verlag 1994, München
Rupp K., Kellner B.: Die pEEG-Fibel; 1. Aufl. 1997, Drägerwerk AG, Lübeck
Taeger K. (Hrsg): Die Lunge. Intakte und gestörte Funktion in Anästhesie und Intensivmedizin; 3. Aufl. 1994, Perimed-Spitta Verlag, Balingen

TEIL II: ALLGEMEINE PHYSIOTHERAPIE IN DER INTENSIVMEDIZIN

2.1 AUFGABEN, ORGANISATION, INTERAKTION, DOKUMENTATION

(Ursula Gärtner)

Physiotherapeutische Maßnahmen auf den Intensivstationen stellen hohe Anforderungen an die Physiotherapeuten und setzen spezielle Kenntnisse voraus. Im Laufe der vergangenen Jahre sind Physiotherapeuten unerlässliche Mitglieder des therapeutischen Teams geworden und erfüllen ihren Part in der Gesamttherapie.
Durch die intensive Grundpflege und den großen apparativen Aufwand, z. B. Monitoring, maschinelle Druckmessungen (Blutdruck, Venendruck, Hirndruck u. a.), Infusomaten, Perfusoren, Beatmungsgeräte etc. bedarf es der Einhaltung eines exakten Zeitplanes für die physiotherapeutischen Maßnahmen und der Absprache zwischen allen betreuenden Personen.
Bei allen Fortschritten innerhalb der Intensivmedizin, um die lebenswichtigen Funktionen wie Atmung, Kreislauf, Stoffwechselregulationen u.a. zu erhalten, wiederherzustellen oder zu ersetzen, darf der betroffene Mensch nicht übersehen werden. Dieser – plötzlich Patient gewordene – wird durch ein bedrohliches Geschehen mit der Intensivstation konfrontiert.
Folgende Veränderungen kommen auf ihn zu:

- Herausgerissensein aus seinem sozialen Umfeld
- Abhängigkeit von fremden Personen (Ärzten, Pflegepersonal, Therapeuten)
- geänderter Tag-Nachtrhythmus

- Immobilisierung
- fremde Umgebung
- Lärmpegel einer Intensivstation.

Um auf die Bedürfnisse des Patienten einzugehen, auch wenn dies nur in begrenztem Umfang möglich ist, ist seine Information über medizinische, pflegerische und therapeutische Maßnahmen wichtig. Ein Vertrauensverhältnis mit nicht ständig wechselnden Bezugspersonen ist anzustreben, ebenso sind die Angehörigen durch geregelte Besuchszeiten einzubeziehen.
Die Ansprache – dies gilt auch für den relaxierten, intubierten Patienten – mit Vor- und/oder Nachnamen wird mit allen betreuenden Personen vereinbart. Die verbalen Instruktionen sind kurz und prägnant zu führen, dennoch muss ihm vermittelt werden, dass man Zeit für ihn hat.
So hat der Physiotherapeut in dem Team der behandelnden Ärzte und Pflegekräfte eine wichtige Rolle und sollte fest in das therapeutische Gesamtteam einer Intensivstation integriert sein.
Um detaillierte Informationen über die zu behandelnden Patienten zu besitzen, ist es unerlässlich für ihn, an Übergaben und Besprechungen teilzunehmen.

Die ärztlichen Informationen umfassen:

- Art der Erkrankung, z. B. Operation und deren Folgen
- Herz- und Kreislaufsituation (Herzfrequenz, Herzrhythmus, Blutdruck)
- Bewusstseinslage (komatös, soporös, somnolent, wach)
- Atemfunktion (Spontanatmung, assistive oder apparative Beatmung)
- Blutgasanalyse
- Röntgenbefund
- Medikation; ihre Aus- und Nebenwirkungen.

Der physiotherapeutische Befund umfasst:

- Gelenkstatus
- Atembefund
- Muskelbefund
- Hautbeschaffenheit

Die physiotherapeutische Behandlung basiert auf dem Befund.

Patient Datum

....

Diagnose: ....

Gelenkbefund obere Extremität aktiv und/oder passiv

Schultergelenk	**rechts**	**links**	**Bewegungsstopp**
Extension/Flexion			
Abduktion/Adduktion			
Aussenrotation/ Innenrotation			

Ellbogengelenk			
Extension/Flexion			
Pronation/Supination			

Handgelenk			
Dorsalext./Volarflexion			
Rad./Ulnarabduktion			

Gelenkbefund untere Extremität aktiv und/oder passiv

Hüftgelenk	**rechts**	**links**	**Bewegungsstopp**
Extension/Flexion			
Abduktion/Adduktion			
Aussenrotation/ Innenrotation			

Kniegelenk			
Extension/Flexion			

Sprunggelenk			
Dorsalext./Plantarflex.			

Pronation/Supination			

Abb. 2.1a Gelenkbefund

Aufgrund des Befundes werden Gesichtspunkte der Behandlung und Maßnahmen festgelegt. Zwischenbefunde aktualisieren und variieren diese immer wieder.

Der **Gelenkbefund** wird nach der Neutral-O-Messmethode erhoben und dokumentiert (Abb. 2.1a).

Der **Atembefund** (Abb. 2.1 b) enthält – sofern möglich – die subjektiven Angaben des Patienten sowie das Atemmuster.

Patient .... **Datum** ....

Diagnose: ....

Subjektive Angaben:

- Atemnot
- Husten
- Schmerzen

Atemmuster:

Atemweg	Mund	Nase	
Atemgeräusche	Giemen	Stridor	Rasselgeräusche
Atemfrequenz	Anzahl/Min.		
Atembewegung	costosternal	costoabdominal	
Atemmuskeleinsatz	Zwerchfell	Intercostalmuskulatur	
Atemhilfsmuskel-einsatz			

Abb. 2.1b Atembefund

Der **Muskelbefund** legt hinsichtlich der Lokalisation und Ausprägung Paresen fest. Die Muskelkraft wird durch den **Muskelstatus** dokumentiert, die Einteilung erfolgt in den Teststufen 0-5.

0 = keine sicht- oder tastbare Muskelkontraktion
1 = sicht- oder tastbare Muskelkontraktion ohne Bewegung
2 = voller Bewegungsweg unter vermindertem Schwerkrafteinfluss
3 = voller Bewegungsweg gegen die Schwere
4 = voller Bewegungsweg gegen die Schwere und Widerstand
5 = voller Bewegungsweg gegen die Schwere und gegen starken Widerstand.

Die **Hautbeschaffenheit** zeigt sich in Verfärbungen. Bei gestörter arterieller Durchblutung ist die Haut meist blasser, bei Störung der venösen Durchblutung findet man häufig eine livide Verfärbung. Dekubitusgefährdete Hautareale müssen kontrolliert werden (vgl. Kap. 2.2.5 ff). Die gesammelten Daten werden in einem physiotherapeutischen Kurzbericht festgehalten und bei Verlegung des Patienten der Krankenakte beigelegt (Abb. 2.1c, s. S. 76).

Häufigkeit und Dauer der Physiotherapie sind jeweils dem Zustand des Patienten angepasst. Die Behandlung erfolgt - auch an Wochenenden - zweimal am Tag für ca. zehn bis zu dreißig Minuten.

Literatur

Birkenmeyer, R.: Krankengymnastik 2/1988, S. 111-117
Ehrenberg, H.: Atemtherapie 1998, Pflaum-Verlag
Liebenstund, I.: Physiotherapie Band 11, 1998, Thieme-Verlag, Stuttgart
List, M.: Traumatologie, 1996, Springer-Verlag
Krier, C.: Krankengymnastik 2/1988, S. 80-86
Wimmer, A.: Krankengymnastik 2/1988, S. 99-110

Physiotherapeutischer Kurzbericht

Patient	Geb.	Datum
....	....	....

Aufnahmedatum: ....

Diagnose: ....

Versorgung:

Ärztliche Anordnung zur Physiotherapie:

Lagewechsel mit Datum:

Sitz (am Bettrand, Sessel):	ja	nein
Stand:	ja	nein
Gehen:	ja	nein
Bewusstseinslage	klar verwirrt bewußtlos	
Beatmung	ja	nein

Verhalten von Blutdruck, Puls und Atemfrequenz in Ruhe:

Verhalten von Blutdruck, Puls und Atemfrequenz während des Lagewechsels:

Momentaner physiotherapeutischer Kurzbefund:

Derzeitige Therapie:

Verlegung ausser Haus
oder Normalstation am: Physiotherapeut/in

Abb. 2.1c Physiotherapeutischer Kurzbericht

2.2 PHYSIOTHERAPEUTISCHE MAẞNAHMEN

2.2.1 Prophylaktische Maßnahmen – Atemwege und Lunge

(Ursula Gärtner)

Pulmonale Komplikationen bedeuten für den intensivpflichtigen Patienten oft eine lebensbedrohliche Situation. Die Maßnahmen zur **Pneumonieprophylaxe** dienen dazu, die **Selbstreinigungsmechanismen** der Lunge zu unterstützen. Der Reinigungsapparat des **respiratorischen Systems** beruht auf einer ungestörten Funktion der **Schleimschichten** (Sol- und Gelschicht) und des **Zilienschlages**. Kommt es zur Schädigung der **mukoziliären Clearance** resultieren daraus ein Sekretverhalten in der Lunge mit Erhöhung des **Atemwegswiderstandes**, die **Atelektasenbildung** und die Infektion. Der pulmonale Gasaustausch wird schwerst beeinträchtigt.
Die physiotherapeutischen Maßnahmen dienen somit der Verbesserung von Belüftung und Durchblutung, der Sekretolyse und dem Sekrettransport, der Erhaltung der Thoraxmobilität und letzlich auch der Entspannung durch das **Wahrnehmen der Atembewegung**.

2.2.1.1 Atemtherapie

Die Atemtherapie nimmt in der Behandlung eine zentrale Rolle ein. In der Wahl der Techniken unterscheidet der Behandler zwei Arten von Maßnahmen:

- Physiotherapeutische Techniken; diese erfährt der Patient entweder als „passive Technik“ oder als „aktive“, die ihm vermittelt werden.
- Apparative Atemhilfen.

Physiotherapeutische Techniken

Um entsprechende Techniken durchführen zu können, müssen Positionen, oder anders ausgedrückt, therapeutische Körperstellungen eingenommen werden, bei deren Durchführung biomechanische, respiratorische und gewebslockernde Bedingungen zu beachten sind.

- *Zielsetzung* bei Körperstellungen unter Beachtung biomechanischer Bedingungen:
  - Aktivierung des Zwerchfells.
- *Zielsetzung* bei Körperstellungen unter Beachtung respiratorischer Bedingungen:
  - Atemerleichterung
  - Drainage des Bronchialsekretes
  - Blutumverteilung im Lungenkreislauf bei Hypostase des Lungenblutes
  - Bewegungsanregung der Pleurablätter und Pleuraschwartendehnung nach Ergüssen.
- *Zielsetzung* bei Körperstellungen unter Beachtung gewebslockernder Bedingungen:
  - Herabsetzen von Haut- und Muskelspannungen.

Körperstellungen zur Aktivierung des Zwerchfells

In der horizontalen Rückenlage lassen sich die Atembewegungen von vorwiegend costosternaler Richtung durch die „Bauchblase" auf costoabdominal umstellen (*Abb. 2.2*).
Die Aktivierung des Zwerchfells in der horizontalen Bauchlage ist vermehrt, da die Widerstandsarbeit größer ist als in Rückenlage. Beim intensivpflichtigen Patienten wird die Bauchlage nur bei bestimmten Indikationen durchgeführt (*Abb. 2.3*).

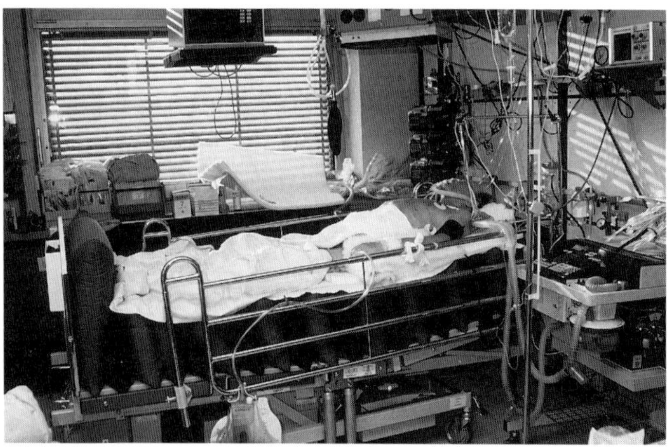

Abb. 2.2 Atembewegung in horizontaler Rückenlage

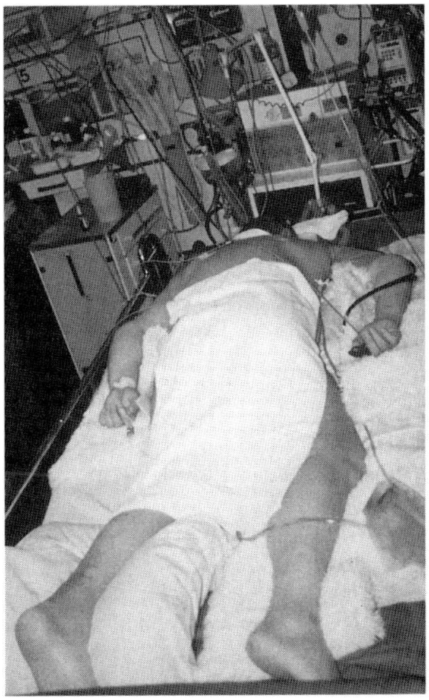

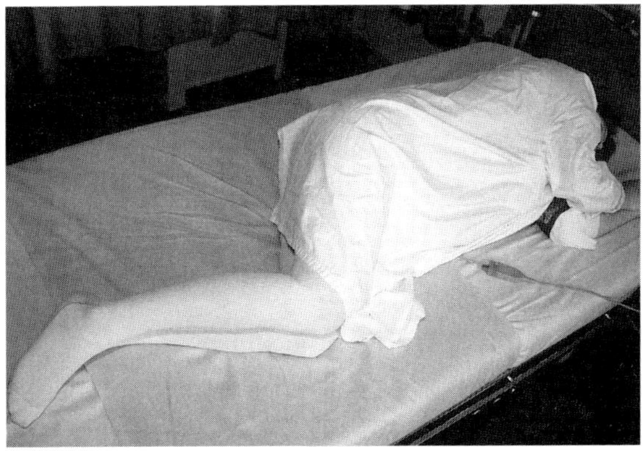

Oben: Abb. 2.4 Atembewegung in horizontaler Seitenlage

Links: Abb, 2.3 Atembewegung in horizontaler Bauchlage

In der horizontalen Seitenlage ist eine verstärkte Aktivierung des Diaphragmas zu erzielen, wobei die inspiratorischen Exkursionen der unten befindlichen Zwerchfellhälften bei der Lage auf der rechten Seite erheblich größer als auf der linken Seite sind (*Abb. 2.4*).

Körperstellungen unter Beachtung respirativer Bedingungen

- Atemerleichterung
  Diese wird durch atemerleichternde Stellungen wie Hochstellen des Kopfteiles sowohl in Rückenlage als auch in Seitenlage erzielt. Anpassungen sind bei den Patienten auf einer Intensivstation erforderlich (*Abb. 2.5*).
- Drainage des Bronchialsekretes
  In den fünfziger Jahren wurden von Thacker im Harefield Hospital in London Lagerungen, entsprechend dem Verlauf der broncho-pulmonalen Segmente, zusammengestellt. Es wurden zwölf Drainagepositionen festgelegt, die inzwischen auf wenige Lagerungen reduziert wurden.

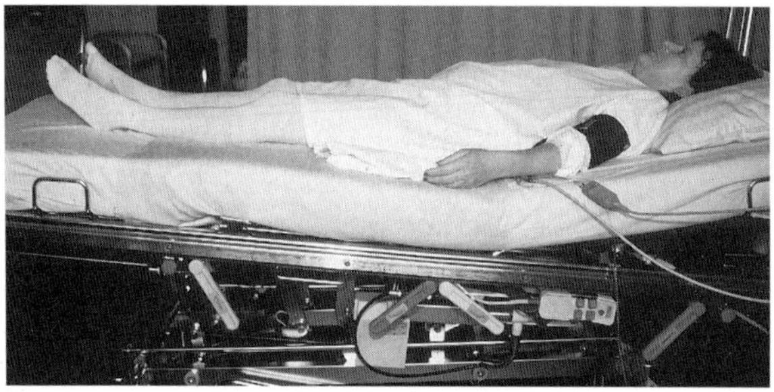

Abb. 2.5 Lagerung mit Hochstellen des Kopfteiles

Die Indikationen für **Drainagelagerungen** sind:

- Massive Sputumproduktion bei Bronchiektasen und Pneumonie
- Atelektasen
- langzeitbeatmete Patienten; intubiert oder tracheotomiert
- komatöse Patienten, die nicht adäquat husten können.

Der Patient wird so gelagert, dass die zu behandelnde Lungenregion oben liegt, der versorgende Bronchus steht möglichst senkrecht, um den Gravitationseffekt optimal zu nutzen. Die gesunde Lunge liegt unten und wird dadurch besser ventiliert und stärker durchblutet. Blutgasverbesserungen sind häufig zu beobachten.
Vor jeder Umlagerung soll der Patient abhusten bzw. abgesaugt werden, damit kein Bronchialsekret in andere Lungenareale verschleppt wird. Wie bereits erwähnt, sind wenige Lagerungen ausreichend; man beschränkt sich beim intensivpflichtigen Patienten auf drei bis vier. Die Patienten werden wechselnd zwischen Rücken- und Seitenlage gelagert und verharren fünf bis zehn Minuten in diesen Positionen. Die Lösung des Sekretes soll mittels Vibration, Thoraxkompression und Expirationstechniken unterstützt werden.
Diese Kombination ist die effektivste Therapie bei Patienten mit großen Sputummengen und Atelektasen.
Diese Lagerungen müssen mindestens zweimal täglich angewandt und mit Absaugen des Sekretes gekoppelt werden.

- Blutumverteilung im Lungenkreislauf:
  Um die Hypostase beim bettlägerigen Patienten in Rückenlage zu vermeiden, müssen liegende Patienten mehrmals täglich in die rechte und linke Seitenlage gebracht werden und in diesen Positionen – wenn möglich -- zehn bis dreißig Minuten verharren (*Abb. 2.6*).

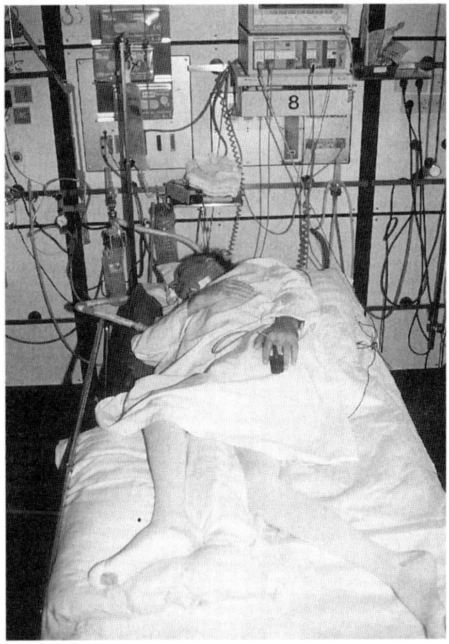

Abb. 2.6 Lagerung in Seitenlage

- Bewegungsanregung für Pleurablätter:
  Zur Prophylaxe von Pleuraschwarten eignen sich Körperstellungen, die mit Atemübungen verbunden werden. Dies erfolgt in der Seitenlage, z. B. auf der gesunden und kranken Seite ca. 15 Minuten zweimal täglich.
  Gleichzeitig werden mehrere tiefe Atemzüge ausgeführt. In der Lage auf der gesunden Seite wird der Arm der oben befindlichen kranken Seite auf den Kopf gelegt (*Abb. 2.7*).
  Bewährt hat sich in Rückenlage die Halbmondlage mit Verstärkung vom Arm der gedehnten und betroffenen Seite, der über den Kopf gelegt wird.
- Gewebslockerung:
  Um Spannungszustände in Haut und Muskulatur zu verringern, kann der Therapeut mit vorsichtigen Dehnlagen in Verbindung mit „Packegriffen" arbeiten. Diese orientieren sich an der **Atem- und Lösungstherapie** nach Schaarschuch und Haase.

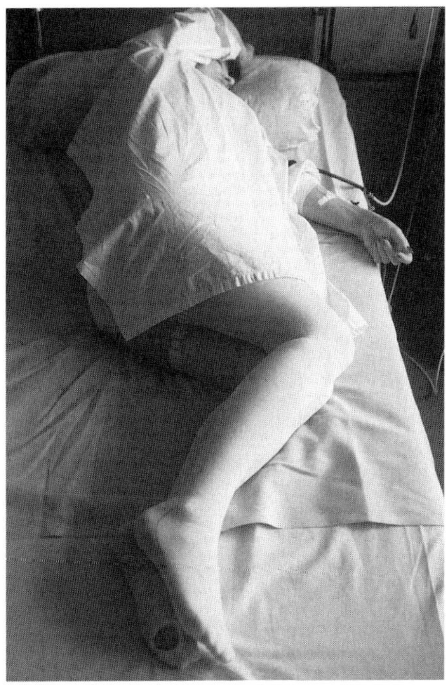

Abb. 2.7 Dehnzüge in Seitenlage

Unterstützung der atemtherapeutischen Maßnahmen durch manuelle Techniken:

- Techniken aus der klassischen Massage
- Techniken mit „Vibrax“ und „Igelball“
- Techniken aus der Bindegewebsmassage
- Techniken aus der Lösungstherapie
- Techniken aus der Kontaktatmung.

Klassische Massage

Über reflektorische Anpassung kommt es zur **Atemvertiefung** und **Frequenzminderung**. Es werden **Hautreizgriffe** wie Hautrollungen, Packegriffe und Ausstreichen der Intercostalräume eingesetzt. Diese können durch Wärme und/oder Eis unterstützt werden.

Vibrax und Igelball

Der Einsatz des Vibrax unterstützt die **Sekretelimination**. Der Igelball bewirkt die verstärkte Hautdurchblutung; diese ist mit einem subjektiven Wärmeempfinden verbunden.

Bindegewebsmassage

Es kommt auf reflektorischem Weg zur Atemvertiefung und Frequenzminderung. Angewandt wird der Arbeitsgang am unteren Rippenbogen beidseits, der sog. „Brustkorbgang“.

Lösungstherapie

Es werden Packegriffe eingesetzt, die aber für die Dauer einiger Atemzüge gehalten werden. Kombiniert sind sie mit Techniken aus der klassischen Massage.

Kontaktatmung

Die Hände des Therapeuten sind breitflächig an der unteren Thoraxapertur angelegt. Während der Inspirationsphase wird durch sanften Druck costoabdominal ein Richtungswiderstand gegeben. Dadurch soll die einströmende Luft gezielt in bestimmte Lungenpartien gelenkt werden (*Abb. 2.8*).

Abb. 2.8 Kontaktatmen

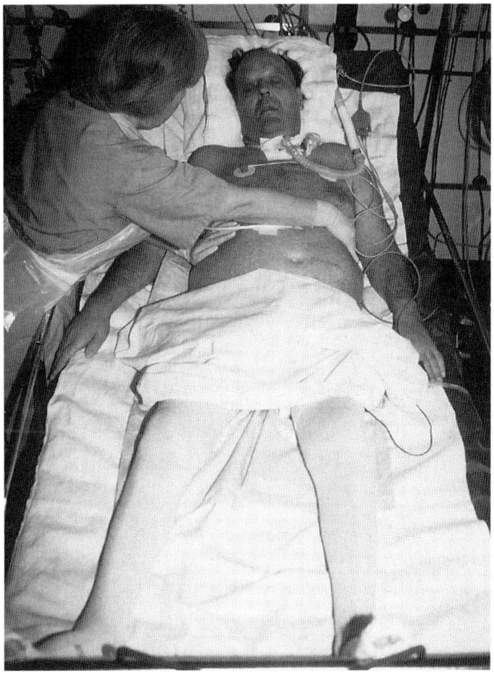

Die Atemlenkung kann durch rasche Abreibung mit einem kleinen Eisball oder „Lolly“ verstärkt werden.

Literatur

Baranowski, R.: Krankengymnastik 3/94, S. 300-306

Boonen, A.: Pflege in der Intensivmedizin, 1996, Thieme-Verlag

Ehrenberg, H.: Atemtherapie, 1998, Pflaum-Verlag

Gehring, M.: Krankengymnastik 8/92, S. 950-962

Thacker, E.W.: Postural Drainage and Respiratory Control, 1973, Lloyd Luke Medical Books

2.2.1.2 Atemschulung

Zu den aktiven Atemtechniken, die vom Patienten selbständig durchgeführt werden können, gehören:

- **Wahrnehmen des Atemmusters**
- **Einatemtechniken**
- **Ausatemtechniken**
- **Kombinieren von Ein- und Ausatemtechniken**
- **Hustentechniken,**
- **Dehnen und Bewegen.**

Wahrnehmen des Atemmusters

Physiologisch wird die Atmung über das Atemzentrum gesteuert; Einatmung/Ausatmung/Pause sind somit vorgegeben. Bei der Einatmung weitet sich der Thorax über die Atemmuskelarbeit, die elastische Lunge folgt dieser Bewegung. In der Lunge entsteht dadurch ein Unterdruck

gegenüber der atmosphärischen Außenluft, der über die Atmung ausgeglichen wird.
Bei der Ausatmung lässt das Atemzentrum die Einatmungsmuskulatur erschlaffen. Am Ende der Ausatmung befinden sich die elastischen Gewebe von Thorax und Lunge im Gleichgewicht, man bezeichnet dies als Atemruhelage. In der Lunge ist ein Überdruck gegenüber der Außenluft entstanden, der durch die Ausatmung ausgeglichen wird.
Die Ruheatmung ist bei einem Atemzugvolumen von ca. 600ml mit einer Atemfrequenz von 15 ± 5/Min. einreguliert. Dabei beträgt das Verhältnis von Ein- zu Ausatemdauer - das Atemzeitverhältnis - etwa 1:1,4 – 1:1,9, einschließlich der endexpiratorischen Pause. Dieser Ruheatemvolumen-Bereich wird als Atemmittellage bezeichnet und entspricht der Füllung der Lunge.
Die *Schulung der Wahrnehmung* des Atemmusters lenkt die Aufmerksamkeit des Patienten auf Atembewegungen, Atemrhythmus und Atemwege. Das Kennenlernen der Atembewegungen ist ein Lernmodell der Sensomotorik.
Das *Wahrnehmen der Atembewegungen* wird verbal und taktil unterstützt und ist das Konstanthalten des Atemrhythmus:
Einatmung/Ausatmung/Pause.
Für die *Wahrnehmung* haben sich die Worte bewährt:

- Vorwärts, seitwärts, rückwärts im Lendenbereich; also ventral, lateral und lumbodorsal für die costoabdominale Atmung.
- Vorwärts, seitwärts, kopfwärts, rückwärts im Brustbereich; also ventral, lateral, cranial und thorakodorsal für die costo-sternale Atmung.

Die Wahrnehmung des Atemmusters costoabdominal bewirkt die Senkung einer erhöhten Ruheatemfrequenz, das Wahrnehmen des Atemmusters costosternal wirkt im Sinne einer Wirbelsäulenaufrichtung.

Einatemtechniken

Das Vergrößern der Einatembewegung von der Atemruhelage (Ende der normalen Ausatmung) bis in den Bereich des inspiratorischen Reservevolumens wird als Einatemtechnik bezeichnet.
Als Techniken werden unterschieden:

- *Das lange, langsame Einatmen durch die Nase*
  Das eingeatmete Luftvolumen wird drei bis fünf Sekunden gehalten

und ebenso langsam wieder ausgeatmet. Dadurch wird eine Verbesserung der Kraftausdauer der Inspirationsmuskeln erreicht.

- *Schnüffelndes Einatmen*
  Durch mehrere kleine „Schnüffler“ wird ein größeres Luftvolumen durch die sich verschmälernde Nase eingeatmet. Die Zwerchfellarbeit wird dadurch intensiviert.
- *Gähnendes Einatmen mit locker geschlossenen Lippen*
  Durch die Nase wird bei geschlossenen Lippen „gähnend“ eingeatmet. Am Ende der Einatmung entsteht ein kurzes Luftanhalten. Auch bei dieser Technik wird die Zwerchfellarbeit erhöht.

Ausatemtechniken

Bei diesen Techniken erfolgt das Ausatmen gegen die körpereigene Stenose.

- *Dosierte Lippenbremse*
  Durch locker aufeinanderliegende Lippen wird die Luft im individuellen Atemrhythmus ausgeblasen. Der Ausatemstrom wird dabei verlangsamt, ein Bronchialkollaps wird vermieden.
- *Lange Lippenbremse*
  Die Luft wird durch gespitzte Lippen mit Ausatemmuskeleinsatz langsam geblasen. Dabei darf kein Atemgeräusch entstehen.

Kombinieren von Ein- und Ausatemtechniken

- *„Nasenstenoseübung“*
  Der Patient verengt mit leichtem Druck von Daumen und Zeigefinger die zwei Nasenflügel, in einer Wiederholung von fünf bis zehn Mal.
- *Schnüffelndes Einatmen und mit langer Lippenbremse ausatmen.*
- *Gähnendes Einatmen und mit dosierter Lippenbremse ausatmen.*

Hustentechniken

Darunter versteht man Verfahren, die das Bronchialsekret und auch Fremdkörper aus den Atemwegen entfernen, wenn diese nicht durch die mukoziliäre Clearance beseitigt werden.

- *Hustenprovokation zur Sekretabhustung*
  Dabei ist das Bronchialsekret als Rasseln im Luftröhrenbereich zu

hören. Der Patient atmet bei geöffneter Glottis nach einem kurzen Anräuspern auf die Silbe huff („haff") aus. Durch diese Reizung der Hustenrezeptoren kommt es zum schonenden Transport des Sekretes bei nur geringem Anstieg des intrathorakalen Druckes.

- *Hustenhilfen zur Minderung der Schmerzen*
  Diese kommen postoperativ nach thorakalen und abdominalen Eingriffen zur Anwendung. Diese Hilfen werden zunächst von den Therapeuten und den Pflegekräften gegeben, später führt der Patient sie selbständig durch. Dabei erfolgt von dorsal und ventral seitens der Helfer eine manuelle Fixation, die beim operierten Patienten von der Schnittführung abhängig ist. Der Patient wird aufgefordert, in mehreren, kleinen Stößen zu husten.

Dehnen und Bewegen

Bei guter Fixation wird im Atemrhythmus des Patienten an einem Bein oder einem Arm aus gedehnter Stellung ein Zug ausgeübt. Durch allmähliches Verlängern des Zuges werden die Atemfrequenz beruhigt und die Atemtiefe erweitert (*Abb. 2.9*).

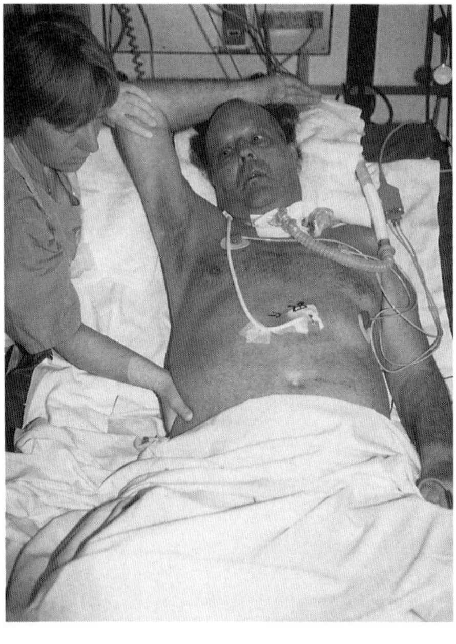

Abb. 2.9 Dehnen und Bewegen

In mehreren physiotherapeutischen Verfahren bzw. Maßnahmen werden manuelle Reize am Thorax gesetzt, die auf die Atemmechanik wirken. Dazu gehören die Reflektorische Atemtherapie nach Dr. Schmitt, Brüne und die Entwicklungskinesiologische Behandlung nach Dr. Vojta.

Reflektorische Atemtherapie

Mit den Fingerkuppen oder -knöcheln oder mit dem Daumen werden Reize gesetzt. Es handelt sich dabei um spezielle Griffe, die Schmerz und Druck in der Muskulatur, an Muskel-Sehnen-Übergängen und am Periost erzeugen. Dabei wird eine „zentrale" Erregungssteigerung hervorgerufen. Zusätzlich werden durch die detonisierenden Griffe die Dehnfähigkeit des Thorax durch bewegliche Rippen-Wirbelgelenke verbessert und die Zwerchfellkraft erhöht. Als Reaktion ist eine vertiefte Atembewegung deutlich zu beobachten.
(Bezüglich der Einzelheiten verweisen wir auf die Literatur.)

Reflexlokomotion nach Dr. Vojta

Bei Anwendung dieser Methode drückt der Therapeut aus definierten Körperpositionen bestimmte Punkte am Körper des Patienten. Über Reflexbahnen werden muskuläre Anspannungen ausgelöst. Es lassen sich **Vitalfunktionen** beeinflussen.
Bei der 1. Phase des Reflexumdrehens entsteht durch die Anwendung des Brustzonenreizes eine Kontraktion des Zwerchfells, was wiederum eine Auswirkung auf die Mm. intercostales externi hat.
(Auch hier verweisen wir auf die Literatur.)

Literatur

Baranowski, R.: Krankengymnastik 3/94, S. 300-306
Boonen, A.: Pflege in der Intensivmedizin, 1996, Thieme-Verlag
Briegel, J.: Atmung und Beatmung, 1997, Wissenschaftliche Verlagsabteilung Wiesbaden
Ehrenberg, H.: Atemtherapie, 1998, Pflaum-Verlag
Gehring, M.: Krankengymnastik 8/92
Haase, H.: Lösungstherapie, 1985, Pflaum-Verlag
Mang, H.: Atemtherapie, 1992, Schattauer-Verlag
Schmitt, Brüne.: Reflektorische Atemtherapie, 1994, Thieme-Verlag
Vojta, V.: Das Vojta-Prinzip, 1992, Springer-Verlag
Wimmer, A.: Krankengymnastik 2/88, S. 99-110

2.2.1.3 Atemhilfen

Darunter versteht man Geräte und Verfahren, die der Vergrößerung der Lungenvolumina dienen. Das **Lungenvolumen** ist eine Funktion des transpulmonalen Druckes. Dieser entspricht der Differenz Alveolar-

druck minus Druck im Pleuraspalt und ist ein Maß für die Kraft, mit der die Alveolen offengehalten werden.
Jedes Atemmanöver, das der Prophylaxe oder der Therapie von Atelektasen dienen soll, hat das Ziel, den **transpulmonalen Druck** und somit das Lungenvolumen zu vergrößern.
Dieser Effekt wird bei einer langsamen tiefen Einatmung mit endinspiratorischer Pause erreicht.

Nachfolgend werden **apparative Atemhilfen aufgeführt**:

Beatmungsinhalation = IPPB (Intermitted Positive Pressure Breathing)

Der Patient löst zu Beginn der Inspiration über ein Mundstück einen Sog aus. Diese Triggerschwelle, die zur Aktivierung des druckgesteuerten Respirators führt, ist variabel und sollte bei der Ersteinstellung –1 bis –1,5 mbar betragen. Das Gerät übernimmt die Atemarbeit, der Patient lässt seine Lunge bis zum eingestellten Druck passiv aufblasen. Die Exspiration erfolgt auf der Höhe des vorgesehenen Druckes, durch ein Ventil wird der Respirator auf die Ausatmung umgeschaltet.
Angestrebt wird hierbei ein Atemzugvolumen, das die spontane Inspiration um ein Viertel übertrifft, um die gewünschte Ausdehnung der Lungenvolumina zu erreichen.
Um eine möglichst gleichmäßige Belüftung zu erzielen, ist ein niedriger Inspirationsflow anzustreben. Gleichzeitig verlängert sich die Inspiration. Große Bedeutung besitzt auch der Einatmungsdruck, bei dem die Umschaltung auf die Ausatmung erfolgt. Mit steigender Höhe des intrapulmonalen Druckes kommt es zur mechanischen Dilatation der Bronchien mit Abdrängen von dünnflüssigem Sekret an die Bronchialwand. Die zugehörigen Alveolen werden besser belüftet, es erfolgt die Wiedereröffnung bestehender Mikroatelektasen. Der applizierte Überdruck kann eine Reizung der Atemwege bewirken, wodurch eine verstärkte Hustenbereitschaft ausgelöst wird. Eine Verschlechterung des Atemwegswiderstandes kann mit nachfolgendem Bronchospasmus entstehen.
Um dies zu verhindern, soll die rein mechanische IPPB-Therapie mit der Vernebelung von Aerosolen kombiniert werden, um die Bronchien medikamentös zu erweitern. Auch schleimlösende Medikamente können appliziert werden.
In der Zusammenfassung sind die physiologischen Effekte der IPPB-Therapie aufgeführt:

- Anstieg des mittleren Atemwegdruckes
- Abnahme der Atemarbeit
- Anstieg des Atemzugvolumens
- mechanische Bronchodilatation
- Zunahme der kollateralen Dilatation.

Klinische Wirkungen

- Sekretmobilisierung
- Unterstützung des Hustenmechanismus
- Verbesserung der Ventilation.

Indikationen zur IPPB-Therapie

- alveoläre Hypoventilation aufgrund kleiner Atemzugvolumina
- Mukostase aufgrund kleiner Atemzugvolumina, unzureichendem Husten, zähem Bronchialsekret und Atemwegsobstruktion
- Atelektasen aufgrund kleiner Atemzugvolumina und Mukostase
- Bronchospasmus, der mit einer Aerosoltherapie ohne positivem Atemwegsdruck nicht erfolgreich behandelt werden kann.
- Lungenödem mit schaumigem Sekret.

Kontraindikation zur IPPB-Therapie

- Lungenresektion
- Pneumothorax
- Haut-/Mediastinalemphysem
- bullöse Lungenerkrankungen
- instabile Herz-Kreislauf-Verhältnisse.

Bekannt als **druckgesteuerte Respiratoren** sind: Bird, Salvia, Inhalog, Alveola u. a. (*Abb. 2.10* und *2.11*).

Für die Beatmungsinhalation werden vier Größen eingestellt:

- **Druck**, der intrapulmonal aufgebaut werden muss, bevor der Luftstrom endet (10-20mbar).
- **Flow**, die Stärke des Luftstromes während der Einatmung (25-35l/min)
- **Trigger**, die Stärke der Empfindlichkeit, bei der die Inspiration ausgelöst wird (-1 bis -5 mbar).
- **Ausatemwiderstand**, der sich an einigen Geräten durch verschiedene Stenosen am Ausatemventil verändern lässt.

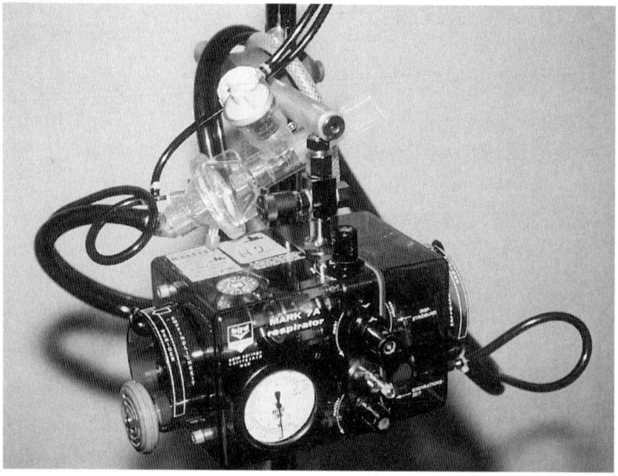

Abb. 2.10 IPPB-Therapie mit Bird

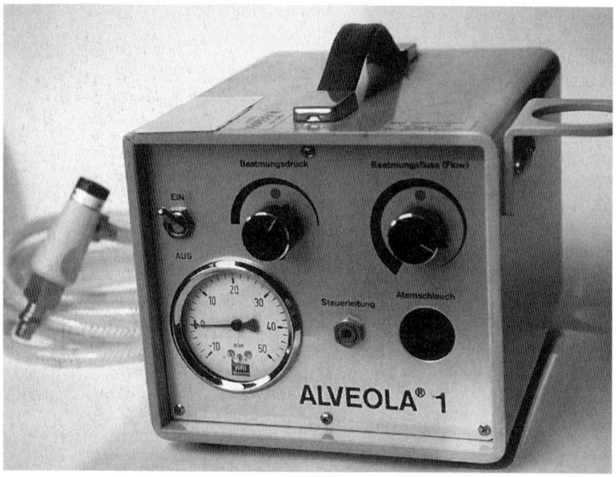

Abb. 2.11 IPBB-Therapie mit Alveola

Die Verordnung der IPPB-Therapie muss die Häufigkeit der Anwendung sowie Art und Dosis der zu vernebelnden Medikamente umfassen. In der Regel dauert eine Behandlung ca. zehn bis fünfzehn Minuten mit Pausen und wird stündlich durchgeführt; mit Bronchospasmolytikum alle vier Stunden.

CPAP-Maske (Continous Positive Airways Pressure)

Über diese Maske lässt sich ein kontinuierlicher positiver Atemwegsdruck erzielen, wenn dem Patienten über eine dichtsitzende Maske ein Frischgasfluss von 25 und 75 Liter pro Minute angeboten wird. Die Residualkapazität und das Lungenvolumen werden vergrößert und die Atemarbeit erleichtert (*Abb. 2.12*).
Die Therapie mit der CPAP-Maske erfordert gute Mitarbeit des Patienten, da die Maske sehr eng auf dem Gesicht aufsitzen muss.

Klinische Wirkungen

- Erhöhung der funktionellen Residualkapazität
- Verbesserung der Oxygenierung
- Weithalten der Atemwege
- Wiedereröffnung kollabierter Alveolarbezirke
- Kräftigung der Atemmuskulatur.

Indikation zur CPAP-Maske

- Akute respiratorische Insuffizienz
- Postoperative Atemtherapie
- Entwöhnungsphase bei Langzeitbeatmung.

Kontraindikationen zur CPAP-Maske

- Patienten im Koma
- Frische Anastomosen im oberen Gastrointestinaltrakt.

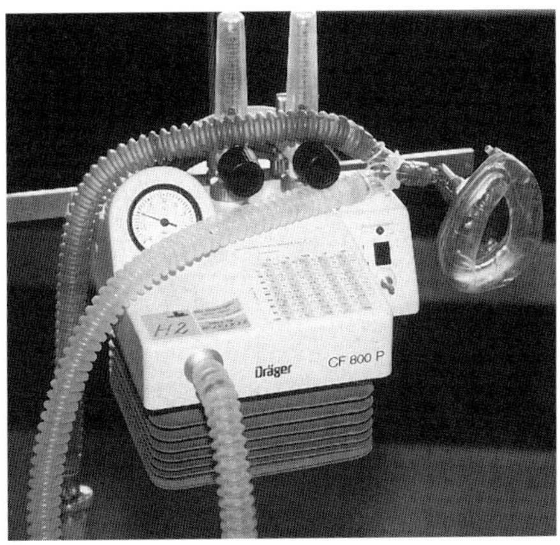

Abb. 2.12 CPAP-Maske

SMI-Therapie (Sustained Maximal Inspiration)

Auch bei dieser Methode wird eine aktive, langsame und maximale Einatmung angestrebt. Am Ende der Inspiration soll der Patient nicht versuchen, den Atem anzuhalten, sondern bewusst weiter zu atmen, um bei offener Stimmritze maximal negative intrathorakale Drücke zu erreichen. Damit sollte eine möglichst homogene Belüftung aller Alveolarbezirke gewährleistet werden. Diese Therapie wird mit **Incentive Spirometern** durchgeführt.

Es werden zwei Arten unterschieden:

- Flow-orientierte Geräte
- Volumen-orientierte Geräte.

Flow-orientierte Geräte sind: *Air, Inspirix, Mediflo und Triflo II*
Diese Geräte zeigen an, ob der Patient den vorgegebenen Inspirationsflow aufbringt. Sie haben jedoch häufig den Nachteil, dass der vorgegebene Flow mit Hilfe einer falschen Atemmechanik kurzzeitig aufgebracht werden kann, ohne dass das angestrebte Maximalvolumen erreicht wird (*Abb. 2.13*).

Volumen-orientierte Geräte sind: *Coach und Voldyne*
Sie verfügen neben der Volumenanzeige noch über eine Flowkontrolle. Beim Üben mit allen Atemtrainern ist auf die für eine Inspiration notwendige Atemarbeit zu achten, die nötig ist, um den jeweiligen Messkörper anzuheben. Das Training sollte stündlich mit zehn Atemmanövern durchgeführt werden (*Abb. 2.14*).

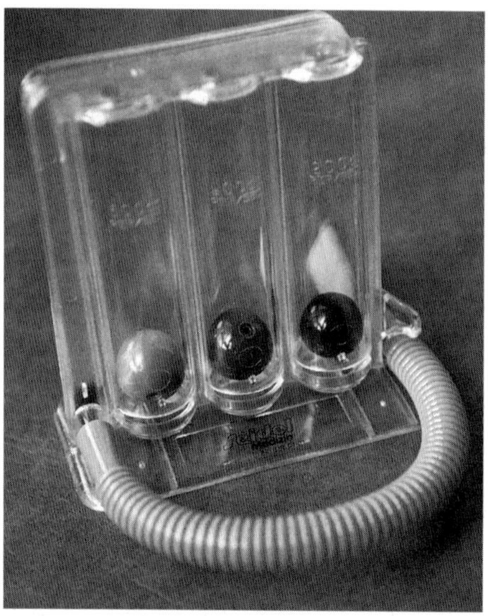

Abb. 2.13 Triflo

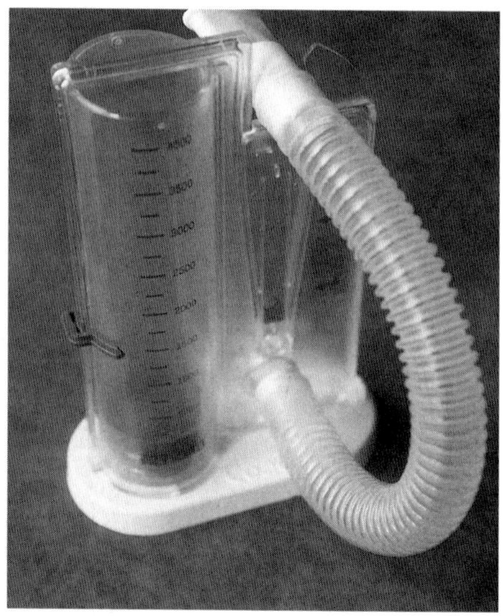

Abb. 2.14 Coach

Klinische Wirkungen

- Ventilationsverbesserung
- Zunahme des Lungenvolumens
- Steigerung der Zwerchfellaktivität
- Steigerung der Husteneffektivität
- Atemschulung.

Indikationen zur SMI-Therapie

- präoperativ, zur Einweisung in das Gerät
- postoperativ, zur Prophylaxe pulmonaler Atemwegserkrankungen.

Kontraindikationen zur SMI-Therapie

- Lungenoperationen, postoperativ in der Frühphase
- chronisch-obstruktive Atemwegserkrankungen
- Blutdruckschwankungen
- Aneurysma (abdominal oder cranial).

GIEBELROHR (Variabler künstlicher Totraumvergrößerer)

Das Prinzip dieses Gerätes basiert auf einer Stimulierung des zentralen Atemantriebes durch Erhöhung der CO_2-Konzentration in der Alveolarluft im arteriellen Blut (*Abb. 2.15*).
Rohrsegmente werden ineinandergesteckt mit einer variablen Anzahl von Verlängerungsstücken à 100 ml Fassungsvermögen.
Der Patient, dessen Nasenatmung durch eine Klammer, die die Nasenöffnung verschließt, ausgeschaltet ist, muss mindestens drei Minuten mit drei bis sechs Teilstücken durch den Mund ein- und ausatmen.

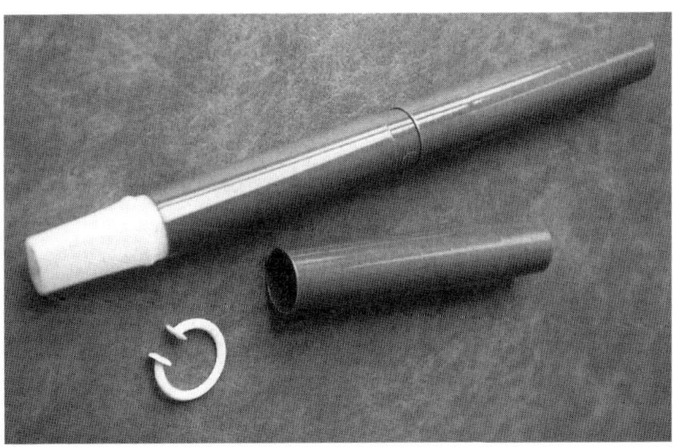

Abb. 2.15 Giebelrohr

Bei der Durchführung ist eine konsequente Kontrolle der Atemfrequenz geboten, der obere Grenzwert liegt bei 20 bis 25 Atemzügen/Min. nach Adaptation von drei Minuten.

Klinische Wirkung

- Steigerung des Atemminutenvolumens durch CO_2-Rückatmung

Indikationen zur Giebelrohr-Therapie

- Prävention von Mikroatelektasen
- Lungenausdehnung nach Resektion
- Pneumothorax
- Pleuraerguss
- Hustenprovokation.

Kontraindikation zur Giebelrohr-Therapie

- respiratorische Globalinsuffizienz
- Atemfrequenz über 24/Min.
- hochgradiges Emphysem
- dekompensierte Herzinsuffizienz
- Hirndruckerhöhung.

VRP 1 Desitin = „Flutter" (Vario Resistance Pressure Gerät)

Hierbei wird ein „veränderlicher Widerstandsdruck" erzeugt. Bei dem Gerät handelt es sich um eine „Pfeife" mit einem nach oben siebartig verschlossenen Trichter, in dessen unteren Öffnung eine Metallkugel liegt. Der Patient bläst hinein, wodurch die im Trichter liegende Metallkugel nach oben bewegt wird und den Luftstrom frei gibt. Bei sinkendem Druck fällt die Kugel zurück und verschließt die Trichteröffnung wieder. Anheben und Abfallen der Kugel bewirken Oszillationen von 8 bis 26 Hz und positive Ausatemdrükke von 5 bis 35 cm H_20 (*Abb. 2.16*).

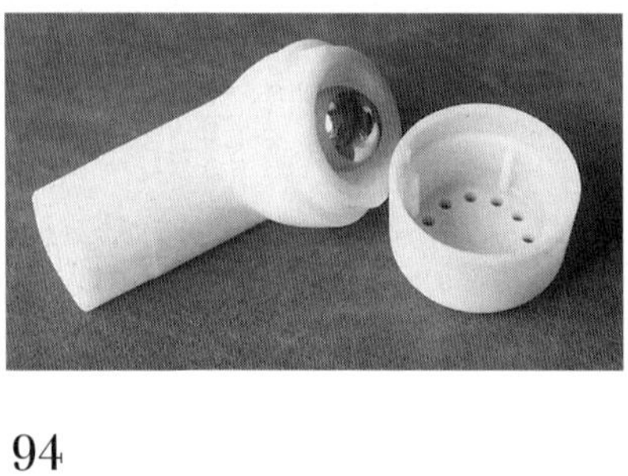

Abb. 2.16 VRP 1 Desitin „Flutter"

Klinische Wirkung

- Abatmen von hohem CO_2
- Mobilisieren von Sekret
- Verbesserung der peripheren Lungenventilation
- Atemschulung.

Indikation zur VRP 1 Desitin-Therapie

- obstruktive Atemwegserkrankungen
- stark verschleimte Patienten.

Kontraindikation zu VRP 1 Desitin-Therapie

- Erkrankungen, bei denen der intrathorakale Druck nicht ansteigen darf.

PARI-PEP System (Positive Exspiratory Pressure)

Positiver Ausatemdruck wird von der PEP-Maske und dem PEP-System I, einem Rohr aus durchsichtigem Kunststoff, erzeugt. Der Druck, gegen den ausgeatmet wird, kann durch verschieden große Stenosen variiert werden. Dabei wird nach tiefer Einatmung mit langsamer Luftströmung die Luft ein bis drei Sekunden angehalten und anschließend gegen den Widerstand ausgeatmet. Nach zehn bis fünfzehn Atemzügen wird eine Pause eingeschaltet und die Maske abgenommen. Dann folgen forcierte Ausatemstöße bei geöffneter Glottis, um das gelöste Sekret zur Trachea zu befördern, das der Patient dann abhustet. (*Abb. 2.17*).

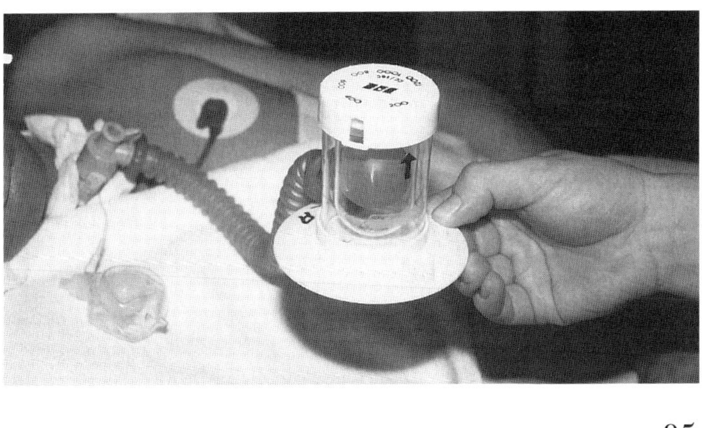

Abb. 2.17
PARI-PEP-System

Klinische Wirkungen

- Mobilisation und Elimination von Sekret
- Verbesserung der Hustentechnik.

Indikationen zur Pari-PEP-Behandlung

- Mukoviszidose
- chronische Bronchitis
- Asthma
- postoperative Atelektasen.

Kontraindikationen zur Pari-PEP-Behandlung

- Erkrankungen, bei denen der intrathorakale Druck nicht ansteigen darf.

Eine Kombination für das Inspirationstraining nach der **SMI**-Methode und für das Exspirationstraining nach der **PEP**-Methode bietet der **Mediflo duo** mit seinem Ein-Kugel-System.

Literatur

Baranowski, R.: Krankengymnastik 3/94, S. 300-306
Boonen, A.: Pflege in der Intensivmedizin, 1996, Thieme-Verlag
Ehrenberg, H.: Atemtherapie, 1998, Pflaum-Verlag
Gehring, M.: Krankengymnastik 8/92, S. 950-962
Liebenstund, I.: Physiotherapie Band 11, 1998, Thieme-Verlag
Mang, H.: Atemtherapie, 1992, Schattauer-Verlag
Wimmer, A., Keller, M.: Krankengymnastik 2/88, S. 99-110

2.2.1.4 Beatmung*

(Maria Geier)

Die **Spontanatmung** eines Gesunden wird geregelt durch:

- das **Atemzentrum** mit seinen **Afferenzen** und **Efferenzen**
- **mechanisch-reflektorische Mechanismen**
- **chemische Kontrollmechanismen.**

Diese Regelmechanismen reagieren auf entsprechende Belastung und passen die Atemfunktion der aktuellen Situation an.

Maschinelle Beatmung ist indiziert bei:

- ungenügender Oxygenierung des gesamten Organismus, selbst bei Sauerstoffgabe über nicht invasive Methoden
- unbefriedigender Elimination von Kohlendioxid
- Fehlen von Schutzreflexen, z. B. Schlucken, aktive Bronchialsekretelimination.

Ursachen hierfür sind:

- **Atempumpversagen**
  zentral
  peripher
- akute **respiratorische Insuffizienz** z. B. bei pulmonalem Shunt oder bei erhöhtem alveolärem Totraum
- chronische Lungenerkrankungen
- Herz-, Kreislaufinsuffizienz.

Klinische Zeichen der **Ateminsuffizienz:**

- Dyspnoe/Tachypnoe
- allgemeine Unruhe
- Einsatz der Atemhilfsmuskulatur, unkoordinierte Atemmechanik
- Hypertonie
- Tachykardie
- Unfähigkeit der aktiven Sekretelimination.

---

* Wiederholung von Begriffen und Erläuterungen in den Kapiteln 1.2.1.3, 2.2.1.4 und 2.2.1.5 sind wegen des besseren Verständnisses und des leichteren Umgangs mit den Texten in den zitierten Abschnitten nicht zu vermeiden gewesen.

Als besonders kritische Symptome gelten:

- Bradykardie
- Hypotonie
- Zyanose.

Einen weiteren wichtigen Parameter stellt die Grunderkrankung dar. Denn bei Krankheitsbildern, mit deren Verlauf eine erhebliche Beeinträchtigung der Atempumpfunktion einhergeht, ist eine rechtzeitige Beatmung unumgänglich.
Entscheidend für jegliche Art der maschinellen Atemunterstützung gilt als objektives Kriterium die Blutgasanalyse.

Technische Grundlagen zur maschinellen Beatmung (s. a. 1.2.1.3)

Je nach Technik des Respirators sind differenzierte Beatmungsmuster in selektiver Abstimmung mit einem/r eventuell noch vorhandenen, spontanen Atemimpuls/-mechanik des Patienten zu wählen.
Die Respiratoren werden nach ihrer Steuerung unterschieden:

- Druckgesteuerter Respirator
  Beim Erreichen eines bestimmten vorgegebenen Beatmungsdruckes endet die Inspirationsphase, es erfolgt die Umschaltung auf die Exspirationsphase.
- Volumengesteuerter Respirator
  Beim Erreichen des vorgegebenen Atemzugvolumen endet die Inspirationsphase, es erfolgt die Exspirationsphase.
- Zeitgesteuerter Respirator
  Die Umschaltung von Inspirationsphase zur Exspirationsphase erfolgt nach vorgegebener Zeit. Das Atemzugvolumen und der Beatmungsdruck können innerhalb der eingestellten Druck- und Volumengrenze jeder Zeit variieren.

Im Übergang der siebziger/achtziger Jahre ist es technisch möglich geworden, elektronische Steuerungsmechanismen in die Respiratoren einzubauen. Dadurch wurde eine flexiblere und variablere Regelung der Beatmungsparameter *Druck, Volumen, Flow* und *Zeit* möglich. Ebenso wurden die Sicherungsregelungen in den Geräten differenzierter. Somit erkennen moderne Respiratoren Diskonnektionen, Undichtigkeiten, inspiratorischen Sauerstoffabfall, inspiratorische Spitzendrücke, sowie

Apnoe-Phasen eindeutig. Wichtig ist auch die Triggerfunktion, denn diese ermöglicht es, dass insuffiziente Atemimpulse seitens des Patienten erkannt und entsprechend maschinell unterstützt werden. Natürlich wird die Technik der Respiratoren ständig weiterentwickelt.
Voraussetzung für eine maschinelle Atemunterstützung/Beatmung ist der künstliche Luftweg. Dieser wird durch eine Intubation oder Tracheotomie angelegt.

Beatmungsformen

Generell wird zwischen (voll) kontrollierter Beatmung und den assistierenden Beatmungsformen unterschieden.
Krankheitsbilder, die mit einer massiven respiratorischen Ateminsuffizienz einhergehen, erfordern die (voll) maschinell kontrollierte Beatmung, wie z. B. das Koma oder ein hoher Querschnitt (ab C5/C6) aufwärts, sowie neurologische Krankheitsbilder, die mit einer zentralen Atemdysregulation einhergehen, und das ARDS = Adult Respiratory Distress Syndrom.

CMV (Controlled Mechanical/Mandatory Ventilation)
Die komplette Atemarbeit des Patienten wird von einem volumengesteuertem Respirator übernommen. Ist der Patient trotz einer schweren Erkrankung wach und bewusstseinsklar, muss er analgosediert, oft sogar relaxiert werden, denn der Respirator übernimmt die komplette Atemarbeit und lässt keine spontanen Atemexkursionen des Patienten zu.

IPPV (Intermittent Positive Pressure Ventilation)
Die komplette Atemarbeit des Patienten wird von einem druckgesteuertem Respirator übernommen. Über den Trigger kann der Patient bei noch ausreichender Inspirationsaktivität einen ausreichenden Unterdruck auslösen, das Gerät liefert dann einen vollständigen maschinellen Hub.

PEEP (Positiv Endexpiratory Pressure)
Als PEEP wird der Druck bezeichnet, der nach der Exspiration in der Lunge bestehen bleibt. Dieser Effekt kann mit jeder Beatmungsform kombiniert werden. Man spricht von der alveolären Kollapsprophylaxe bei Werten um 5 mbar. Werte bis maximal 12/15 mbar werden zum Aufdehnen bereits vorhandener Atelektasen eingesetzt.

Hierbei wird das Lungenvolumen vergrößert, und die Sauerstoffaufnahme an der alveolokapillären Membran verbessert. Die FRC (Funktionelle Residualkapazität) wird erhöht und dadurch eine Verbesserung der Lungendehnbarkeit erzielt. Die Durchblutung nicht belüfteter Lungenareale nimmt dabei etwas ab. Da diese Effekte die Oxygenierung verbessern, kann mit wesentlich geringerer Sauerstoffkonzentration beatmet werden. Auch das Surfactantsyndrom wird durch eine PEEP kombinierte Beatmungsform günstig beeinflusst.
Zu Beatmungsformen mit einer PEEP Kombination ist ein zeit/volumengesteuerter Respirator notwendig. Bei jeglicher Diskonnektion des Beatmungssystems verliert der PEEP seinen Effekt, deshalb ist ein geschlossenes Absaugsystem indiziert.

Nebenwirkungen:
Der periphere Venendruck steigt an, es kommt zum venösen Stau in den extrathorakalen Organen:

- Darm
- Niere
- Leber
- Gehirn.

Durch Sinken des Herzzeitvolumens und der Füllungsdrücke beider Vorhöfe kommt es zur Verschlechterung der Organeigendurchblutung und zum Abfall des arteriellen Blutdruckes und somit zur akuten Verschlechterung der gesamten Kreislaufsituation. Um diese Nebenwirkungen zu reduzieren, ist eine exakte Volumentherapie (Infusionen/Transfusionen) unumgänglich. Jedoch manchmal kann die Wirkung des venösen Staues vor dem Eintritt der Gefäße in den Thorax ein gewünschter ärztlicher Therapieeffekt sein, um den Rückstrom zum Herzen zu mindern.

Indikation:

– Schwerste respiratorische Insuffizienz.

Bei dieser Beatmungsform ist eine tiefe Sedierung, meist Relaxierung des Patienten notwendig.
Erweisen sich der Einsatz eines hohen PEEP-Wertes, eine hohe Sauerstoffkonzentration des Atemgases, sowie die Möglichkeit der IRV-Beatmung als ungenügend, so kann nur noch die **extrakorporale Lungenunterstützung** in Erwägung gezogen werden.

Hierbei wird aus einem sogenannten **„Riesenkatheter"**, der über die rechte Vena femoralis bis in die Vena cava inferior vorgeschoben wird, Blut entnommen. Dieses wird über einen sogenannten Oxygenator geleitet, der sowohl die Kohlendioxydelimination als auch die Oxygenierung des Blutes übernimmt. Das so angereicherte Blut wird über einen weiteren „Riesenkatheter", der über die rechte Vena jugularis interna in der Vena cava superior platziert ist, in den Körper (Organismus) zurück geführt. Die Lunge wird weiterhin, jedoch möglichst schonend, mit niedrigen Drücken, niedriger Frequenz und möglichst im physiologischen Atemverhältnis beatmet, um sich erholen zu können.
Patienten, die so behandelt werden, müssen hochtechnisch und sehr engmaschig überwacht und ständig kontrolliert werden, so dass solche Therapien nur in bestimmten Kliniken durchgeführt werden können.

IMV (intermittent Mandatory/Mechanical Ventilation)
Dies ist eine Kombination aus einer Art Restspontanatmung und maschineller Beatmung, jedoch mit einer starren Frequenz. Der Patient muss nicht, bzw. braucht nur wenig Sedierung, da der Respirator spontane Atemimpulse des Patienten erkennt und zulässt. In der Regel werden zwischen zwei und acht Atemhübe pro Minute vollständig vom Respirator geliefert. Die restlichen Atemzüge, um eine ausreichende, nahezu physiologische Atemfrequenz zu erreichen, muss bei dieser Beatmungsform der Patient spontan leisten. Das bedeutet, dass der Patient bei diesen Atemzügen den gesamten Atemablauf selbst koordinieren und die Atemarbeit aktiv leisten muss. Die Atemmuskulatur ist in ihrem vollen Arbeitsumfang gefordert. Das hat zum Vorteil, dass die Atemmuskulatur trainiert bleibt. Als Nachteil besteht die Gefahr der Atemmuskelermüdung und deren Folgen.

SIMV (Synchronized Intermittent Mandatory Ventilation)
Hierbei ist der maschinelle Atemhub in Bezug auf die Inspirationsaktivität seitens des Patienten synchronisierbar. Je nach Einstellung löst beispielsweise nur jede zweite oder dritte Inspirationsaktivität einen maschinellen Hub aus, der die Inspiration mit individuellem Druck vollendet/unterstützt. Die restlichen Atemzüge pro Minute kann der Patient z. B. eigenaktiv leisten. Es besteht aber auch die Möglichkeit, zwischen den spontanen Atemzügen eine bestimmte Anzahl von maschinellen Atemzügen zu geben. Treten Apnoephasen durch unzureichende Atemarbeit auf, erkennt diese der Respirator und gibt bei Bedarf je nach Ein-

stellung die nötige Unterstützung. Reduziert man die maschinellen Atemhübe wird mehr spontane Atemarbeit vom Patienten gefordert. Ein sogenanntes „Trigger-/Erwartungszeitfenster“ verhindert, dass der Respirator während einer noch nicht beendeten Exspirationsphase einen maschinellen Atemhub liefert. Auch bei dieser Beatmungsform besteht die Gefahr der Atemmuskelermüdung und deren Folgen.
Beide Beatmungsformen (IMV und SIMV) können in Kombination mit dosiertem PEEP angewandt werden. Ohne PEEP ist die SIMV-Form je nach Anzahl der spontanen Atemzüge der Beginn der **Weaningphase**.

MMV (Mandatory Minute Volume Ventilation)
Ein konstantes Atemminutenvolumen wird gesichert. Die Differenz aus dem spontan geleisteten Atemminutenvolumen seitens des Patienten wird bei Bedarf durch **mandatorische Hübe** ergänzt und das Defizit somit ausgeglichen.
Nicht nur in den extrathorakalen Organen können Komplikationen auftreten, sondern auch in der Lunge selbst. Man spricht vom sogenannten **Barotrauma** der Lunge. Dies kann sein:

- Hautemphysem
- Lungenemphysem
- Pneumoperikard
- Pneumomediastinum
- Pneumothorax
- Einreißen der Pleura
- Komprimieren der Lungengefäße.

Selbst beim „Bebeuteln“ mit dem Kuhn-System können sich beträchtliche Spitzendrücke entwickeln, die derartige Komplikationen nach sich ziehen.
Indikationen für diese Beatmungskombination:

- Atelektasen
- Lungenödem
- Aspirationspneumonie
- Arterielle Hypoxämie
- ARDS.

Führt der Einsatz eines maximalen PEEP-Wertes (12/15 mbar) sowie eine hohe Sauerstoffkonzentration des Atemgases nicht zur gewünschten Oxygenierung, ist die sogenannte „Umkehrbeatmung" (IRV) eine weitere Möglichkeit, um dieses Ziel zu erreichen.

IRV (Inversed Ratio Ventilation)
Das physiologische Atemzeitverhältnis (1:2) wird zu Gunsten der Inspiration verändert. Maximaler Wert ist 4:1. Die Grundeinstellung des Respirators entspricht der der CMV-Beatmung.
Durch die Verlängerung der Inspiration verweilt das Atemgas länger in der Lunge. Daraus resultiert meist eine bessere Oxygenierung. Hohe Umkehrwerte verkürzen die Exspiration erheblich, und somit erhöhen sich die Werte des Restvolumens in der Lunge entsprechend. Dieses Restvolumen wird auch als Restdruck (tapped volume, bzw. als Auto-PEEP/Intrinsic-PEEP) bezeichnet.

EMMV (Extended Mandatory Minute Volume Ventilation)
Das obligatorische Atemminutenvolumen kann vom Patienten jederzeit durch spontane Atemarbeit überschritten werden. Beide Beatmungsmuster (MMV/EMMV) können bei Störungen des Atemzentrums angewandt werden. Über ihren Einsatz im Weaning wird noch diskutiert.

HFV (High Frequency Ventilation)
Hierbei werden kleine Atemhubvolumina bei hohen Beatmungsfrequenzen bis zu 300/min. und mehr eingestellt. Dieses Verfahren wurde ursprünglich für die Durchführung der Bronchoskopie entwickelt. Inzwischen wird es auch bei respiratorischer Insuffizienz mit bronchopleuraler Fistel angewandt. Besonders zu erwähnen ist hierbei die doch sehr massive Aktivierung der Sekretolyse.

CPAP (Continous Positive Airway Pressure)
Die komplette Spontanatmung wird kontinuierlich bei der Inspiration sowie bei der Exspiration im positiven Bereich des Atemwegdruckes (5 bis 15 cm Wassersäule) gehalten. Diese assistierende Beatmungsform kann auch über eine gutsitzende Gesichtsmaske bei kooperativen Patienten mit intakten Schutzreflexen angewandt werden. Indiziert ist diese Beatmungsform bei Oxygenationsstörungen mit ausreichender Spontanatmung, bzw. zur Erleichterung der Spontanatmung bei reduzierter Compliance, wie z. B. beim Lungenödem.

BIPAP (Biphasic Positive Airway Pressure)
Hierbei handelt es sich um zwei verschieden hohe Druckniveaus im

positiven Bereich. Diese werden von einem zeitgesteuerten maschinellen Druckwechsel aufrecht erhalten. Das obere Niveau wird durch die Atemhübe des Respirators erreicht (Inspirationsplateau). Auf beiden Druckniveaus kann jedoch der Patient spontan atmen. Die Atemmuskulatur bleibt aktiv, und ihre Ermüdbarkeit wird durch die zwei verschieden hohen Druckniveaus so gering wie möglich gehalten. Durch die Annäherung beider Druckniveaus wird die maschinelle Unterstützung geringer. Beim Patienten entsteht in der Regel ein größerer Anreiz zu mehr spontaner Atemarbeit.

APRV (Airway Pressure Release Ventilation)
Durch eine kurze Zeitspanne am unteren Druckniveau entsteht hier kaum eine Volumenveränderung. Die Spontanatmung kann nur im oberen Druckniveau stattfinden. Somit ist das Ziel einer Spontanatmung bei hohem positivem Atemwegsdruck erreicht. Dies bewirkt wiederum eine Verbesserung des Ventilations-Perfusions-Verhältnisses. Diese beiden Beatmungsformen (BIPAP/APRV) werden selten eingesetzt.

ASB (Assistent Spontaneous Breathing)
Dies ist eine Atemform, bei der der Patient spontan atmen muss und die Frequenz und das Volumen selbst bestimmt. Er kann lediglich eine Einatemhilfe in Form einer Druckunterstützung erhalten. Der Respirator übt Kontrollfunktion über den gesamten Atemablauf aus. Diese Form wird bei Reduktion der Atemarbeit eingesetzt, vor allem in der *Weaningphase.*

Seitengetrennte Beatmung

Diese Sonderform im Rahmen der Beatmung kann bei folgenden Situationen eingesetzt werden:

- Lungenschädigung mit asymmetrischer Verteilung von Compliance und Atemwegswiderständen
- bei selektiv lokal notwendigem Einsatz des PEEP's, um das Überblähen der gesunden Lungenhälfte zu vermeiden.

Diese Probleme können bei folgenden Krankheitsbildern auftreten:

- Lungenkontusion
- Aspiration
- Lungenödem
- massive Atelektasen

– Pneumonie einseitig
– bronchopleurale Fistel
– ARDS (adult respiratory distress syndrom, akutes Lungenversagen)
– postoperativ nach Ösophagus- bzw. Lungeneingriffen.

Technisch erfolgt die Beatmung mit zwei Beatmungsgeräten. Jedes wird auf die individuellen Bedürfnisse der jeweiligen Lungenhälfte eingestellt.

2.2.1.4.1 Atemtherapeutische Maßnahmen bei Beatmung

(Maria Geier)

Diese werden wie folgt gegliedert:

– passiv prophylaktische und therapeutische Maßnahmen
– assistiv prophylaktische und therapeutische Maßnahmen
– aktiv prophylaktische und therapeutische Maßnahmen.

Die Prophylaxe dient der Unterstützung, Förderung und Erhaltung aller am **Atemmechanismus** beteiligten Strukturen in ihrer physiologischen Funktion. Dies gilt auch für die Sekretolyse.
Die *Therapiemaßnahmen* sind abhängig von:

– aktuellem Lungenbefund
– Atemmuster
– Vorerkrankungen des Atemtraktes oder seiner Teilbereiche
– Bewusstseinslage
– Belastbarkeit.

Die Bewusstseinslage und die Belastbarkeit sind die Hauptindikatoren für die Wahl der therapeutischen Maßnahmen.
Die *passiven Maßnahmen* werden vom Therapeuten am Patienten ausgeführt, die assistiven unter Mitarbeit des Patienten, und die aktiven führt der Patient selbständig unter Anleitung oder im Sinne der „Selbsthilfe“ durch.

Passive Maßnahmen:

- Lagerung

Zielsetzung s. Kap. 2.2.1.1

- Umlagern

Hierbei nimmt die horizontale Bauchlage einen besonderen Stellenwert

ein, da sich das Lungengewebe in dieser Position am optimalsten ausdehnen kann. Zudem wird durch den Wegfall der Druckreize auf die dorsalen Lungenabschnitte ein besserer Gasaustausch bei meist schonenderem respiratorischen Verfahren erzielt. Die Dauer der Position beträgt zwischen vier und zwölf Stunden. Bei akutem **Lungenversagen (ARDS)** kann die Bauchlage auch als eine Dauerlagerung angewandt werden. Bei längerer Liegezeit in dieser Position muss die Lage der Extremitäten, des Kopfes und das Unterlagern der Thoraxhälften im zeitlichen individuellen Rhythmus je nach Belastbarkeit des Patienten verändert werden.
Die passiven Maßnahmen werden durch manuelle und mechanische Maßnahmen sowie passives Bewegen unterstützt.

Zielsetzung der *manuellen* Maßnahmen:

- Gewebslockerung
- Durchblutungsförderung
- Entspannung.

Zielsetzung der *mechanischen* Maßnahmen:

- Sekretolyse
- Blutumverteilung
- Durchblutungsförderung.

Zielsetzung des *passiven* Bewegens:

- Erhalten und Verbessern der Thoraxmobilität
- Atemlenkung
- Atemvertiefung
- Atemanregung
- Atemberuhigung.

Die passiven Maßnahmen erfolgen unter größtmöglicher Mitarbeit des Patienten; das Behandlungsprogramm wird durch die Kontaktatmung und die Atemwahrnehmung erweitert (s. auch Kap. 2.2.1.1 und 2.2.1.2).
Für die Atemwahrnehmung muss bewusst werden:

- wann die Respirationsunterstützung erfolgt
- wann eigene, spontane Atemimpulse stattfinden
- die Atemrichtung/-bewegung bei Respiratorunterstützung bei spontanen Atemimpulsen und Atemzügen.

Wichtig ist, die Atemrichtungen selektiv und langsam zu erarbeiten. Die „Basaltexte“ sind meist noch zu schwierig. Taktile Reize fördern die Atemrichtung und Atembewegung.
Bei den *assistiven Maßnahmen* unterstützt, lenkt und fördert der Therapeut den Patienten und bahnt dadurch den Weg zur aktiven Therapie. Hierbei kommen die bereits erwähnten Maßnahmen zur Anwendung.
Bei den *aktiven Maßnahmen* kann der Patient auf optische oder akustische Anweisung die Aufforderung selbständig ausführen. Das bestehende Behandlungskonzept wird durch Inspirations- und Exspirationsmaßnahmen erweitert.

Diese haben die Zielsetzung:

- Kräftigung der Atemmuskulatur
- Verbesserung der Kraft-Ausdauer, vor allem der Inspirationsmuskulatur
- Verbesserung der Koordination.

Stimmhafte Techniken, um den physiologischen Atemweg zu beeinflussen, können bei Patienten mit **Tubus** oder **Trachealkanüle** nicht angewandt werden. Wichtig hingegen ist das Erarbeiten des endinspiratorischen Hold. Durch das langsame Füllen und die endinspiratorische Pause/Hold kann sich das Lungengewebe größtmöglich ausdehnen und das Volumen optimal verteilen. Das sich daran anschließende langsame „Entleeren“ ist wichtig für den Gasaustausch.
Das Erkennen einer drohenden **Atemmuskelermüdung** bei den aktiven Maßnahmen erfordert seitens des Therapeuten entsprechende Erfahrung.
Verlangt der aktuelle Lungenbefund eine spezielle Prophylaxe und atemtherapeutische Maßnahmen, so sind diese abhängig von der Belastbarkeit und der Bewusstseinslage einzusetzen.
Die passiven und assistiven Maßnahmen können bei intaktem nervösreflektorischem Regelkreis durch die Reflektorische Atemtherapie und durch Maßnahmen aus der Behandlungsmethode nach Dr. Vojta ergänzt werden.
Werden atemdepressiv wirkende Medikamente (z. B. Opiate) eingesetzt, können wegen der eintretenden Depression des Atemzentrums nur die passiven Maßnahmen zur Anwendung kommen.
Bei der physiotherapeutischen Atemtherapie ist die Grenze zwischen den prophylaktischen und therapeutischen Maßnahmen fließend. Der

Unterschied ist oft nur in der Anwendungsintensität und der zeitlichen Dauer zu erkennen.
Bei passiven Maßnahmen ist bei relaxierten, bzw. analgosedierten Patienten Vorsicht angezeigt, da hier kein Grund- bzw. Haltetonus vorhanden ist. Es muss darauf geachtet werden, dass eine Überdehnung der elastischen Strukturen vermieden wird.
Anwendung der atemtherapeutischen Maßnahmen entsprechend dem Beatmungsmuster:

CMV/IPPV	Passive prophylaktische oder auch passive therapeutische Maßnahmen
PEEP	Entsprechend dem Grundbeatmungsmuster passiv/assistive Maßnahmen; wenn nötig eine therapeutische Maßnahme bei PEEP-Werten bis 5/8 mbar. Bei Werten über 5/8 mbar dient die Therapie der Behandlung des Alveolarkollapses. Im Rahmen der Sekretolyse kann deshalb das Komprimieren des Thorax eine Kontraindikation sein. Dies gilt auch für rückstromfördernde Maßnahmen.
IRV	Die therapeutischen Maßnahmen erfolgen nach Befund und sind meist passiv. Wichtig ist die Beachtung des eingestellten Atemzeitverhältnisses.
Extrakorporale Lungenunterstützung	Passive Maßnahmen, sofern diese möglich sind.
IMV/SIMV	Entsprechend der Situation des Patienten sind spontane Atemimpulse möglich, man spricht vom Beginn der Weaningphase. Zur Anwendung kommen die passiven, die assistiven und die aktiven Maßnahmen der Atemtherapie.
IMV/SIMV	Wichtig ist dabei das Erkennen einer drohenden Atemmuskelermüdung.

MMV/EMMV	Zur Anwendung kommen passive und assistive therapeutische Maßnahmen.
HFV	Zum Einsatz kommen passive Maßnahmen, die der Entspannung und Funktionserhaltung der elastischen Anteile des Lungengewebes dienen.
CPAP	Behandelt wird hierbei mit passiven, assistiven und aktiven Maßnahmen, auch im Sinne der Atemschulung (s. Kap. 2.2.1.2) mit Ein- und Ausatemtechniken. Die Gefahr der Atemmuskelermüdung muss wiederum beachtet werden.
BIPAP/APRV	Passive und assistive Maßnahmen kommen zur Anwendung, auch weitere therapeutische Maßnahmen können, entsprechend dem Befund, eingesetzt werden.
ASB	Das Behandlungsziel ist das Verbessern und Stabilisieren der Atemarbeit, wenn möglich mit aktiven Verfahren. Ist dies nicht durchführbar, so sind assistive oder passive Maßnahmen indiziert.
Seitengetrennte Beatmung	Milde passive atemtherapeutische Maßnahmen werden gewählt, die möglichst seitenspezifisch angewandt werden. Sofern mit erheblich unterschiedlichen PEEP-Werten beatmet wird, können Probleme bei der Sekretolyse auftreten.

Abschließend ist zu sagen, dass in diesem Kapitel nur die derzeit verbreiteten Beatmungsmuster aufgeführt sind, bei denen auch eine Zuordnung atemtherapeutischer Maßnahmen durch die Physiotherapie gegeben ist.

Literatur

Baranowski R.: Die KG-Behandlung auf der Intensivstation. Fachzeitschrift Krankengymnastik 1994, S. 300-306
Döffinger J. und Jesch F.: Intensivmedizinisches Notizbuch, Kap. Beatmung (5.1-5.9), 1994, Wissenschaftliche Verlagsabteilung, Abott GmbH Wiesbaden
Ehrenberg, H.: Atemtherapie in der Physiotherapie/Krankengymnastik, 1998, Pflaum Verlag
Gehring M.: Perioperative Veränderungen der Lungenfunktion, apparative Atemhilfen einschließlich Beatmungstechniken. Fachzeitschrift Krankengymnastik 1992, S. 950-962
Lawin P.: Praxis der Intensivbehandlung Kap. 18/19/20, 1993, Thieme Verlag
Mang H.: Atemtherapie Grundlagen, Indikationen und Praxis, 1992, Schattauer Verlagsgesellschaft mbH Stuttgart
Stöhr M. et a.: Neurologische Syndrome in der Intensivmedizin, 2. Überarbeitete und erweiterte Auflage 1998, Kohlhammer Verlag
Taeger K. et al.: Grundlagen der Anästhesiologie und Intensivmedizin für Fachpflegepersonal, Band 1, Kap. 2, 3. Auflage 1994, Nachdruck 1997 Abott GmbH
Weilhammer und Keifert: Das Beatmungsbuch, 1998, WK Fachbücher GbR, Ulm/Neu-Ulm

2.2.1.5 Weaning

(Maria Geier)

Als Weaning wird der Übergang von (voll)kontrollierter zu einer der assistierenden Beatmungsformen gesehen. Die Bezeichnungen „Abtrainieren“ oder „Entwöhnen“ vom Respirator sind ebenso üblich.
Dieser Übergang wird in der Regel in drei Schritten vollzogen:

- Reduzierung von Medikamenten, die den Atemantrieb hemmen
- Reduzierung des PEEP-Wertes unter fünf cm H_2O
- Reduzierung der maschinellen Atemhübe bzw. der maschinellen Unterstützung einzelner Atemphasen.

Dabei werden alle Parameter der vitalen Funktionen des Herz-Kreislaufsystems und der Atmung engmaschig überwacht, insbesondere bei Belastung des Patienten. Somit ist es unumgänglich, sich vor jeder physiotherapeutischen Behandlung über den aktuellen Status dieser Parameter zu informieren, diese während und nach Abschluss der Behandlung zu beobachten, zu kontrollieren und zu dokumentieren, da sich daraus die Dosierung der Therapie ergibt.

Bei Alarm des Monitors und/oder des Respirators müssen die Werte unbedingt beachtet werden, unter Umständen muss die Behandlung abgebrochen werden.
Sehr schwierig einzuschätzen ist beim Weaning die Atemmuskulatur in Bezug auf:

- Kraft
- Koordination
- Ausdauer.

Ist der Patient in der Lage, zeitweise ohne Respiratorunterstützung zu atmen, d. h. er atmet entweder:

- am Vernebler mit dosierter Sauerstoffgabe und Atemluftbefeuchtung oder bereits
- am **T-Stück** Raumluft,

so muss unbedingt die Atemmuskulatur in ihrer Arbeitsweise in Ruhe und Belastung beobachtet werden, was auch für die atemtherapeutischen Maßnahmen gilt.
Ferner ist bei intubierten Patienten zu bedenken, dass der Tubus ein kleineres Volumen hat als der Atemweg. Somit stellt er eine Art Atemwegswiderstand dar. Hierin liegt oft der Grund für eine schnelle Ermüdung der Atemmuskulatur. Dies hat zur Folge, dass die Muskelarbeit unkoordiniert wird, es entsteht Atemnot. Letztendlich resultieren daraus Angstgefühle.
Eine klare Führung durch den begleitenden Therapeuten und durch das betreuende Personal ist unumgänglich. Für den Patienten ist es sehr wichtig zu wissen, dass er im Notfall wieder Respiratorunterstützung erhalten wird.
Der Einsatz der erneuten Respiratorunterstützung wird durch die periphere Pulsoxymetrie und die Blutgasanalyse objektiviert.
Somit dürfte es selbverständlich sein, für Patienten im Weaning eine ruhige, entspannte, geräuscharme Atmosphäre zu schaffen. Das Endziel ist natürlich die Extubation, beziehungsweise die endgültige Dekanülierung.
Bei tracheotomierten Patienten besteht bereits zu einem frühen Zeitpunkt die Möglichkeit der zeitweisen Dekanülierung. Das Tracheostoma wird abgeklebt, und die Spontanatmung kann unter Raumluft über den physiologischen Atemweg trainiert werden.
Bei einigen Patienten sinkt die spontane Atemleistung in ihren Ruhe/

Schlafphasen erheblich. Unruhe und Angst sind die Folge, der periphere Sauerstoffwert sinkt, und auch die Blutgaswerte verschlechtern sich. Wenn auch die Aufsättigung mit Sauerstoff erfolglos bleibt, dann ist die erneute Unterstützung durch den Respirator unumgänglich. Gängige Formen sind:

- IMV/SIMV mit geringen vollständigen maschinellen Atemhüben
- CPAP in Form von „Atemerleichterung"; diese Form kann auch im Sinne eines Atemtrainings eingesetzt werden.
- ASB; dabei übernimmt der Respirator überwiegend Kontrollfunktion der spontanen Atemzüge (s. Kap. 2.2.1.4.2).

Ein Patient, der endgültig extubiert wird, muss folgende Parameter erfüllen:

- Vitalkapazität zwischen 10 und 15 ml/kg Körpergewicht
- Inspirationssog zwischen 20 und 30 cm H_2O
- Atemminutenvolumen unter 10 Liter und dies kurzzeitig (15 sec.) auf Aufforderung verdoppeln können (Finsterer und Briegel 1994)
- Totraumquotient unter 60%
- Blutgaswerte im Normalbereich
- positiver Schluckversuch.

Atemtherapeutischer Behandlungsaufbau beim Weaning

- Erstellung des aktuellen Atembefundes vor jeder Behandlung (s. Kap. 2.2.1.1), Beurteilung der Kontakt- und Kooperationsfähigkeit des Patienten. Zusätzlich wichtig ist die Information über die noch erforderliche Respiratorunterstützung.

Daraus lassen sich die Behandlungsmaßnahmen ableiten. Wichtig für den Erfolg der Therapie ist eine entspannte, ruhige, für die Behandlungszeit ungestörte Atmosphäre ohne Zeitdruck.

Aktivierung des Zwerchfells

Dies wird angestrebt durch die horizontale Rücken-, Seit- und Bauchlage und ist abhängig von der Belastbarkeit des Patienten.
Kontraindikation: Hirndruckgefährdete Patienten.

Atemerleichterung

Entspannung und Abnahme der Schwere der Muskulatur das Lagern bringen bei vermehrter aktiver Atemarbeit Erleichterung. Diese Maß-

nahmen wirken auch prophylaktisch gegen die Ermüdung der Atemmuskulatur. Die unterstützte Aufrichtung des Oberkörpers, wenn möglich bei 45 Grad, erleichtert zusätzlich die Atemarbeit.
Die T-Lagerung aus der Dekubitusprophylaxe (s. Kap. 2.2.5) erweist sich hier als hilfreich.

Sekretolyse

Die passiven sekretolytischen Maßnahmen werden von der sich entwickelnden aktiven Sekretelimination durch den Patienten abgelöst. Um dies zu erreichen, ist es sinnvoll, wenn allen betreuenden Personen und dem Patienten der Ablauf des Hustenmechanismus geläufig ist:

- tiefe Inspiration
- Glottisverschluss
- Kontraktion von Thorax-Bauch-Becken-Beckenbodenmuskulatur
- Öffnen der Glottis durch schnelle, stoßweise Exspiration.

Unterstützende Maßnahmen bei der aktiven Sekretelimination:

- Narbenschutz und schmerzlindernde Maßnahmen (s. Kap. 2.2.1.2)
- die „huff" Hustentechnik (s. Kap. 2.2.1.2)
- Hustentechnik als Prophylaxe des Bronchialkollapses
- Husten bei Lippenstenose, verstärkt durch die dosierte „fest" vorgehaltene Hand
- Hustendisziplinin zur Dämpfung eines Reizhustens, bzw. des unproduktiven Hustens. Die Dämpfung wird erzielt durch Schlucken des Speichels und flache, kleine Atemzüge, um die Luftströmung im Bereich der Hustenrezeptoren zu verringern.

Merke: Langes anhaltendes tiefes Husten erhöht den intrathorakalen Druck, den Blutdruck und den Hirndruck. Auch bei obstruktiven Atemwegserkrankungen ist langes, tiefes Husten kontraindiziert. Fehlt jeglicher Hustenreiz, so kann durch oropharyngeales Absaugen von geübter Hand ein Hustenreiz stimuliert werden. Dosiertes Massieren in Form von Fingerkuppenstreichungen sowie feine Vibrationen zwischen Ringknorpel und Jugulum können Erfolg bringen. Diese Maßnahme ist bei tracheotomierten Patienten nicht einsetzbar. Da sich im Kehlkopfbereich diverse Hustenrezeptoren befinden, ist der oft anhaltende Hustenreiz bei tracheotomierten Patienten dadurch erklärbar.

Das sogenannte „Hüsteln" oder „Räuspern" in aufrechter Position erweist sich als günstig, um die Angst vor dem so wichtigen aktiven Abhusten zu nehmen.
Auch die weiteren passiven atemtherapeutischen Maßnahmen (s. Kap. 2.2.1.1) können noch indiziert sein. Zielsetzung ist jedoch zusehends der Einsatz der aktiven Atemtherapie durch

Atemschulung (s. Kap. 2.2.1.2)

- Atemwahrnehmung aus atemerleichternden Positionen. Eine Steigerung wäre die Veränderung der Ausgangsstellungen.
- Einatemtechniken, wobei die Kraft/Ausdauer der Inspirationsmuskulatur geschult wird.
  Wichtige Parameter sind:
  - Die Dauer jeder einzelnen Übung
  - die Wiederholung der Übungen. Ihre Summe entspricht einer Übungseinheit.
  - Das tägliche, mehrmalige Wiederholen einer Übungseinheit
- Ausatemtechniken; instabile Wände der Atemwege können dadurch stabilisiert werden.

> **Wichtig:** Zu starker Einsatz der Ausatemmuskulatur kann den Sekrettransport verzögern, sowie den Einstrom des Blutes in den Thorax erschweren.

- Dehnen und Bewegen: Dehnen zur Atemfrequenzsteigerung und -vertiefung. Passives Bewegen dient dem Stabilisieren des Atemrhythmus und aktives Bewegen der Anregung der Inspiration.

Bei der Atemschulung sollen die aktiven Techniken, jeweils der Patientensituation angepasst, optimal eingesetzt werden. Bei Patienten, die auf Grund ihrer speziellen Situation für die aktiven atemtherapeutischen Maßnahmen nicht ausreichend kontaktfähig sind, ist der Einsatz von reflektorischen Maßnahmen neben den passiven und assistiven Maßnahmen zu überlegen.

- Apparative Hilfen (s. Kap. 2.2.1.3). Dabei unterscheidet man zwischen den passiven und aktiven Atemhilfsgeräten.

Passive Hilfen

- IPPV; meist wird das Bird-Gerät verwendet.

Aktive Hilfen

- CPAP
- SMI-Trainer
- Giebelrohr
- VRP 1 Desitin („Flutter“ 9)
- Pari-Pep System.

Mit speziellen Adaptern oder einem Faltenschlauch lassen sich die aktiven Hilfen, die in der Regel nur mit Mundstücken ausgestattet sind, auf den Tubus oder die Kanüle des Tracheostomas aufsetzen. Sie sind somit auch in frühen Phasen einsetzbar. Hilfreich sind auch die Nasenklemmen, um das „Zuatmen“ über den Nasenweg auszuschließen.
Natürlich sind die optimale Befeuchtung der Atemwege und das Gewöhnen an die Feuchtigkeit der Raumluft wesentlich.
Leider gibt es auch sogenannte „nicht-weanbare“/abtrainierbare Patienten in der Akutklinik. Für sie stehen eigene Zentren zur Verfügung. Eine weitere Möglichkeit stellt die Heimbeatmung dar. Dies erfordert jedoch eine sehr sorgfältige Planung und vor allem Betreuung durch Fachpersonal. Diese Situation lässt sich selten zufriedenstellend lösen und bringt für alle Beteiligte diverse Probleme.
In der Regel betrifft dies Patienten mit neuromuskulären Erkrankungen und seltener mit kardiologischen und pulmonalen Störungen.

Literatur

Baranowski, R.: Die KG-Behandlung auf der Intensivstation, Fachzeitschrift Krankengymnastik 1994, S. 300-306
Ehrenberg, H.: Atemtherapie in der Physiotherapie/Krankengymnastik, 1998, Pflaum Verlag
Erker, U.: Das Weaningkonzept, Fachzeitschrift, Die Schwester/ Der Pfleger 6/1998, S. 506-513
Gehring, M.: Perioperative Veränderungen der Lungenfunktion, apparative Atemhilfen einschließlich Beatmungstechniken
Lange, R.: Weaning - Welche Rolle spielen Intuition und Pflege, Fachzeitschrift Intensiv 6/1998, S. 104-110
Lawin, P.: Praxis der Intensivbehandlung, Kapitel 19/20, 1993, Thieme Verlag
Mang, H.: Atemtherapie Grundlagen, Indikationen und Praxis, 1992, Schattauer Verlagsgesellschaft mbH, Stuttgart
Meyer, J.: Entwöhnung von der Beatmung, Fachzeitschrift Intensiv 2/1994, S. 141-145
Theisen I. L. et al.: Entwöhnung von der maschinellen Beatmung, Fachzeitschrift Intensiv 4/1996, S.77-81

2.2.2 Prophylaktische Maßnahmen Gefäßsystem

(Ursula Gärtner)

Der **Thromboseentstehung** liegen drei Faktoren, die Prof. Virchow bereits im Jahre 1846 beschrieben hat, zugrunde:

- Veränderung oder Verletzung der Veneninnenwand
- Veränderung des Blutstromes, venöse Strömungsverlangsamung
- Veränderung der Blutzusammensetzung.

Jeder Thrombus entsteht durch eine Aggregation von Thrombozyten – physiologisch zum Abdichten einer Gefäßverletzung und pathologisch bei Bettruhe an Stellen besonders langsamer venöser Strömung.
In der Konsequenz kommt es bei der physiotherapeutischen Thromboseprophylaxe darauf an, dass die venöse Strömung beschleunigt wird und frisch gebildete Thrombozytenaggregate weggeschwemmt werden.
Die tägliche Kontrolle der **Venendruckpunkte** *(in der Leistenbeuge, am Hiatus adductorius, in der Mitte der Kniekehle, zwischen den Gastrocnemiusköpfen und hinter dem medialen Malleolus)* sollte auch vom Physiotherapeuten durchgeführt und – bei entsprechendem Befund – an Arzt und Pflege weitergegeben werden.
Ebenso müssen die Hautfarbe auf Verfärbung und der Umfang der Extremitäten kontrolliert werden. Entscheidend in der Therapie ist, die venöse Durchblutung zu verbessern, um Gerinnselbildungen zu vermeiden.

Maßnahmen

- aktives Bewegen
- passives Bewegen
- Ausstreichen der Extremitäten von distal nach proximal
- Hochlagern der Extremitäten
- statische Muskelarbeit zur Anregung der Muskelpumpe
- Tiefatemübung zur Förderung des venösen Rückstromes.

Aktives Bewegen

Nach Anleitung durch den Physiotherapeuten kann der Patient aktives Bewegen selbst ausführen.

Passives Bewegen

Bei paretischen, bei sehr geschwächten oder bewusstseinsgetrübten Patienten wird passives Bewegen durchgeführt.

Ausstreichen der Extremitäten von distal nach proximal

Eine Erhöhung der Strömungsgeschwindigkeit bis 130% ist beim Ausstreichen der Beine in Richtung Leiste zu erzielen.

Hochlagern der Extremitäten

Das Anheben des Bettfußendes um 20 Grad erzeugt ein hydrostatisches Gefälle zum Herzen hin und erhöht die Strömungsgeschwindigkeit um 80 – 100%.

Statische Muskelarbeit zur Anregung der Muskelpumpe

Beim bettlägerigen Patienten ist ein effektiver Einsatz der Wadenmuskulatur über die **„Sprunggelenkpumpe"** wichtig. Dies geschieht über die Plantarflexion gegen ein Tretpolster am Fußende. Das Fußtreten muss beim wachen und bewegungsfähigen Patienten im Tageslauf möglichst stündlich in Form von Bewegungsserien mit eingeschalteten kurzen Pausen selbständig geübt werden. Die Strömungsbeschleunigung des venösen Blutes besteht jedoch nur, solange die Bewegung dauert.

Tiefatemübung zur Förderung des venösen Rückstromes

Eine vertiefte Einatmung erzeugt im Thorax einen negativen Druck. Dadurch entsteht Sogwirkung auf den venösen Blutstrom, die Strömungsgeschwindigkeit wird dabei bis 30% erhöht.
Die wirkungsvollste Thrombose- rsp. Embolieprophylaxe ist eine Kombination mit Hochlagerung und Muskelgelenkpumpe, in Verbindung mit einem **Kompressionsverband** oder -strumpf.
Allgemeine Hinweise zu **Antithrombosestrümpfen**:

- Die Strümpfe sollen exakt nach Herstellerangaben angepasst werden.
- Die Strümpfe sollen im Liegen bei entstauten Venen angezogen werden.
- Die Strümpfe müssen 24 Stunden getragen werden.
- Auf faltenfreien Sitz der Strümpfe muss geachtet werden.
- Bei extremen anatomischen Verhältnissen müssen die Beine fachgerecht gewickelt werden.

Die Kompression mittels der Strümpfe bewirkt über die Erhöhung des extravasalen Druckes eine Verringerung des Venenquerschnittes mit folgenden Wirkungen:

- Erhöhung der venösen Strömungsgeschwindigkeit
- Verbesserung gestörter Klappenfunktion
- Reabsorption von Ödemflüssigkeit
- Fixation frischer Thromben an der Venenwand.

Eine optimale Strömungsbeschleunigung wird nur durch eine abgestufte Kompression erzielt, d. h. durch einen abnehmenden Andruck vom Fuß bis zum Oberschenkel.
Als Maßnahme zur Prophylaxe ist auch das Bettfahrrad mit dem sog. Pedaltreten zu sehen, das bereits im Jahre 1977 von Mühe entwickelt wurde. Bei paretischer Muskulatur kann das Tretrad „Revital" eingesetzt werden.
Die sinnvollste Maßnahme zur Thrombose- und Embolieprophylaxe ist die Frühmobilisation. Der Patient soll langsam gehen oder auf der Stelle treten. Dies steigert den venösen Rückstrom, dadurch wird der Schwerkraft entgegengewirkt.

Literatur

Boonen, A.: Pflege in der Intensivmedizin, 1996, Thieme-Verlag
Ehrenberg, H.: Krankengymnastik 12/88, S. 995-1002
Mühe, E.: Physikal. Möglichkeiten der Thromboseprophylaxe, Langenbecks Archiv, Chr. 1977/345

2.2.3 Prophylaktische Maßnahmen Muskeln, Sehnen, Bänder, Gelenke und Nervensystem

(Ursula Gärtner)

Ein weiterer wichtiger Aspekt der physiotherapeutischen Behandlung auf der Intensivstation ist die Erhaltung der **Gelenkbeweglichkeit** und der Schutz von Muskeln und Sehnen vor **Verklebung und Kontrakturen**. Auf frei bewegliche und dehnbare **neuromeningeale Strukturen** muss geachtet werden. Ist der Patient sediert, beatmet, evtl. relaxiert, schlaff oder spastisch gelähmt, wird er passiv bewegt. Dieses **passive Bewegen** soll weich und rhythmisch erfolgen, jedes ruckhafte Bewegen ist zu vermeiden.

Die Bewegungen (Ausnahme s. Kap. 3.4 und 3.5) werden von distal nach proximal unter leichtem Zug durchgeführt. Sie wirken zugleich kreislaufanregend. Die distalen Gelenke (Finger, Mittelhand, Handgelenk, Zehen, Mittelfuß, Sprunggelenk) werden zunächst einachsig, dann die gesamte Extremität in komplexen, wenn möglich PNF-Diagonalen bewegt. Fünf bis zehn Wiederholungen haben sich bewährt. Gegen einen Schmerz darf nicht gearbeitet werden (*Abb. 2.18* und *2.19*). Bei neurolo-

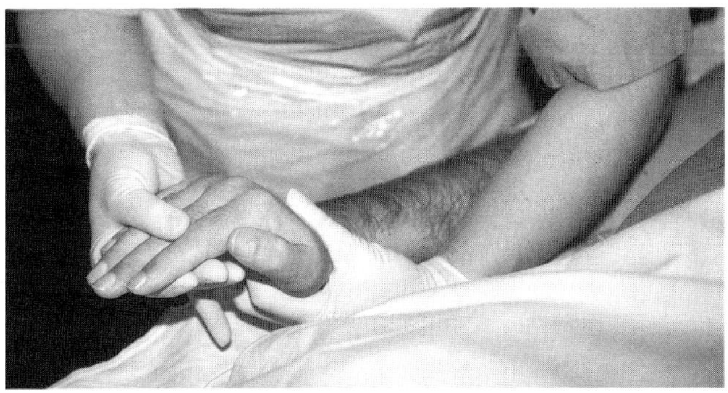

Abb. 2.18 Passives Bewegen von Hand- und Fingergelenken

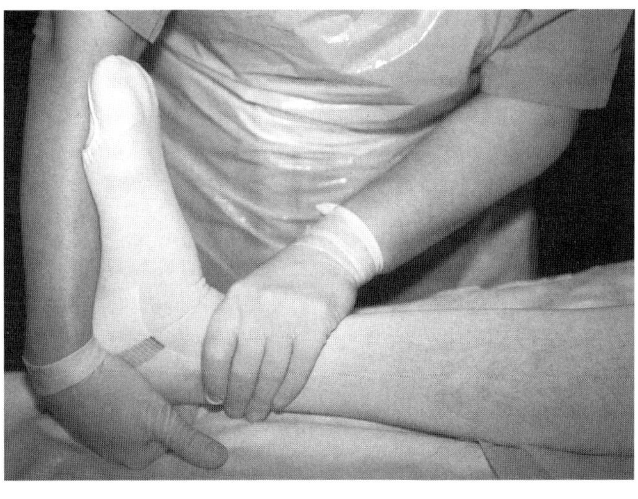

Abb. 2.19 Passives Bewegen des oberen Sprunggelenks

gischen Erkrankungen ist das passive Bewegen abhängig von den Tonusveränderungen der Muskulatur. Es wird aber stets von proximal nach distal, im Sinne der Tonusregulierung, bewegt.
Das Bewegen der oberen Extremität beginnt mit der Halswirbelsäule, dem Schultergürtel und Schulterblatt. Bei schlaffen Paresen muss auf das Schultergelenk geachtet werden, damit durch unsachgemäßes Ziehen am Arm keine Schäden im Sinne von Tendopathien, Zerrungen und Hämatomen gesetzt werden.
Das Bewegen der unteren Extremität beginnt mit der Lenden- und unteren Brustwirbelsäule, darauf folgend werden Hüft- und Kniegelenk bewegt. Auf das volle Gelenkmaß der Dorsalextension im Sprunggelenk muss geachtet werden, damit kein Spitzfuß entstehen kann.
Bewährt haben sich als passive Maßnahmen die Techniken aus der **Manuellen Medizin** mit Piccolo-Traktionen und vorsichtigem Gleiten oder auch die Techniken aus dem **Maitland-Konzept**. Diese setzen beim Therapeuten viel Erfahrung voraus, um die Gleitfähigkeit der Gelenkkörper zu erhalten.
Das Erhalten der Gelenkbeweglichkeit wird durch Lagerungen und Umlagerungen unterstützt. Dies bedarf der klaren ärztlichen Anweisung, inwieweit die Positionen verändert werden können.
Während die meisten physiotherapeutischen Behandlungskonzepte das Normalisieren des **Muskeltonus** und das Verhindern von Kontrakturen in Muskulatur und Gelenken beinhalten, haben Butler und Gifford (1989 und 1991) darauf aufmerksam gemacht, dass die **Mobilisation des Nervensystems** als integraler Bestandteil der Behandlung ebenso wichtig ist.

Spannungsteste für die obere Extremität

ULTT 1	"Upper Limb Tension Test" für N. medianus, mit dem die Abduktion der Schulter untersucht wird.
ULTT 2a	"Upper Limb Tension Test" für N. medianus, der über Depression des Schultergürtels und Außenrotation der Schulter ausgeführt wird.
ULTT 2b	"Upper Limb Tension Test" für N. radialis, der über Depression des Schultergürtels und Innenrotation im Schultergelenk ausgeführt wird.
ULTT 3	"Upper Limb Tension Test" für N. ulnaris, bei dem die Schulterabduktion und Ellbogenflexion benutzt werden.

Spannungsteste für die untere Extremität

SLR	"Straight Leg Raise" für N. ischiadicus, bei dem das gestreckte Bein angehoben wird.
SLUMP-Test	(Slump = Zusammensinken) für N. ischiadicus, der im Sitz ausgeführt wird.
PKB	"Prone Knee Bend" für N. femoralis, der in Bauchlage mit Knieflexion und Hüftextension durchgeführt wird.

Einzelheiten sind der Literatur zu entnehmen. Sie werden ferner in Kap. 3.4 und 3.5 beschrieben.

Zusammenfassung der Gesichtspunkte und Maßnahmen zur Kontrakturprophylaxe beim komatösen sedierten Patienten:

Erhalten der Gleitfähigkeit der Gelenkkörper	Passives Bewegen
Erhalten der Elastizität der Weichteile und des Nervensystems	Passives Bewegen, Dehnen, Lagerungen, Umlagern
Lösen von Verbackungen und Verklebungen	Narbenbehandlung, Bindegewebsmassage
Durchblutungsförderung	Lagerungen, Umlagern

Literatur

Butler D.: Mobilisation des Nervensystems, 1996, Springer-Verlag
Davies, P.: „Wieder Aufstehen", 1995, Springer-Verlag
Liebenstund, I.: Physiotherapie Band 11, 1998, Thieme-Verlag

2.2.4 Prophylaktische Maßnahmen gegen Verringerung des Umfanges der Skelettmuskulatur

(Ursula Gärtner)

Bei Immobilität des Intensivpatienten führen mehrere Faktoren zur **Muskelatrophie**. Um auf die Atrophie der Muskulatur einzugehen und somit die Eigenaktivität des Patienten zum schnellen Wiedererlangen von Muskelfunktionen zu fördern, muss der Patient bereits wach und ansprechbar sein. Assistives Bewegen wird dann möglich. Dabei wird vom Therapeuten die Schwere einer Extremität beim Bewegen abgenommen.

Ziele sind

- Verbesserung der Kraft-Ausdauer
- Verbesserung der Koordination.

Therapeutische Maßnahmen

- isometrische Spannungsübungen
- dynamische Bewegungen, evtl. sogar gegen einen dosierten Widerstand (*Abb. 2.20*)

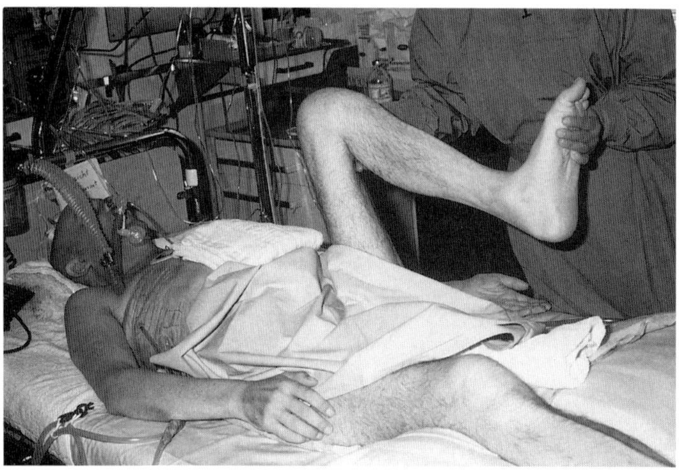

Abb. 2.20 Dynamisches Bewegen einer Extremität

- PNF-Technik: Bei der **propriozeptiven neuromuskulären Fazilitation** erfolgen diagonale Bewegungen ganzer Körperabschnitte. Hierdurch werden Sehnenspindeln und Gelenkrezeptoren, bzw. das propriozeptive System (Lagesinn) stimuliert und das neuromuskuläre System aktiviert.
- Belastung zum frühestmöglichen Zeitpunkt, evtl. mittels Stehbrett (s. Kap. 2.2.6).

Ist der Patient in der Lage, aktiv mitzuarbeiten, so werden ihm Hilfsmittel wie **Thera-Band** zur Verfügung gestellt, damit er nach Anleitung selbständig üben kann (*Abb. 2.21*).

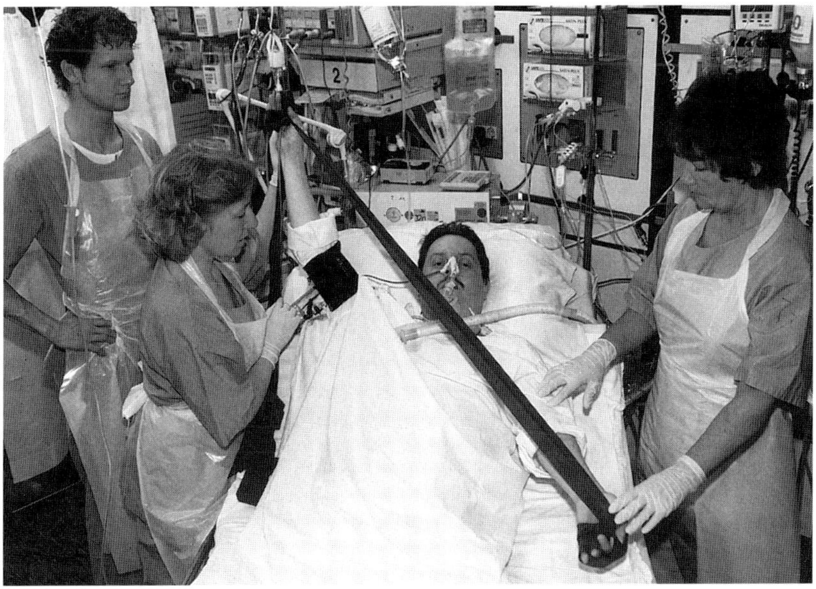

Abb. 2.21 Selbständiges Üben mit Thera-Band

2.2.5 Dekubitusprophylaxe

(Maria Geier)

Bereits im alten Ägypten findet man Berichte über den Dekubitus. 1593 erschienen erste medizinische Veröffentlichungen im europäischen Raum. 1868 beschreibt der französische Arzt Martin CHARCOT (1825-1893) ausführlich das „Wundliegen" des Gesäßes.
Heute weiss man:
Hauptursache für die Entstehung eines Dekubitus ist die nicht physiologische Druckeinwirkung über einen gewissen Zeitraum auf das Gewebe. Dadurch werden die Stoffwechselvorgänge in der Peripherie gehemmt und können völlig erliegen. Diese Gegebenheiten führen zur Ischämie des druckbelasteten Gewebes und daraus resultieren Gewebsläsionen/-nekrosen sowohl in der Tiefe als auch an der Oberfläche.
Demnach ist es wichtig, sich die Druckverhältnisse des Kreislaufes beim Gesunden vor Augen zu führen.
Ausgangssituation ist der Normwert des Blutdruckes von 120:80 mmHg. Hieraus lässt sich der mittlere Blutdruckwert von 100 mmHg ermitteln, dieser reduziert sich bis zu den kleinsten Arteriolen auf einen Wert um 30/25 mmHg. Dieser Blutdruck ist nötig, um die Stoffwechselvorgänge im peripheren Gewebe aufrecht zu erhalten.
Ist nun der Auflagedruck größer als 30/25 mmHg, so kommen die Stoffwechselvorgänge, der Sauerstofftransport und auch der Kohlendioxidabtransport zum Erliegen.
Ohne Sauerstoff geht nach einiger Zeit Zellgewebe zu Grunde. Die Anhäufung von Stoffwechselendprodukten und die von Kohlendioxyd führen zum Belastungsschmerz. Auf diesen reagiert der Gesunde mit spontaner Druckentlastung.

Diese Normwerte verändern sich bei Patienten durch:

- veränderte Blutdruckwerte
- Plus/Minus von Körperflüssigkeit (Volumen)
- pathologisch veränderte Gefäße
- maschinelle Beatmung (insbesondere beim Einsatz des PEEP's (s. Kap. 2.2.1.4 Beatmung)).

Die spontane Druckentlastung ist bei Patienten auf einer Intensivstation durch die außergewöhnliche Situation und den damit verbundenen Risiken erheblich gestört.

Risiken sind:

- Bewusstlosigkeit
- Paresen
- Sensibilitätsstörungen
- Sedierung
- Analgesierung
- Relaxierung
- hohes Alter
- schlechter Ernährungszustand
- bestrahlte Hautareale.

Einen weiteren wichtigen Parameter stellt die Feuchtigkeitslage der Haut dar, da der Feuchtigkeitsfilm erheblichen Einfluss auf die Hautwiderstandskraft hat.
Diese Feuchtigkeitslage ist sehr verändert bei:

- Infektionskrankheiten
- Anämien
- Kreislauf- und Gefäßerkrankungen
- vegetativer Dysregulation
- erhöhter Körpertemperatur
- Inkontinenz.

Ferner gelten Patienten mit Stoffwechselerkrankungen als besonders gefährdet, da häufig Störungen des

- Aminosäurenhaushaltes
- Eiweißhaushaltes
- Lipidhaushaltes
- Kohlehydrathaushaltes
- Mineralstoffwechsels

bestehen. Die Folge dieser gestörten Haushalte ist die Störung der Gewebedurchblutung. Krankheiten wie Karzinome und Leukämie stellen ein erhöhtes Risiko dar. Und auch die psychische Verfassung kann ein Risiko darstellen.
Auf Grund der physikalischen Gegebenheiten wurden immer wieder Versuche unternommen, um die Druckverhältnisse zu messen. 1965 wurden von Lindan und Mitarbeiter Versuche bezüglich der Druckverhältnisse in bestimmten Positionen durchgeführt.

Folgende Erkenntnisse wurden gewonnen:

- Druckverteilung ist in der Bauchlage gleichmäßiger als in der Rükkenlage (in Rückenlage betrug die Druckbelastung im Bereich des Kreuzbeines 50 mmHg).
- Im Sitz war die größte Belastung im Bereich der Sitzbeinhöcker.
- Bei übergewichtigen Patienten ist der Auflagedruck in der Rückenlage viel gleichmäßiger verteilt als bei normgewichtigen oder besonders Schlanken. (Allerdings neigen Übergewichtige wesentlich mehr zur Schweißbildung, wodurch sich die Feuchtigkeitslage der Haut erheblich verändert und die Widerstandskraft der Cutis reduziert.)

Apparative Druckmessverfahren werden wie folgt eingeteilt:

- Messungen, welche den Auflagedruck des Patienten in der jeweiligen Lage an bestimmten Körperbereichen aufzeichnen.
- Messungen, die die Durchblutungswerte des druckbelasteten Gewebes aufzeichnen.

Messverfahren für die Auflagedrucke nach:

- Medimatch
  (Wassergefüllte Sensoren messen in bestimmten Zeitabständen den Auflagedruck in mmHg.)
- Nicol
  (Messmatte mit diversen Messpunkten. Dieses System eignet sich jedoch mehr für dynamische Messungen.)
- Braun
  (Besteht aus einem Messballon und einem Blutdruckmanometer.)

Messverfahren für die Haut/Gewebedurchblutung:

- Nicht invasiv mittels Laser-Dopplerflussmessung
  (kann nur sehr kleinflächig angewandt werden.)
- percutane Sauerstoffmessung nach Sailer
- Thermographie
  (vermittelt optische Informationen.).

Skalen zur Ermittlung des Dekubitusrisikos:

- Norton-Skala
- modifizierte Norton-Skala nach Bienstein und Mitarbeiter
- Medley-Skala nach Williams
- Waterlow-Skala.

Letztere sind für Akutkliniken und deren Patienten geeignet.

Anzumerken ist, dass nicht nur die „Oberfläche“ des Patienten dekubitusgefährdet ist, sondern auch das gesamte „Röhrensystem“, in das diverse „Zu- und Abgänge“ eingeführt werden.
Hier sind zu nennen: Tubus, ZVK, Pulmonalis-, Shaldon-, sowie Riesenkatheter bei EKLA oder EKMO, Magensonde, Blasenkatheter, Darmrohr usw..
Bei der physiotherapeutischen Behandlung ist es häufig erforderlich, dass dieses „Schlauchsystem“ umgelagert wird. Dazu bedarf es der Rücksprache mit dem Arzt. **Es kann nur von geübter Hand sorgfältigst ausgeführt werden!**

Besonders gefährdete Körperstellen

Rückenlage

- Hinterhaupt
- Scapulae
- Dornfortsätze der gesamten Wirbelsäule, v.a. des 7. Halswirbels
- Os sacrum
- Os coccygis
- Olecranon, medialer Anteil des Ellenbogengelenkes
- Calcaneus und äusserer Malleolus.

Seitenlage

- Ohrmuschel
- Fibulaköpfchen
- Trochanter major
- lateraler Anteil des Ellenbogengelenkes
- lateraler Anteil des Calcaneus und Malleolus.

Bauchlage

- Stirn
- Kinn
- medialer Anteil des Ellenbogengelenkes
- Malleolus medialis.

Einteilungsmöglichkeiten der Dekubitusentstehung
Einteilung nach Seiler:

1. Grad	Umschriebene Hautrötung bei absolut intakter Haut, Nachlassen der Rötung nach Druckentlastung innerhalb von Tagen.
2. Grad	Mikrotraumen, Risse oder Blasenbildung der Haut bis zu Defekten der ganzen Epidermis ohne Beteiligung der Subkutis.
3. Grad	Hautnekrosen, die bis zum Periost reichen, Läsionen von Haut, Muskeln, Bändern und Sehnen.
4. Grad	Wie Grad drei, jedoch mit Osteomyelitis.

Man kann den Verlauf aber auch wie folgt einteilen:

1. Erythem
2. Blasenbildung
3. Beginnender Hautdefekt
4. Fettgewebsnekrose
5. Bindegewebsnekrose
6. Osteitis
7. Osteomyelitis.

Die wirkungsvollste Maßnahme zur Dekubitusprophylaxe ist in der Akutphase die Druckentlastung durch Lagerung, Umlagerung und Weichlagerung, häufig unter Benutzung verschiedener Hilfsmittel.
Dabei muss beachtet werden:

- Druckentlastung (um den Auflagedruck zu verteilen, soll möglichst viel Körperoberfläche aufliegen).
- Viel Körperoberfläche soll offen und luftumgebend liegen.
- Normentsprechende Gelenkstellungen.

Weitere lagerungstherapeutische Ziele werden mit einbezogen:

- Förderung der Atemfunktion
- Selbständigkeitserhaltung/-förderung
- Kontaktförderung
- Dosierte Belastung für Herz und Kreislauf.

Bei allen Maßnahmen zur Lagerung muss beachtet werden, dass die physiotherapeutische Behandlung durchgeführt werden kann.

Lagerung zur Dekubitusprophylaxe

- Lagern/Umlagern auf der Normalmatratze mit und ohne Hilfsmittel
- **Spezialmatratzen**
- **Spezialbetten**.

Lagerungshilfen auf Normalmatratzen

- weiche Kissen (nicht zu dick und keine Materialverdickungen im Inneren)
- Schaumstoff mit glatter Oberfläche (mindestens in fünf cm Stärke)
- Schaumstoff mit unterschiedlich angeordneten Noppen auf der Oberfläche
- Schaumstoffkeile (verschiedene Höhen und Längen ohne Kunststoffbezüge, da diese einen Temperaturstau verursachen und somit feuchtigkeitsfördernd sind).
- speziell angepasste Schienen (aus individuellen Materialien nach gründlicher Abwägung aller Vor- und Nachteile)
- intakte Felle (sie sollen Scherkräfte durch rutschen oder minimale Bewegungen verhindern).
- Gelkissen.

Das *Ziel* der Lagerung zur Dekubitusprophylaxe ist die Verringerung des Auflagedruckes, um die Stoffwechselvorgänge und den Gasaustausch im peripheren Gewebe aufrecht zu erhalten.

Lagerungsmöglichkeiten in Rückenlage

Unterschieden wird zwischen der vier bis fünf Kissen oder der drei Kissen-Lagerung.
Lagerung auf vier bis fünf Kissen: Die Kissen werden quer zur Matratze gelegt, so dass beide Scapulae, das Os sacrum und die Calcanei druckentlastet liegen.

- *erstes* Kissen nur unter den Kopf
- *zweites* Kissen unterhalb der Scapulae bis zum Lendenbereich
- *drittes* Kissen unter den Sitzbeinhöckern und Oberschenkeln
- *viertes* Kissen unter den Unterschenkeln
- *fünftes* Kissen am Fußende (diese Maßnahme ist abhängig von der Tonuslage des Patienten).

Lagerung auf drei Kissen:

Hierbei werden das *zweite* und *dritte* Kissen paravertebral gelegt, so dass alle Dornfortsätze und der Sacralbereich druckentlastet liegen. Der Patient muss bei beiden Lagerungen in flacher Rückenlage liegen.

Weitere Varianten:

V/A/T/I-Lagerung

- V-Lagerung
  Zwei flache Kissen/Schaumstoff, am besten in der Größe von 15-20 cm x ca. 80 cm (je nach Größe des Patienten) werden V-förmig vom Becken ab so gelegt, dass der Sacralbereich und die Dornfortsätze entlastet werden. Diese Lagerung ist auch gut in der Sitzposition durchführbar.
- A-Lagerung
  Die Spitze zweier V-förmig gelegter Kissen befindet sich jetzt unter dem Kopf/Halswirbelsäulen-Bereich. Die lateralen Thoraxhälften und die Arme liegen auf den Kissen.
- T-Lagerung
  Zwei Kissen bilden ein T, so dass beim Zurücklegen des Patienten die Dornfortsätze auf dem Längskissen liegen. Das Querkissen entlastet die beiden Scapulae. Der Kopf wird extra unterlagert.
- I-Lagerung
  Es wird nur das Längskissen der T-Lagerung verwendet.

Diese Lagerungsvarianten wirken auch atemunterstützend, da sie im Thoraxbereich aufrichtende Wirkung haben.
Zu beachten ist, dass diese Möglichkeiten das Umlagern nicht ausschließen!

Weitere Lagerungsvarianten:

- Rückenlage
  Re/li Körperhälfte werden mit einem Schaumstoffkeil oder einer entsprechend gerollten Bettdecke über die gesamte Körperlänge in einem Winkel von ca. 30° unterlagert. Die Gelenkstellungen der Extremitäten sind dabei variabel.
- Seitenlage
  Die Wirbelsäule soll dabei in einer physiologischen Extensionsstel-

lung sein, die Rotationsmöglichkeit der Brustwirbelsäule muss beachtet werden. Die Gelenkstellungen der Extremitäten sind wieder variabel.
- Bauchlage
  Kopf re/li Seitenlage unter besonderer Aufmerksamkeit auf die Lagerung der Ohrmuschel oder durch Unterlagern der Stirn in Mittelstellung unter Freihaltung der Atemwege. Ansonsten bestehen die Variationsmöglichkeiten wie in Rückenlage.

Besondere Aufmerksamkeit gilt beim Lagern/Umlagern den neurologischen/neurochirurgischen Patienten aufgrund ihrer oft individuellen Tonuslage und der häufigen Hirndruckproblematik (s. Kap. 3.5.4.3).
Das Umlagern wird in der Regel in einem Zwei-Stunden-Rhythmus rund um die Uhr durchgeführt. Allerdings unterliegt dieser zeitliche Rhythmus individuellen Gegebenheiten. Diese lassen sich aus den Ergebnissen der Risikoskalen ableiten.

Spezialmatratzen und -betten

Spezialmatratzen bestehen in der Regel aus Schaumstoff unterschiedlicher Qualität und Oberfläche. Einige haben verschiedene Materialien als Kerne, z. B. Gel oder Substanzen, die eine Variation der Dichte aufweisen. Die Stärke sollte unbedingt 15 cm betragen.
Schaumstoffauflagen oder -matratzen ersetzen nie das Umlagern! Sie können bestenfalls die individuelle Liegezeit in einer Position verlängern. Somit sind sie eine Arbeitserleichterung für das Personal und eine Belastungserleichterung für den Patienten.

- *Schwenkbetten*; sie ermöglichen mittels Motoren in einstellbaren und frei wählbaren Zeitintervallen die 30° Schräglage.
- *Air-fluidized-Betten*; der Patient wird permanent mit Luft umströmt, die ihn kühlt und trocken hält.
- *Wechseldruckmatratzen*; großzellige Wechseldruckmatratzen ermöglichen eine fast optimale Dekubitusprophylaxe. Ihre Technik ermöglicht das Einstellen verschiedener Dichten in den Luftkissen.
- *Luftgefüllte Matratzen*; sie bestehen nur aus einer Luftkammer. Ihre Dichte kann aber auch mittels eines Pumpmechanismus den Patientenbedürfnissen angepasst werden.

Wichtig ist in der Dekubitusprophylaxe, dass nur soviel Bettwäsche verwendet wird, wie es unbedingt erforderlich ist. Die Wäsche muss abso-

lut faltenfrei aufgezogen werden. Das Bett muss von Krümeln und sonstigen „Kleinmaterialien" frei sein. Verschmutzte und verschwitzte Bettwäsche ist baldmöglichst zu wechseln.
Absolute Dekubitusprophylaxe ist nur zu erreichen, wenn der Auflagedruck des Patienten über das individuelle Zeitintervall in seiner jeweiligen Lageposition so gering gehalten wird, dass die Stoffwechselvorgänge und der Gasaustausch im belasteten Gewebe ungehindert aufrecht erhalten werden.
Bei lagerungs- und umlagerungsinstabilen Patienten sind daher Hilfsmittel zu wählen, die dieses Ziel möglichst optimal erreichen.
Dekubitusprophylaxe gilt nicht nur für die jeweilige Lage im Krankenbett, sondern ist auch in höheren Positionen zu beachten, wie z. B. im Sitz im Rehastuhl oder Rollstuhl.
Hilfsmittel wie Schienen, Gurte und Schuhe müssen passend und druckfrei sein.
Besondere Sorgfalt gilt Patienten mit Sensibilitätsstörungen und Sprachstörungen.
Bewusst muss auch sein, dass Weichlagerung die Immobilität des Patienten verstärkt und die Körperwahrnehmung reduziert. Die Weichlagerung soll nur solange durchgeführt werden, wie es erforderlich erscheint.

Folgende Maßnahmen in der Physiotherapie dienen der Dekubitusprophylaxe:

- weiches, rhythmisches passives/assistives Bewegen aller Gelenke
- Anbahnen und Fördern von Spontanmotorik
- durchblutungsfördernde Maßnahmen, wie z. B. die Bindegewebsmassage nach Dicke oder Teirich-Leube
- die Kohlensäure-Trocken-Begasung; sie ist eine Behandlungsmöglichkeit, die auch bei einem bereits bestehenden Dekubitus eingesetzt werden kann.

Literatur

Bienstein C. et al.: Dekubitus, 1997, Thieme Verlag
Lamers-Abdella A. und Ullrich L.: Umlagerung und Hautpflege als konventionelle Maßnahme zur Dekubitusprophylaxe, Fachzeitschrift Die Schwester/Der Pfleger 2/95 S. 122-127
Neander K.-D.: Praktische Umsetzung pathophysiologischer Erkenntnisse in der Dekubitusprophylaxe, Fachzeitschrift Krankengymnastik 7/94, S. 877.885

2.2.6 Erhalten, Anregen und Wiedererlangen sensomotorischer Funktionen

(Ursula Gärtner)

Bei Patienten, die intensivpflichtig sind, ist die **Körperwahrnehmung** meist gestört. Mit einfachen Bewegungen sind sie bereits überfordert. Der Bewegungsablauf, der dem Patienten vermittelt wird, soll einfach, klar und in mühelos nachvollziehbare Einzelschritte gegliedert werden, um ihm wieder ein Bewegungsgefühl zu vermitteln. Die therapeutischen Handlungen werden verbal begleitet (dies gilt auch für bewusstseinsgetrübte Patienten). Wichtig ist auch, dass gleiche Bewegungen häufig wiederholt werden („repetitives Üben").

Aktivierende Maßnahmen

- Anbahnen und Fördern von Bewegungsabläufen der Extremitäten
- Anbahnen von Lagewechseln, bezogen auf den ganzen Körper
- Mobilisierung
- Vertikalisierung
- Lokomotion.

Anbahnen und Fördern von Bewegungsabläufen der Extremitäten

- modifizierte Bewegungsmuster nach der PNF-Methode
- rhythmische Bewegungseinleitung und die rhythmische Stabilisation nach der PNF-Methode
- Stimulationstechniken wie "placing" und das "placing and holding", das stimulierende Tapping und das alternierende Tapping
- Reflexlokomotion nach Dr. Vojta.

Anbahnen von Lagewechsel bezogen auf den ganzen Körper

- Einüben von Lagewechseln wie Hochkommen zum Langsitz aus Rükkenlage, zum Sitz am Bettrand und zum Hochkommen zum Stand aus dem Sitz am Bettrand.

Mobilisierung

Sobald die ärztliche Erlaubnis gegeben ist, wird der Patient zum Sitz und Stand gebracht. Im klinischen Sprachgebrauch spricht man von „mobilisieren". Der **Lagewechsel** erfolgt über den Sitz an die Bettkante, wo

eine Kombination von Stützübungen und eine Aufrichtung der gesamten Wirbelsäule erarbeitet wird.
Ist eine Mobilisierung des Intensivpatienten vom Bett zum Sitz, ohne ausreichende Rumpfkontrolle im Sitzen, erforderlich, stehen Lagewechsel (sog. Transfers) zur Verfügung, die auch von den Pflegekräften durchgeführt werden. Das Heben des Patienten erfolgt durch die Gewichtsverlagerung mit gebeugten Knien, um die Wirbelsäule nicht zu überlasten. Diese Transfers erfolgen dann, wenn kein „Patientenlifter" zur Verfügung steht.

- Transfer im Laken mit Patient. Drei Personen erforderlich.
- „Australischer Lift" mit Patient. Zwei Personen erforderlich.
- Modifizierter „Australischer Lift" mit Patient. Eine Person erforderlich.

Transfer im Laken mit Patient. Drei Personen erforderlich

Der Transfer eignet sich auch für beatmete Patienten. Die Durchführung gliedert sich in drei Schritte:

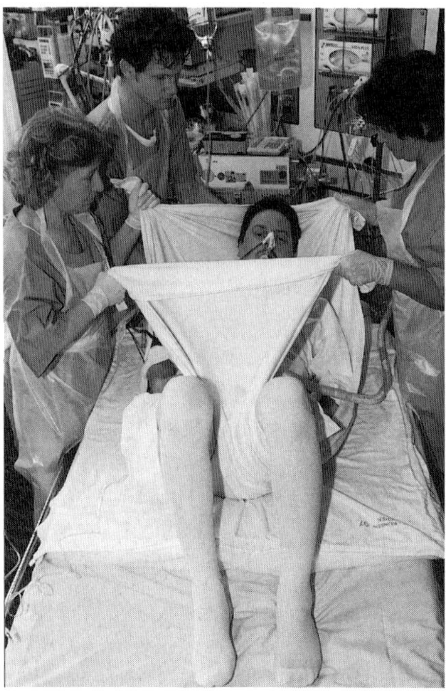

- Die Lakenteile werden gestrafft und der Patient zur Bettkante gezogen (*Abb. 2.22*).
- Das Laken wird zwischen den Knien des Patienten hochgezogen, dessen Beine gebeugt sind. In Höhe der Schultern werden die Lakenecken fest zusammengedreht, damit die Arme am Rumpf fixiert werden. Der Kopf kann auf einem Kissen bleiben und ist somit gesichert.
- Die drei Personen heben ihn gemeinsam auf den Stuhl, der neben der Beatmungsmaschine steht.

Abb. 2.22 Transfer im Laken

„Australischer Lift" mit zwei Personen

Beide Helfer sollten die gleiche Körpergröße haben und stehen frontal zum Patienten. Für den Transfer entscheidend sind der Stand der Helfer in Schrittstellung, mit gebeugten Knie- und Hüftgelenken, und die Verlagerung des Gewichtes nach hinten und unten. Über Handkontakt am Sitzbein und „Abgeben" des Patientengewichtes auf den Schultergürtel und Rumpf der Helfer ist der Transfer ohne großen körperlichen Einsatz möglich (*Abb. 2.23*).

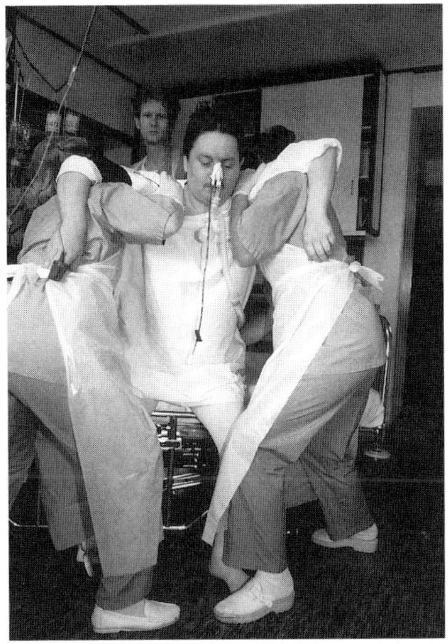

Abb. 2.23 „Australischer" Lift

Modifizierter „australischer Lift" mit einer Person

Das Umsetzen des Patienten erfolgt nach ähnlichen Prinzipien, jedoch nur mit einer Person. Der Patient wird aufgesetzt, die Füße haben Bodenkontakt. Die Knie des Therapeuten fixieren die Unterschenkel proximal. Der Handkontakt erfolgt am Tuber ossis ischii beidseits oder am Rumpf, durch Gewichtsverlagerung nach hinten wird der Transfer durchgeführt (*Abb. 2.24*).

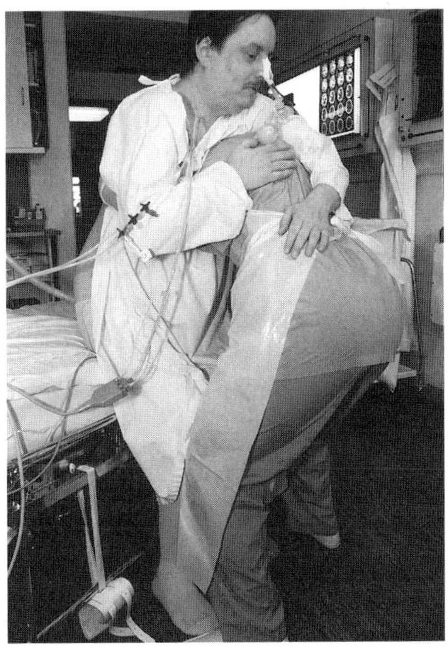

Abb. 2.24 Modifizierter „Australischer" Lift

Bei allen Hilfen, die dem Patienten beim Aufstehen gegeben werden, muss darauf geachtet werden, dass nicht am Arm oder den Armen gezogen wird. Wichtig ist, dass der Griff vom Rumpf oder den Sitzbeinhöckern erfolgt.

Vertikalisierung

Das Stehen (ärztliche Erlaubnis vorausgesetzt) sollte so früh wie möglich beginnen. Bei Patienten mit orthostatischen Problemen können die modernen Intensivbetten zunächst um 30° fußwärts gekippt werden (*Abb. 2.25*).

Das Überwechseln vom Bett zum Stehbrett kann durch ein sog. „Rollbord" erleichtert werden. Der Kippvorgang zum Stehen muss langsam beginnen, anfangs 35° bis 40° und kann allmählich gesteigert werden (*Abb. 2.26* und *2.27*).

Das Stehbrett eignet sich besonders für Patienten mit Rückenmarksverletzungen, orthostatischen Dysregulationen und für polytrau-

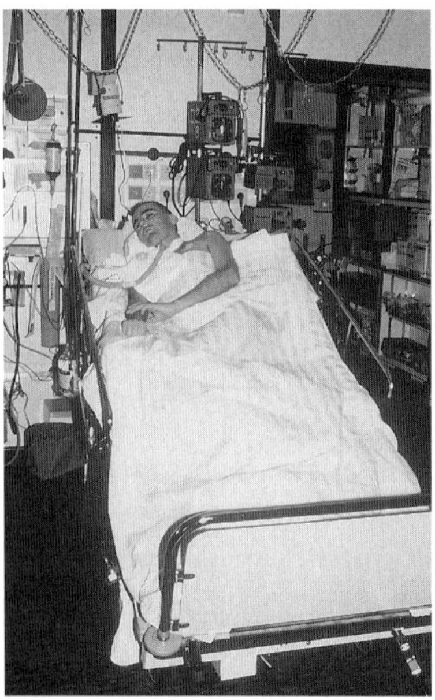

Abb. 2.25 Intensivbett um 30° gekippt

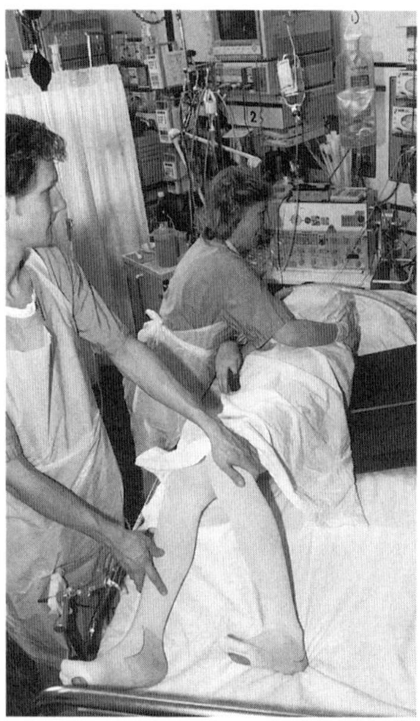

Abb. 2.26 Überwechseln mit "rollboard"

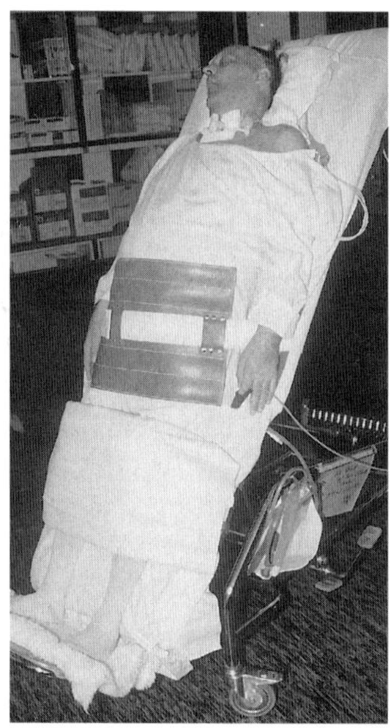

Abb. 2.27 Stehbrett

matisierte Patienten. Durch die Vertikalisierung wird Einfluss genommen auf die Atmung und die Herz- und Kreislaufsituation. Weitere Vorteile des Stehbrettes sind die Beeinflussung des Muskeltonus und der Bewusstseinslage.
Puls, Blutdruck und Atmung werden dabei ständig kontrolliert. Der Stehvorgang muss abgebrochen werden, wenn der Puls unruhig wird. Die Herzfrequenz darf zehn Schläge pro Minute nicht übersteigen und keinen Abfall unter fünfzig Schläge pro Minute haben in Bezug zum Ausgangswert.
Der Blutdruck darf systolische Werte von 200mmHg und höher nicht erreichen, bzw. nicht unter 100mmHg abfallen. Ein diastolischer Anstieg auf 100mmHg und höher, sowie eine Steigerung der Atemfrequenz zwingen ebenfalls zum Abbruch des Stehvorganges.
Die Beine müssen mit gut sitzenden Anti-Emboliestrümpfen versorgt oder mit elastischen Binden gewickelt sein, und die Füße müssen aufstehen. Wir weisen hier auf Stehstühle hin. Es handelt sich um feststellbare Rollstühle, die mit Fixationsgurten und Hebevorrichtung versehen sind, um den Patienten gut fixiert in den Stand zu bringen.

Lokomotion

Um die Fortbewegung, auch wieder abhängig von der ärztlichen Erlaubnis, auf Intensivstation einzuleiten, eignet sich das Gehen im Gehwagen oder – mit weniger Unterstützung – im Rollator. Auch der intubierte Patient kann mit diesen Gehhilfen die ersten Schritte versuchen. Das Gehen mit Hilfe von zwei Personen gibt dem Patienten auch viel Sicherheit, bedeutet aber erhöhten Personalaufwand.
Um die Intensität der therapeutischen Maßnahmen auf Über- oder Unterbelastung richtig zu dosieren, müssen die Atemmechanik des Patienten während der Durchführung regelmäßig beachtet und Puls und Blutdruck kontrolliert werden.

Literatur

Boonen, A.: Pflege in der Intensivmedizin, 1996, Thieme-Verlag
Liebenstund, I.: Physiotherapie Band 11,1998, Thieme-Verlag
Vojta, V.: Das Vojta-Prinzip,1992, Springer-Verlag

2.2.7 Eingehen auf die Bewusstseinslage

(Ursula Gärtner)

Der Patient auf der Intensivstation ist vielfältigen physischen und psychischen Belastungen ausgesetzt. Die Auseinandersetzung mit seiner Erkrankung, die absolute Abhängigkeit von Fremden stellen Extremsituationen dar. Erschwerend kommen externe Faktoren hinzu:

- hoher Geräuschpegel
- fehlender Tag-Nacht-Rhythmus
- Wechsel von Ärzten, Pflegepersonal und anderen Bezugspersonen.

Der bewusstseinsklare Patient braucht Zuwendung, Unterstützung und Anregung. Er muss bei der Therapie motiviert und in seinen Leistungen bestätigt werden.
Beim bewusstseinsgestörten oder bewusstlosen Patienten werden über *Stimulationsprogramme* Reize für Sinnesqualitäten angeboten. Es wird zwischen *multimodalen* und *unimodalen* Stimulationsprogrammen unterschieden. Bei beiden wird davon ausgegangen, dass die Stimulationszeiten mit Ruhepausen abwechseln müssen.
Bei *multimodalen* Stimulationskonzepten werden in einer Behandlung mehrere Sinnesqualitäten nacheinander stimuliert, bei den *unimodalen* werden Reize nur für eine Sinnesqualität angeboten. Bei der Therapie müssen die adäquate Reizintensität und der spezifische Reiz zur Besserung der Bewusstseinslage herausgefunden werden.
Einzelheiten sind der Literatur zu entnehmen.

Stimuli können sein:

- visuelle Reize
- akustische Reize
- taktile Reize
- propriozeptive Reize
- vestibuläre Reize.

Visuelle Reize

Die reizspezifische Reaktion steht im Vordergrund, d.h. das Fixieren und später das Verfolgen eines optischen Gegenstandes. Zu Beginn werden Hell-Dunkel-Kontraste eingesetzt, farbige Objekte und einfache farbige

Bilder. Diese können mit einer starken Lichtquelle angestrahlt werden. Auch silbrig glänzende Gegenstände werden dabei als Reiz eingesetzt. Fotografien von Familienangehörigen, Freunden oder auch Lieblingsgegenstände sollen wiederholt angeboten und verbal in ihrer Wirkung verstärkt werden. Die emotionale Reaktion des Patienten muss dabei beachtet werden.

Taktile Reize

Diese werden großflächig, langsam, gleichmäßig und mit mäßigem bis festem Druck gesetzt, wenn das Ziel die Beruhigung ist. Steht die Wachreaktion im Vordergrund, so werden die Berührungsreize kleinflächig, schnell und wechselnd gesetzt. Benutzt werden verschiedene Materialien des täglichen Lebens wie Tücher, Bürsten, Felle; bei Kindern auch Stofftiere mit verschiedenen Füllungen.
Gesetzt werden die taktilen Reize an den Extremitäten, am Rumpf, im Gesicht, am Kopf. Auch das Führen der Hände des Patienten zu verschiedenen Körperregionen mit gleichzeitigem Benennen des Tuns kann effektiv in die physiotherapeutische Arbeit mit dem Patienten eingefügt werden.

Propriozeptive Stimulation

Reize werden gesetzt durch passives Bewegen aller Extremitäten und des Rumpfes, sowie Verweilen in unterschiedlichen Gelenkpositionen mit zusätzlichem Druck (Approximation). Bewegt werden darf nur in dem möglichen Bewegungsausmaß, gegen muskulären Widerstand, auch bei der Zielvorstellung „Stimulation", ist passives Bewegen kontraindiziert.
Die propriozeptive Stimulation erfolgt auch durch Veränderung der Körperposition; ein weiterer Grund dafür, den Patienten so früh wie möglich in die Belastung zu bringen.

Vestibuläre Stimulation

Der Vestibularapparat wird u.a. durch Dreh- und Schaukelbewegungen angesprochen. Diese erfolgen bei Verändern der Kopfstellung im Raum, z. B. durch Drehen von Rücken- zur Seitenlage, beim Aufsitzen oder beim Vertikalisieren des ganzen Menschen.
Durch vestibuläre Reize kann es zu einer Beeinflussung vegetativer

Funktionen kommen; zu einer Zunahme der Atemfrequenz, zur Erhöhung des Blutdruckes, zum Schwitzen und zum Zittern. Auch eine Erhöhung des Muskeltonus kann die Folge von vestibulärer Stimulation sein.
Der Patient ist zu beruhigen, indem er über die Zusammenhänge zwischen Reiz und Reaktion aufgeklärt und ihm durch behutsames Vorgehen bei der Adaptation an die vestibulären Reize geholfen wird.

Literatur

Birkenmeyer, F.: Krankengymnastik 2/88, S. 111-117

Freivogel, S.: Motorische Rehabilitation nach Schädelhirntrauma, Pflaum-Verlag 1997

Liebenstund, I.: Physiotherapie Band 11, Thieme-Verlag 1998

2.2.8 Eingehen auf neuropsychologische Probleme

(Ursula Gärtner)

Dabei handelt es sich um ein komplexes Gebiet, das Störungen höhergeordneter, meist in der **Hirnrinde** repräsentierter (**kortikaler**) Leistungen betrifft.
Neuropsychologische Probleme kommen vor nach zerebrovaskulären Läsionen, Schädelhirntraumen, Hirntumoren u.a..
Die Information über Art und Auswirkung der Störungen ist für den Physiotherapeuten von großer Bedeutung, da damit Einfluss auf das therapeutische Grundkonzept genommen wird. Die Kenntnis über spezielle Testverfahren und spezifische Trainingsmethoden dienen zudem der Intensivierung der Teamarbeit.
Die für den Physiotherapeuten vorrangigen Störungen des Intensivpatienten sind:

- Störungen der Aufmerksamkeit
- Aphasie
- Apraxie
- Neglect.

Störungen der Aufmerksamkeit

Diese wird in vier Komponenten gegliedert:

- Unteraktiviertheit; darunter versteht man die allgemeine Wachheit des Individuums und die Geschwindigkeit der sog. Informationsverarbeitung.
- Selektive Aufmerksamkeit; darunter ist die Ablenkbarkeit bzw. Konzentrationsfähigkeit zu verstehen.
- Geteilte Aufmerksamkeit; dies bedeutet die Fähigkeit, auf zwei oder mehr Reize gleichzeitig zu reagieren.
- Daueraufmerksamkeit; dabei können relevante Reize über einen längeren Zeitraum beachtet werden.

Therapeutische Maßnahmen

- möglichst gleicher Zeitpunkt der Behandlung
- Verwendung weniger, gleicher Geräte
- kurze verbale Aufträge, bezogen auf eine Bewegung
- Wiederholung des Auftrages durch den Patienten
- keine Zeichen von Ungeduld
- keine kommentierenden Ausführungen während der Behandlung.

Aphasie

Zu unterscheiden sind:

- motorische Aphasie (Broca-Aphasie)
- sensorische Aphasie (Wernicke-Aphasie)
- amnestische Aphasie
- globale Aphasie.

Bei der *motorischen Aphasie* besteht ein erheblicher verlangsamter Sprachfluss mit großer Sprachanstrengung bei meist schlechter Artikulation (Dysarthrie). Phonematische Paraphasien verändern die Lautstruktur der Sprache, und die Prosodie ist gestört.
Die *sensorische Aphasie* ist gekennzeichnet durch Störung im Wort-, Satz- und Textverständnis. Die Betroffenen wiederholen Worte und Laute häufig, der Satzbau zeigt deutliche Störungen.
Die *amnestische Aphasie* zeigt sich, indem die Wortwahl stark verändert ist, das fehlende Wort wird weitschweifig umschrieben.

Die *globale Aphasie*, eine Kombination von sensorischer und motorischer Aphasie, ist die schwerste Form. Sprachproduktion und Sprachverständnis sind gleichermaßen stark reduziert, die sprachliche Kommunikation ist nahezu unmöglich. Es besteht stockender Sprachfluss mit erheblicher Sprechanstrengung und sehr schlechter Artikulation. Die Prosodie ist stark gestört.
Bei der Behandlung des Aphasikers müssen sich alle Therapeuten (Physiotherapeuten, Ergotherapeuten, Logopäden etc.) absprechen, um während der phasenspezifischen Behandlung einheitlich vorgehen zu können.

Therapeutische Ansätze sind:

- Zeigen auf konkrete Dinge bei gleichzeitiger Benennung einzelner Körperabschnitte oder Gegenstände, die sich im Raum befinden.
- Beginn von Worten oder eines Satzes, den Patienten auffordern, ihn mitzusprechen oder zu vollenden.
- Einsatz von Bild-Wort-Karten, um die Wortfindung zu üben.
- Bezug zur Umwelt beachten; konkrete Wörter sind zuerst zu üben, später kommen Verben in der Infinitivform und Adjektive in der Grundform hinzu.

Apraxie

Unter Apraxie wird ein gestörter Handlungsentwurf, bzw. eine gestörte Handlungsausführung bei intakter elementarer Beweglichkeit verstanden.
Bei der *ideomotorischen Apraxie* ist die Einzelbewegung intakt, eine sinnvolle Zusammensetzung von Bewegungsfolgen ist nicht möglich.
Bei der *ideatorischen Apraxie* ist ein komplexer Handlungsablauf gestört, der Patient kann mehrteilige Handlungen sequentiell nicht ordnen, es kommt zu chaotischen Verwechslungen.
Mit der Therapie beider apraktischen Störungen befassen sich Logopäden, Ergotherapeuten und Physiotherapeuten. Für isolierte apraktische Störungen gelten folgende Prinzipien:

- Durch knapp verbale Formulierungen der Bewegungsaufträge werden zuerst isolierte, dann komplexe Bewegungen vorbereitet.
- Durch verbale Wiederholung des Auftrages durch den Patienten, falls dies möglich ist, die Ausführung unterstützen.

- Die Bewegungen sollen stets funktionsorientiert sein.
- Bei der Auswahl der einzuübenden Handlungen und Bewegungen den sinnvollen und zweckgerichteten Inhalt erkennen lassen.

Neglect

Unter Neglect werden verschiedene Vernachlässigungsphänomene einer Raum- oder Körperhälfte zusammengefasst.
Beim *motorischen Neglect* wird eine Körperseite deutlich weniger benutzt.
Beim *somatosensorischen Neglect* werden sensible Reize auf einer Körperhälfte nicht beachtet, was auch die Schmerz- und Temperaturwahrnehmung betrifft.
Beim *visuellen* und *akustischen* Neglect werden visuelle und akustische Reize aus einer Raumhälfte vernachlässigt.
Die Prinzipien der Neglecttherapie bestehen aus einer multimodalen Stimulation. Die Physiotherapie nach dem **Bobath-Konzept** ist eine Form der Therapie, da die erkrankte Körperhälfte im Sinne eines 24-Stunden-Managements in die sensomotorische Aktivierung einbezogen wird.
Ein weiteres Symptom bei überwiegend rechtsparietalen Läsionen, das motorische Auffälligkeiten zeigt, ist die Störung der Wahrnehmung der eigenen Körperlängsachse. Manche Patienten liegen schräg im Bett, sitzen und stehen mit Neigung ihrer Körperlängsachse zur nicht betroffenen Seite („Pusher-Syndrom“ nach P. Davies).
Als etablierte Methoden zur Behandlung der räumlichen Leistungsstörungen gelten das Bobath-Konzept und ebenso die Vorgehensweise nach **Affolter**.

Literatur

Davies, P.: Hemiplegie, 1986, Springer-Verlag
Freivogel, S.: Motorische Rehabilitation nach Schädelhirntrauma, 1997, Pflaum-Verlag
Liebenstund, I.: Physiotherapie Band 11,1998, Thieme-Verlag
Prosiegel, M.: Neurophysiologische Störungen und ihre Rehabilitation, 1998, Pflaum-Verlag

2.2.9 Beratung bei Auswahl, Anpassung und Benutzung von Hilfsmitteln

(Ursula Gärtner)

Die **Hilfsmittelversorgung** eines Intensivpatienten beschränkt sich auf wenige Maßnahmen. Die Zusammenarbeit mit Arzt, Pflegepersonal und Ergotherapeut, evtl. auch mit dem Orthopädiemechaniker, ist sehr wichtig, um die optimale, funktionsverbessernde Lösung zu finden.

- Der tetraplegische, bewusstseinsklare Patient wird mit einer Klingel versorgt, die er mit dem Drehen des Kopfes bedienen kann.
- Die Versorgung mit Lagerungs- oder Funktionsschienen hängt davon ab, warum und wie lange der Patient intensivpflichtig ist.
- Für den Transfer vom Bett zum Stuhl können Umsetzhilfen wie Rutschbrett und Drehscheibe eingesetzt werden (*Abb. 2.28*).

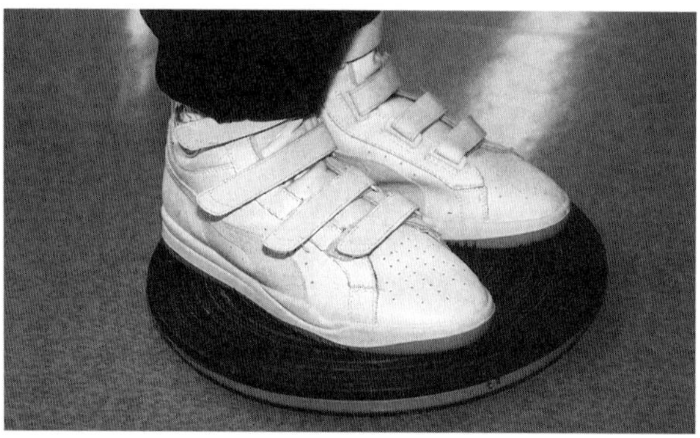

Abb. 2.28 Transferhilfe Drehscheibe

- Auch Steh- und Gehhilfen (Gehwagen, Rollator) werden sehr schnell auf der Intensivstation eingesetzt.
- Die erste Rollstuhlversorgung mit horizontaler oder nach hinten gekippter Sitzfläche wird eingeleitet.

Literatur

Freivogel, S.: Motorische Rehabilitation nach Schädelhirntrauma, Pflaum-Verlag 1997

Liebenstund, I.: Physiotherapie Band 11, Thieme-Verlag 1998

TEIL III: SPEZIELLE INTENSIVMEDIZIN UND PHYSIOTHERAPIE

3.1 ANAESTHESIE

3.1.1 ARDS

(Dr. med. J. Polasek)

Definition

Beim ARDS, acute (früher auch: adult) respiratory distress syndrome, handelt es sich um die schwerste Form einer akuten, sauerstoffrefraktären respiratorischen Insuffizienz auf dem Boden einer diffusen Schädigung der alveolo-kapillären Membran. Diese Schädigung kann durch unterschiedliche Noxen ausgelöst werden. Die Inzidenz des Krankheitsbildes, oft auch als Schocklunge bezeichnet, beträgt in Europa ca. 2 – 5 Fälle pro 100 000 Einwohner und Jahr.

Ätiologie und Pathogenese

Bei den Ursachen kann man zwischen einer direkten und einer indirekten Lungenschädigung unterscheiden.

Direkte Schädigung

- Aspiration sauren Mageninhaltes
- Beinahe-Ertrinken
- Inhalation toxischer Gase
- Pneumonie
- Trauma (Lungenkontusion, Thoraxtrauma).

Indirekte Schädigung

- Sepsis, septischer Schock
- Polytrauma
- Verbrennung
- Massivtransfusion
- protrahierte Hypoxämie
- Verbrauchskoagulopathie
- Pankreatitis.

Die Ausbildung des ARDS ist zu verstehen als relativ uniforme Antwort des Organs Lunge auf diese ganz unterschiedlichen Ursachen, wobei sich die histopathologischen Veränderungen vor allem am Alveolarepithel, der Basalmembran und dem Endothel manifestieren.
Pathophysiologisch lassen sich zwei Stadien unterscheiden.
Initial kommt es aufgrund der erhöhten Kapillarpermeabilität zum interstitiellen Lungenödem. Die verminderte Surfactantbildung führt dann auch zum Flüssigkeitsübertritt in die Alveolen mit Bildung hyaliner Membranen und intrapulmonaler Shunts (Stadium exsudativum).
Im weiteren Verlauf kommt es zur Proliferation von Bindegewebszellen, Bildung von kollagenen Fasern und zur Rarefizierung der Kapillaren (proliferatives Stadium, Fibrose).
Die beschriebenen Veränderungen laufen vor allem in den abhängigen Lungenpartien ab.

Symptomatik

Hier können ebenfalls verschiedene Stadien unterschieden werden.
Im Latenzstadium tritt eine leichte Dyspnoe mit Hyperventilation auf. In der Blutgasanalyse zeigt sich eine leichte Hypoxämie, das Röntgenbild des Thorax kann noch unauffällig sein.
Im Stadium des manifesten ARDS kommt es zur schweren Dyspnoe mit erhöhter Atemarbeit, reduzierten Lungenvolumina und erniedrigter Lungen-Compliance. Trotz Sauerstoffzufuhr besteht eine erhebliche Hypoxämie mit Tachycardie, Tachypnoe und Zyanose.
Radiologisch zeigt sich ein beginnendes, inhomogenes interstitielles Lungenödem mit fleckig-streifigen Verdichtungen.
Im Spätstadium (Lungenfibrose) kommt es zur Globalinsuffizienz („Lungenversagen“) mit extremer Hypoxie und Hyperkapnie trotz Beatmung mit reinem Sauerstoff. Die Compliance der Lunge ist deutlich

reduziert, so dass die Beatmungsdrücke erhöht sind. Dadurch kann es zum Auftreten von Pneumothoraces kommen. Das Röntgenbild der Lunge zeigt eine diffuse homogene Verschattung („weiße Lunge“).

Diagnostik und Differentialdiagnose

Die Diagnose des ARDS ergibt sich aus der Anamnese (direkte bzw. indirekte Schädigung), den oben beschriebenen klinischen Symptomen, der Blutgasanalyse, den Laborwerten, den Veränderungen der Lungenmechanik, der Hämodynamik und aus den typischen radiologischen Veränderungen (Röntgen-Thorax und Thorax-CT).
Differentialdiagnostisch abzugrenzen sind das kardiale Lungenödem, die Pneumonie, die Lungenembolie und die „fluid lung“ bei Niereninsuffizienz.

Therapie

Das primäre Ziel muss die Erkennung und Eliminierung bzw. Therapie der auslösenden Ursache sein.
Daneben ist eine symptomatische Intensivtherapie mit invasivem Monitoring notwendig. Dazu zählt eine frühzeitige Intubation mit druckkontrollierter maschineller Beatmung und der Anwendung von PEEP (**p**ositive **e**ndexspiratory **p**ressure) mit dem Ziel der Rekrutierung kollabierter Alveolen und der Verbesserung der Perfusion belüfteter Alveolen. In der Regel ist dabei eine tiefe Analgosedierung ggf. auch eine Relaxierung nötig. Wichtig sind die Sicherung stabiler hämodynamischer Verhältnisse (Gabe von Katecholaminen), eine exakte Flüssigkeitsbilanzierung und eine gezielte Antibiotikatherapie.
Unterstützend wirken Lagerungsmaßnahmen mit dem Ziel, durch die Rekrutierung atelektatischer Lungenareale, durch Umverteilung der Perfusion (s. o.), durch Umverteilung oder Resorption von Ödemen und durch Sekretmobilisierung eine Verbesserung des pulmonalen Gasaustausches zu erreichen. Dabei reichen die Lagerungsmaßnahmen von der wechselnden Seitenlagerung bis hin zur Anwendung der Bauchlage. Gerade in diesem Zusammenhang spielt auch die krankengymnastische Behandlung eine wichtige Rolle.
Neuerdings kommt auch die Inhalation von Stickstoffmonoxid (NO) und Prostacyclin mit dem Ziel der selektiven pulmonalen Vasodilatation und einer konsekutiven Verbesserung der Oxygenierung zur Anwendung.

In verzweifelten Fällen kann die veno-venöse extrakorporale Membranoxygenierung (ECMO) als Lungenersatztherapie erfolgreich sein.
Über einen extrakorporalen Kreislauf findet Oxygenierung und CO_2-Elimination des Blutes in Membranoxygenatoren statt, so dass die Invasivität und Aggressivität der Beatmung deutlich reduziert werden kann, und die Heilungsvorgänge der Lunge beschleunigt ablaufen können.
In Erprobung befinden sich die sog. "partial liquid ventilation" (Beatmung mit einer Sauerstoff-bindenden Flüssigkeit) und beim Erwachsenen die bronchiale Applikation von Surfactant (in der Neonatologie gibt es damit bereits gute Erfolge).

Prognose

Die Letalität des ARDS ist immer noch sehr hoch (früher bis zu 80 %), konnte aber unter Anwendung aller Möglichkeiten inzwischen deutlich reduziert werden. In einzelnen Zentren beträgt die Letalität nur noch 30 %.
Es konnte gezeigt werden, dass die gesundheitsbezogene Lebensqualität von Überlebenden eines ARDS insgesamt gut ist, und dass sich auch die Lungenfunktion wieder annähernd normalisieren kann. Deshalb sollten bei dieser Erkrankung alle Möglichkeiten der Therapie ausgeschöpft werden.

Literatur

Bernard GR et al.: The American-European Consensus Conference on ARDS. Definitions, mechanisms, relevant outcomes, and clinical trial coordination. Am J Respir Crit Care Med (1994) 149: 818-24
Lewandowski K et al.: Klinische Aspekte des akuten Lungenversagens des Erwachsenen (ARDS). Anaesthesist (1996) 45: 2-18
Manert W et al.: Veno-venöse extrakorporale Membranoxygenierung (ECMO) mit heparinbeschichtetem Bypass-System. Anaesthesist (1996) 45: 437-48
Schelling G et al.: Health-related quality of life and posttraumatic stress disorder in survivors of the acute respiratory distress syndrome. Crit Care Med (1998) 26: 651-9

3.1.1.1 Physiotherapie beim ARDS

(Ursula Gärtner)

ARDS, definiert als das akute Atemnotsyndrom des Erwachsenen, ist ein Lungenparenchymversagen. Der Verlauf eines ARDS hängt davon ab, ob frühzeitig ergriffene Maßnahmen einen therapeutischen Erfolg zeigen.
Die physiotherapeutische Behandlung beschränkt sich bei diesem Krankheitsbild zunächst auf die Lagerung des Patienten. Spezielle Lagerungen können indiziert sein im Sinne einer Lagerungsdrainage mit wechselnden Seitenlagerungen bei Sekretretention (z. B. bei Resorptionsatelektasen). Die Lagerung in Bauchlage ist bei dorsalen Kompressionsatelektasen indiziert.
Diese Lagerungen bzw. Umlagerungen der schwerkranken und völlig immobilen Patienten müssen unter Mithilfe mehrerer Personen unter Anwesenheit eines Arztes zweistündlich modifiziert werden.
Maßnahmen zur Sekretlösung – entsprechend der ärztlichen Anordnung – kommen, wie unter Kap. 2.2.1.4 beschrieben, zur Anwendung.
In der späten Phase des ARDS-Patienten, meist nach mehrwöchiger Intensivtherapie mit invasivem Monitoring, werden die umfangreichen Maßnahmen der Atemtherapie eingesetzt, um die Lungenfunktion annähernd normalisieren zu können. S. dazu Kap. 2.2.1.5 (Weaning) und 2.2.1.1 ff..
Gleichzeitig ist eine Rehabilitation der Funktionen des Bewegungsapparates notwendig, immer unter Beachtung des sehr reduzierten Allgemeinzustandes.

Literatur

Mang, H.: Atemtherapie, 1992, Schattauer-Verlag

3.1.2 Schwangerschaftskomplikationen: Gestose, Eklampsie, HELLP-Syndrom

(Dr. med. G. R. Roth)

Definitionen:

Gestose, Eklampsie und HELLP-Syndrom sind unterschiedliche Schweregrade einer schwangerschaftsinduzierten Störung. Hierbei gibt es fließende Übergänge von

- schwangerschaftsinduzierter Hypertonie: Blutdruck > 140/90
- Präeklampsie = EPH-Gestose (**E**dema, **P**roteinuria, **H**ypertension)
- Eklampsie = EPH-Gestose mit Krampfanfall
- HELLP-Syndrom (**H**ypertension, **E**levated **L**iver Enzymes, **L**ow **P**latelets; Bluthochdruck, erhöhte Leberwerte, verminderte Thrombozytenzahl).

Pathophysiologie:

Alle diese Erscheinungen sind unterschiedliche Schweregrade einer Schwangerschaftsstörung (Gestose): Gemeinsame Ursache ist vermutlich eine Mangeldurchblutung der Plazenta. Symptome der Patientinnen sind Kopfschmerzen, Sehstörungen, Oberbauchschmerzen, Atemnot und Zyanose. Aus pathophysiologischer Sicht handelt es sich hierbei um Spasmen der Arterien, u. U. kombiniert mit Gerinnungsstörungen, Hirnödem, Lungenödem bis hin zu Hämatomen in der Leber und Herzversagen. Es handelt sich somit bei schweren Verlaufsformen um ein lebensgefährliches Krankheitsbild!

Therapiemaßnahmen:

Es ist dringlich, die Entbindung, in der Regel als Kaiserschnitt, anzustreben; danach kommt es, allerdings oft mit Verzögerung bis zu einigen Tagen – zur Rückbildung des Krankheitsbildes. Bis zur Entbindung und auch danach sollen diese Patientinnen intensivmedizinisch überwacht und behandelt werden. Gleichzeitig jedoch ist eine Abschirmung von äußeren Reizen notwendig, da diese den Hypertonus verstärken können und Krampfanfälle begünstigen. Daher ist für diese Patientinnen ein abgeschirmtes Einzelzimmer anzustreben, akustische Alarme am Bett sollten vermieden werden. Im übrigen muss eine strenge Blutdruckein-

stellung erfolgen sowie mit häufigen Laborkontrollen die Gerinnung überwacht werden. Bei der Physiotherapie sollen diese Patientinnen wie „rohe Eier" behandelt werden:
- immer beruhigend auf die Patientin einwirken
- nicht erschrecken durch unerwartete Maßnahmen
- keine starken Anstrengungen und auf langsames Aufsetzen/Aufstehen achten, um Blutdruckanstieg zu vermeiden
- bei Leberhämatomen (selten, wohl immer strengste Bettruhe) keine Maßnahmen, die den Druck im Abdomen erhöhen (Rupturgefahr!).

HELLP-Patienten sind akut lebensgefährlich erkrankt, auch wenn man dies den Patientinnen nicht ansieht (meist junge, gesund wirkende Frauen!).

3.1.3 HNO-Patienten auf der Intensivstation

(Dr. med. G. R. Roth)

Die meisten Intensivpatienten aus dem HNO-Bereich sind Patienten, die geplant nach operativen Eingriffen überwacht und/oder beatmet werden müssen. Zentrale Gefahr bei diesen Patienten ist der Verlust der freien Atemwege, z. B. durch Blutung, Schwellung oder Infektion. Weiterhin kann der Luftweg durch die Dislokation von Trachealstents oder Verlust des Tubus akut bedroht werden.
Dies bedeutet akute Lebensgefahr!
Als Verletzungs- oder Operationsfolge kann es im Gesicht zu so starker Gewebsschwellung kommen, dass Erstickungsgefahr besteht. Darüber hinaus können Entzündungen durch Ausbreitung lebenswichtige Organe bedrohen. Besonders gefährdet sind hierbei das Auge, das Gehirn sowie das Mediastinum mit Herz und Lunge, wohin sich eine Entzündung, vor allem entlang von Gefäßen, ausbreiten kann. Gelegentlich werden operativ Magensonden in einen Bereich eingelegt, der postoperativ nicht mehr zugänglich ist. Falls eine derartige Magensonde verlorengeht, ist u. U. eine erneute Einlage nicht mehr möglich und eine Ernährung über den Magen-Darm-Trakt ausgeschlossen.

Bei Verdacht auf neu aufgetretene Atemnot oder Verschlechterung von Atemnot bei HNO-Patienten sofort den Intensivarzt verständigen (lassen). Dies ist ein absolutes Alarmzeichen!

Für jeden Patienten muss ein klares Konzept bestehen, welche Maßnahmen bei solchen vorhersehbaren Katastrophen ergriffen werden sollen:

- Ist eine Maskenbeatmung möglich?
  Dies setzt eine erhaltene, „normale" Gesichtsform voraus.
- Kann eine Notkoniotomie oder Tracheotomie das Problem lösen?
- Könnte man den Patienten bronchoskopisch intubieren?

Eine Tracheotomie nützt z. B. nichts bei disloziertem Stent an der Trachealaufzweigung.

Achtung!
Auch ein an allen Extremitäten fixierter Patient kann sich durch Kopf- und Rumpfdrehungen so weit im Bett herumbewegen, bis der Tubus herausgezogen ist.
Bei allen physiotherapeutischen Maßnahmen hat der Erhalt der lebenswichtigen Beatmungsschläuche höchste Priorität – diese dürfen nicht gefährdet werden!
Bei einem Teil der HNO-Patienten mit großen Tumoren werden Gewebetransplantationen von Muskelhautlappen u. a. vom Rücken, Brustbereich oder Unterarm auf Hals oder Gesicht durchgeführt. Bei diesen Gewebetransplantationen ist besonders streng auf die für den Organerhalt notwendige Durchblutung zu achten, sie sollten immer eine rosige Hautfarbe aufweisen. Gefährdungen entstehen hier z. B. durch Umlagerung des Patienten nach rechts oder links, was zum Abknicken von Blutgefäßen mit venöser Stauung (livide Verfärbung) oder arterieller Unterversorgung (eher blasse Farbe) führen kann. Da typische HNO-Tumoren häufig durch Alkohol und Nikotin verursacht oder zumindest begünstigt werden, leiden diese Patienten häufig an entsprechenden Begleiterkrankungen wie Leberschäden, peripherer arterieller Verschlusskrankheit, koronarer Herzkrankheit sowie an chronischer Bronchitis mit starker Verschleimung.

Patienten, bei denen irreparable Komplikationen bei Verlust des Luftweges zu befürchten sind, müssen im Regelfall ausreichend tief sediert und vorbeugend fixiert werden, um ein Herausziehen von lebenswichtigen Kanülen/Schläuchen zu verhindern.

3.2 CHIRURGIE

(Priv. Doz. Dr. med. W. H. Hartl)

Die intensivmedizinische Therapie hat im wesentlichen die Verhinderung von Organfunktionsstörungen bzw. die Wiederherstellung versagender Organe oder Organsysteme zum Ziel. Die Therapie kann dabei kausal oder symptomatisch sein. Eine kausale Therapie umfasst primär die Behandlung der Grunderkrankung, die den Auslösemechanismus des Organversagens darstellt. Sekundär ist es Aufgabe der intensivmedizinischen Therapie, in die molekularbiologischen Pathomechanismen einzugreifen, die zum Organversagen führen, und schließlich kann die Intensivmedizin direkt bei den versagenden Organen ansetzen, um deren Funktion zu bessern. Aufgrund der Natur der Krankheitsbilder besteht jedoch ein Großteil der intensivmedizinischen Therapie in einer symptomatischen Therapie, d. h. dass durch verschiedenste Maßnahmen versucht wird, ausgefallene Organleistungen zu kompensieren. Ziel einer derartigen symptomatischen Therapie kann es nur sein, Zeit zu gewinnen, bis die Grundkrankheit überwunden ist, oder bis durch die Selbstheilung des Patienten eine Wiederherstellung der Organfunktion erreicht wurde. Wenn immer möglich, sollte jedoch einer kausalen Therapie unbedingt der Vorzug gegeben werden.

3.2.1 Verbrennungstrauma

(Priv. Doz. Dr. med. W. H. Hartl)

3.2.1.1 Pathophysiologie

Das Ausmaß der Verletzung, die thermische Energie hervorruft, wird durch die Temperatur und die Zeitdauer der Hitzeexposition bestimmt. Als kritische Temperaturgrenze sind etwa 45 bis 55 °C anzusehen, in diesem Temperaturbereich können bei längerer Exposition (> 30 Sekunden) erst- bis zweitgradige Verbrennungen entstehen. Die Zone des Zelluntergangs als Folge eines Verbrennungstraumas wird Koagulationszone genannt. Gebiete mit geringerer Zellverletzung bezeichnet man als Stasezone bzw. Hyperämiezone. Bei drittgradigen Verbrennungen umfasst die Koagulationszone die gesamte Dermis, bei zweitgradigen Verbrennungen ist nur ein Teil der Dermis involviert.

Im Randbereich der Verbrennungszone kommt es schon kurz nach der Verletzung zu einer inflammatorischen Reaktion. In der Stasezone ist die Durchblutung durch Mikrozirkulationsstörungen initial stark eingeschränkt. Parallel zur temporären Unterbrechung der Blutversorgung führt das Verbrennungstrauma schnell zur Ödembildung im geschädigten Gewebe. Gleichzeitig nimmt der lokale Lymphfluss stark zu. Ursache dieses Phänomens ist eine ausgeprägte Steigerung der vaskulären Permeabilität. Sind mehr als 25 % der Körperoberfläche verbrannt, so beobachtet man eine allgemeine Zunahme der kapillären Permeabilität auch in Körperregionen, die nicht vom Verbrennungstrauma betroffen sind. Dieser Mechanismus ist auf die systemischen inflammatorischen Reaktionen des Organismus auf das Verbrennungstrauma zurückzuführen (s. u.). Zusätzlich spielt die Gabe größerer Mengen von Infusionslösungen eine Rolle.

Das Verbrennungstrauma bewirkt somit im verletzten Organismus eine Reaktion, die alle Organsysteme (ZNS, Herz-Kreislauf, Lunge, Gastrointestinaltrakt, Niere, Leber, Immunsystem) miteinbezieht. Das Maximum dieser Reaktion wird bei etwa 50 % verbrannter Körperoberfläche erreicht und ist etwa 2 Wochen nach dem Verbrennungstrauma am ausgeprägtesten.

So beobachtet man am Herz-Kreislaufsystem unmittelbar nach dem Verbrennungstrauma eine Abnahme des Herzzeitvolumens mit einem Anstieg des peripheren Gefäßwiderstandes. Dieses Phänomen lässt sich

durch den Flüssigkeitsverlust in den 3. Raum, der durch das Verbrennungstrauma induziert wird, erklären. Parallel dazu kommt es auch zu einem Anstieg des pulmonal-vaskulären Gefäßwiderstand. Gleichzeitig besteht eine Hyperventilation mit erhöhter Atemfrequenz und Atemzugvolumen. Veränderungen von Resistance und Compliance sind nicht sehr ausgeprägt. Der Abfall des zirkulierenden und intravasalen Volumens beeinträchtigt die Nierenfunktion. Durch den verminderten renalen Plasmafluss und die eingeschränkte glomeruläre Filtrationsrate kommt es zur Oligurie mit verminderter Kreatininclearance. Als Folge eines Verbrennungstraumas kann sich ein paralytischer Ileus entwickeln, der eine effektive enterale Ernährung des Patienten unmöglich macht. Der mit dem Verbrennungstrauma verbundene Schockzustand führt im Gastrointestinaltrakt zu einer verminderten Mukosadurchblutung und erhöht die Wahrscheinlichkeit für lokale Komplikationen (Erosionen, Ulzerationen, Perforationen).
Die massive Flüssigkeitsextravasation bedingt eine kompensatorische Aktivierung von afferenten Nervenfasern aus dem Bereich des verletzten Gewebes und von Barorezeptoren, Druckrezeptoren oder Chemorezeptoren in der systemischen Zirkulation. Diese Signale werden im zentralen Nervensystem verarbeitet und führen über die Aktivierung der sympathoadrenalen und adrenokortikalen Achse zu einer massiven Ausschüttung der Stresshormone Adrenalin, Cortisol und Glukagon. Gleichzeitig sind die Schilddrüsenhormonspiegel und die Insulinkonzentration erniedrigt.
Das Verbrennungstrauma ist immer mit einer globalen Verschlechterung des Immunsystems vergesellschaftet. Diese Beeinträchtigung betrifft sowohl die spezifische wie auch die unspezifische Immunantwort (T-Zellen, B-Zellen und neutrophile Granulozyten). Gleichzeitig ist durch das Verbrennungstrauma die Hautbarriere zerstört, so dass für Mikroorganismen eine gefährliche Invasionsstraße besteht. Somit ist der verbrannte Patient verstärkt infektionsgefährdet.

3.2.1.2 Akutversorgung von Brandverletzungen

Nach Brandverletzungen sollten die verbrannten Körperregionen mit sauberen Tüchern abgedeckt werden, um weitere bakterielle Kontaminationen zu verhindern, und um die Schmerzreaktion in Gebieten mit inkomplettem Verbrennungstrauma (zweit- oder erstgradig) zu begrenzen. Der Patient sollte am ganzen Körper bedeckt werden, um den Hitzeverlust und die Gefahr einer Hypothermie so gering wie möglich zu halten. Extremitäten sollten hoch gelagert werden. Die für die weitere Therapie entscheidende intravenöse Flüssigkeitszufuhr sollte nicht später als 45 Minuten nach dem Verbrennungstrauma erfolgen. Bei zweit- und erstgradig verbrannten Körperregionen führt die Abkühlung mit kaltem Wasser oder Eis zu einer schnellen Schmerzreduktion und kann zusätzlich das Ausmaß des Gewebeschadens begrenzen. Letzterer Mechanismus kommt jedoch nur in den ersten 10 bis 15 Minuten nach der Verletzung zum Tragen.

Die weitere Behandlung richtet sich nach den vorliegenden Organfunktionsstörungen, insbesondere ist auf eine adäquate Analgesie, die vom Ausmaß des Verbrennungstraumas abhängt, zu achten. Nach der Stabilisierung der Herz-Kreislauf- und Lungenfunktion sollten die verbrannten Körperregionen so früh wie möglich mittels entsprechender Antiseptika desinfiziert werden. Blasen mit mehr als 2 cm Durchmesser werden inzidiert. Die definitive Behandlung des Verbrennungspatienten sollte in dafür speziell eingerichteten Verbrennungszentren erfolgen, wenn das Ausmaß der zweit- oder drittgradigen Verbrennungen mehr als 10 % der Körperoberfläche übersteigt.

Die Versorgung des Brandverletzten setzt eine gründliche körperliche Untersuchung voraus. Dabei ist auf die Zeichen der respiratorischen Insuffizienz (Tachypnoe, Zyanose) und des beginnenden Kreislaufschocks (Tachykardie, Hypotonie, Oligurie, Zentralisation) zu achten. Im Zentrum der Untersuchungen steht dabei jedoch die Bestimmung des Ausmaßes und der Tiefe der Brandverletzungen. Das Ausmaß der Verbrennungen stellt den entscheidenden Faktor bei der Bestimmung des zu erwartenden Flüssigkeitsbedarfs dar. Zu diesem Zweck wird der Prozentsatz der verbrannten Körperoberfläche (mit Ausnahme erstgradiger Verbrennungen) abgeschätzt. Diese Abschätzung folgt der sogenannten **9-er Regel (s. Kap. 3.2.1.5)**, die darauf beruht, dass die prozentuale Körperoberfläche in den verschiedenen Regionen des Körpers mit 9 % oder einem Vielfachen davon angegeben werden kann. So umfasst der Anteil an der Gesamtkörperoberfläche von Kopf und Nacken 9%, von der oberen Extremität jeweils 9 %, von der Vorder- und Rückseite des Stammes 18%, von jeder unteren Extremität 18 %, und von der Anogenitalregion 1%. Diese Angaben gelten bei Erwachsenen und müssen bei Kindern jedoch modifiziert werden.

Die Bestimmung der Verbrennungstiefe ist entscheidend für die zu planende Versorgung der verletzten Körperregionen. Erstgradige Verbrennungen sind durch eine rosa oder leicht rötliche Haut gekennzeichnet, die trocken oder höchstens gering mit kleinen Blasen versehen ist und auf Berührung mit Schmerz reagiert. Die Abheilung erfolgt nach 3-6 Tagen. Bei zweitgradigen Verbrennungen können oberflächliche und tiefe dermale Verletzungen unterschieden werden. Oberflächliche Verletzungen sind typischerweise hellrot, weisen eine feuchte Oberfläche auf und sind ganz besonders berührungsempfindlich (sogar auf Luftströme). Bei Abwesenheit von Infektionen heilen derartige Verletzungen in einem Zeitraum von 10 – 21 Tagen. Tiefe dermale Verbrennungen sind typischerweise dunkelrot oder von gelblich-weißer Farbe und sind nur noch mäßig auf Berührung empfindlich, wobei jedoch die Tiefensensibilität erhalten ist. Diese Verletzungen benötigen mindestens drei Wochen zur kompletten Abheilung. Drittgradige Verletzungen schließlich sind perlenweiß, verkohlt oder von pergamentähnlicher Oberflächenbeschaffenheit. Gleichzeitig können thrombosierte oberflächliche Venen durch die durchscheinende Narbe erkannt werden. Diese Wunden sind charakteristischerweise trocken und schmerzunempfindlich. Zur Abheilung ist eine künstliche Deckung unerlässlich.
Zur Berechnung des Flüssigkeitsbedarfs nach Verbrennungsverletzungen existiert eine Reihe von Formeln, in die der Prozentsatz der verbrannten Körperoberfläche eingeht, und die sowohl kristalloide wie kolloidale Lösungen umfassen (z. B. 1 ml pro kg pro % verbrannter Körperoberfläche kristalloide Lösungen und 1 ml pro kg Körpergewicht pro % verbrannter Körperoberfläche kolloidale Lösungen, zusätzlich 2 *l* 5 %ige Glukose). Diese Flüssigkeitsmengen sind in den ersten 24 Stunden zu applizieren, wobei die erste Hälfte der derartig berechneten Mengen in den ersten acht Stunden nach Verbrennungstrauma infundiert wird und die zweite Hälfte, dann etwas langsamer, in den darauffolgenden 16 Stunden. In den zweiten 24 Stunden nach Verbrennungstrauma ist der Flüssigkeitsbedarf deutlich geringer und beläuft sich im Schnitt nur noch auf die Hälfte der in den ersten 24 Stunden zu verabreichenden Flüssigkeitsmengen.
Durch die derartig zugeführten Flüssigkeitsmengen gelingt es in der Regel, den drohenden Schockzustand zu überwinden, bzw. ihn erst überhaupt nicht entstehen zu lassen. So normalisiert sich das initial erniedrigte Herzzeitvolumen und erreicht supranormale Werte am zwei-

ten Tag nach Verbrennung. Die gleichzeitige Gabe von kolloidalen und kristalloiden Flüssigkeiten ist insbesondere in den ersten 24 Stunden nach Verbrennungstrauma wichtig, da zu diesem Zeitpunkt kolloidale Flüssigkeiten eine größere intravaskuläre Verweildauer aufweisen als kristalloide. Die Verabreichung von hypertonen Kochsalzlösungen wird bei den Patienten eingesetzt, bei denen die Herz-Lungenfunktion bereits vor dem Verbrennungstrauma eingeschränkt war.

Ziel der Volumengabe bei Verbrennungspatienten ist es, die Funktion der lebenswichtigen Organe aufrecht zu erhalten und gleichzeitig sowohl die unmittelbaren wie auch die später einsetzenden physiologischen Folgen einer nicht ausreichenden oder überschießenden Flüssigkeits- und Salzzufuhr zu minimieren. Ob dieses Ziel erreicht wird, kann an der individuellen Organfunktion, insbesondere an der Urinproduktion, abgelesen werden, welche ein zuverlässiger Index für eine ausreichende Flüssigkeitszufuhr darstellt.

Bei verbrannten Extremitäten kann die exzessive Flüssigkeitszufuhr und lokale Ödembildung zu einer inadäquaten Substrat- und Sauerstoffzufuhr in den peripheren, eventuell sogar unverletzten Regionen führen. Das Auftreten derartiger sekundärer Kompartmentphänomene ist sorgfältig zu überwachen. Als vorbeugende Maßnahme sollten die betroffenen Extremitäten konsequent hochgelagert werden. Beim manifesten Kompartmentsyndrom mit erhöhten Kompartmentdrücken und eingeschränkter peripherer Zirkulation ist die notfallmäßige Kompartmenteröffnung zur Verhinderung von Folgeschäden angezeigt. Diese Eröffnung erfolgt durch Inzisionen in schmerzunempfindlichen, drittgradig verbrannten Körperregionen an den betreffenden Extremitäten. Lässt sich auf diesem Weg keine Druckentlastung erzielen, so ist die zusätzliche Durchtrennung der unter der verbrannten Haut bzw. dem subkutanen Fettgewebe liegenden Faszie indiziert.

Die Flüssigkeitszufuhr nach Verbrennungstrauma führt in der Regel bei ausgeprägten Verbrennungsverletzungen zu einer Zunahme des Körpergewichtes um 15 – 20 %. Auch während des weiteren klinischen Verlaufs ist auf eine adäquate Flüssigkeitszufuhr zu achten, wobei sich diese dann an der Korrektur von dokumentierten Flüssigkeitsverlusten orientiert. Gleichzeitig sind Hypo- aber auch Hypernatriämien zu berücksichtigen. Entsprechende Defizite sollten durch die Zufuhr von hypertonen Kochsalzlösungen, Diuretika bzw. freiem Wasser korrigiert werden.

3.2.1.3 Die Behandlung der verbrannten Wunde

Die spezifische chirurgische Therapie der verbrannten Körperregionen beginnt nach der Stabilisierung der Vitalfunktionen des Patienten. Der Patient sollte in einer warmen Umgebung untergebracht sein, um eine Hypothermie zu vermeiden. Die verbrannte Wunde wird vorsichig mechanisch gereinigt, wobei ein Debridement von losem nekrotischen Gewebe erfolgt. Im weiteren Verlauf muss eine Lokalinfektion verhindert werden. Aufgrund der beschriebenen Mechanismen ist der Verbrennungspatient besonders durch die Invasion von Mikroorganismen aus dem Verbrennungsgebiet in noch vitale Gewebsstrukturen infektionsgefährdet. Als Folge einer Verbrennungsverletzung ist das örtliche Immunsystem praktisch völlig ausgeschaltet, und die Ausbreitung und Vermehrung von Keimen erfolgt ohne jede Behinderung. Wird eine kritische Bakteriendichte erreicht, so entsteht eine manifeste Wundinfektion und in der Folge eine systemische Streuung, die in eine Sepsis münden kann. Zur Vorbeugung und Verhinderung eines solchen Geschehens werden topische antimikrobielle Medikamente verwendet. Bevorzugt wird eine offene Wundbehandlung mit täglicher Spülung und Debridement, wobei zur lokalen Infektbekämpfung sulfonamidhaltige Salben oder Silbersulfadiazin steril in einer Dicke von 3 – 4 mm auf die verbrannten Flächen aufgetragen werden. Dies erfolgt täglich, wobei gleichzeitig vor einem Behandlungsintervall die verletzte Wundfläche gesäubert wird, um die tägliche visuelle Kontrolle der Wunde und auch die manuelle Untersuchung (Eiter unter der Narbe) zu ermöglichen. Zusätzlich sind im Intervall Gewebsproben zu entnehmen, um die bakterielle Dichte festzustellen und bei entsprechend positivem Befund eine Umstellung der lokalen Antibiotikatherapie zu veranlassen.

Trotz dieser vorbeugenden Maßnahmen kann in vielen Fällen eine Wundinfektion nicht vermieden werden. Die Diagnose in verbrannten Gebieten stützt sich dabei überwiegend auf morphologische Kriterien, so z. B. auf den pathognomonischen Übergang einer zweitgradigen Verbrennungsverletzung in eine drittgradige Hautnekrose als Hinweis für eine invasive Infektion. Hinzu treten können Veränderungen in benachbarten unverbrannten Hautregionen (Erytheme, Ödeme oder Narbenrisse). Der sichere Nachweis erfolgt über die histologische Untersuchung von bioptischem Material aus dem Wundbereich. Nur dadurch lässt sich eine Kolonisierung von totem Gewebe sicher von einer invasiven Infektion in lebendigem Gewebe unterscheiden.

Eine gesicherte Wundinfektion erfordert eine Modifizierung sowohl der lokalen wie auch der systemischen Behandlung. Entsprechend den zuvor durchgeführten Resistenztestungen sollten systemische Antibiotika verabreicht werden. Am gefährlichsten sind dabei Wundinfektionen mit Pseudomonaden. Mit derartigen gramnegativen Keimen infizierte Gewebe sollten, so bald es der Allgemeinzustand des Patienten zulässt, exzidiert werden. Trotz maximaler intensivmedizinischer und mikrobiologischer Bemühungen ist die Letalität von Verbrennungspatienten mit generalisiserter Wundinfektion, insbesondere bei systemischer Ausbreitung, immer noch enttäuschend hoch (über 50 %).

Neben bakteriellen Infektionen sind auch virale und fungale Wundinfektionen bei Verbrennungspatienten möglich. Am häufigsten findet sich Candida und der Herpes-simplex-Virus. Auch unter diesen Umständen ist die frühestmögliche radikale Exzision der infizierten Wundareale als einzig effiziente kurative Maßnahme indiziert.

Die Exzision von verbrannten Wundarealen stellt die wichtigste chirurgische Maßnahme zur wirkungsvollen Behandlung der Verbrennungsverletzung dar. Neben der Exzision von infizierten Wundarealen ist ein derartig chirurgisches Vorgehen immer bei tiefen (auch unvollständigen) und bei allen vollständigen, drittgradigen Verbrennungen indiziert. Die Entfernung zerstörten Gewebes ist im Hinblick auf eine potentielle Infektion die beste prophylaktische Maßnahme und sollte deswegen so früh wie möglich (entsprechend dem Allgemeinzustand des Patienten) erfolgen. Aufgrund der ausgeprägten Nebenwirkungen derartiger Eingriffe ist das Ausmaß einer chirurgischen Wundexzision bei Verbrennungspatienten pro Operation auf etwa 20% der Körperoberfläche begrenzt. Diese Regel gilt jedoch nicht, wenn es sich hierbei um infiziertes Gewebe handelt. Unter solchen Umständen sind auch agressivere Eingriffe gerechtfertigt, die jedoch mit einem deutlich höheren Risiko aufgrund des zu erwartenden Blutverlustes einhergehen.

Bei tiefen dermalen Verbrennungen oder bei Verbrennungen, die in die oberflächlichen Regionen des subkutanen Fettgewebes vorgedrungen sind, ist die tangentiale Ausschneidung das Verfahren der Wahl. Unter Benutzung von speziellen Dermatomen kann das verbrannte Gewebe sukzessive bis auf Höhe von wieder vitalen Strukturen exzidiert werden. Im Anschluss daran erfolgt die Wunddeckung mit einem biologischen

Verband, vorzugsweise autologem Material. Bei tiefen drittgradigen Verbrennungen ist eine Resektion bis auf das Faszienniveau indiziert. Auch hier sollten besonders nicht-infizierte Wundregionen unmittelbar im Anschluss mit autologer Haut gedeckt werden. Dabei sind unter Umständen massive kosmetische Entstellungen aufgrund des Verlustes von subkutanem Fettgewebe in Kauf zu nehmen. Als Hauttransplantat wird in der Regel Spalthaut verwendet. Durch das Erzeugen entsprechender Netzgittermuster kann das zur Verfügung stehende Deckungsmaterial noch deutlich in seiner Ausdehnung vergrößert werden. Kommen entsprechend große Gittermuster zur Anwendung, so ist eine zusätzliche temporäre Deckung mit biologischen Verbänden indiziert. Ein solches Verfahren kommt auch zur Anwendung, wenn nicht genügend Eigenhaut zur Verfügung steht. Die dabei verwendete Fremdhaut kann aufgrund ihrer Beschaffenheit eine Reihe von günstigen Effekten im Wundbereich hervorrufen (z. B. geringerer Verlust von Wasser und Wärme, Stimulation von Granulationsgewebe, Beschränkung von Bakterienwachstum und Ausbreitung). Ein Nachteil dieses Konzepts besteht in der nie vollständig auszuschließenden Übertragung von Erkrankungen (HIV) und der Notwendigkeit, aufwendige Hautbänke mit entsprechendem Vorrat halten zu müssen. Komplett synthetischer, temporärer Hautersatz ist bis heute nicht verfügbar.

3.2.1.4 Rehabilitation (s. a. 3.2.1.5)

Die Rehabilitation des Verbrennungspatienten befindet auf einer Stufe mit der akuten intensivmedizinischen und subakuten chirurgischen Versorgung des Patienten. Im Zentrum der rehabilitativen Bemühungen steht dabei das Aufrechterhalten der Funktion und die Vorbeugung von Komplikationen, welche aus lang anhaltenden Immobilisierungsphasen resultieren. Gefürchtet sind dabei die Kontrakturen, die aus den Narben im ehemals verbrannten Gewebe entstehen.

Die physikalische Rehabilitation des Patienten beginnt bereits am Tag nach der Aufnahme. Verbrannte Extremitäten werden hochgelagert und aktiv beübt, um das Ausbilden von Ödemen einzuschränken, und um damit die Ausbildung von Kompartmentsyndromen zu verhindern. Nach Stabilisierung des Patienten beginnt die zunehmende Mobilisierung und intensive Beübung des Patienten. Letztere beinhaltet initial nur das Stehen am Bett bzw. Sitzen in einem bettnahen Stuhl. Dabei sollten die

verletzten Extremitäten elastisch bandagiert werden, um eine venöse Stase und Ödeme zu verhindern. Aktive Maßnahmen sind zu bevorzugen, falls es der Allgemeinzustand des Patienten erlaubt. Dabei ist oft eine aktive Hilfestellung erforderlich, um die Patienten zu unterstützen, die nicht von alleine den vollen Beweglichkeitsumfang erreichen können. Bei passivem Vorgehen ist größte Vorsicht angebracht, da besonders bei übereifrigen Anwendungen schwere Verletzungen von Weichgewebsstrukturen (Sehnen, Muskeln) oder eine traumatische Mobilisierung von Narbenkontrakturen erfolgen können. Gerade bei nicht ansprechbaren, komatösen Patienten ist eine große Erfahrung der Therapeuten erforderlich, um das Ausmaß der Gewebsdehnbarkeit korrekt einschätzen zu können.
Ein wesentlicher Teil der Nachbehandlung von Verbrennungsverletzungen besteht in der Lagerung des Patienten, die so gestaltet sein sollte, dass sie Kontrakturbildungen optimal vorbeugt. Dieser Aspekt ist besonders bei Patienten zu berücksichtigen, die selbst nicht in der Lage sind, aktiv an ihrem Rehabilitationsprozess teilzunehmen. Der effektivste Ansatz, das gewünschte therapeutische Ergebnis zu erreichen, beruht auf der Verwendung von individuell angepassten Kunststoffschienen. Diese Schienen bestehen aus thermoplastischem Material, das so geformt werden kann, dass es den Bedürfnissen des individuellen Patienten optimal entspricht. Während Inaktivitätsphasen und zur Nacht wird der verbrannte Patient mit diesen Schienen versehen und so in die optimale Lagerung gebracht. Bei Narben, die schnell zu Kontrakturen neigen, insbesondere bei Kindern, kann eine praktisch ununterbrochene Verwendung derartiger Schienen notwendig sein. Diese Schienen sind auch für die Immobilisierung von frisch gedeckten Verbrennungswunden von Vorteil, da sie eine Ruhigstellung bis zu dem Zeitpunkt erlauben, an dem das Hauttransplantat adhärent geworden ist. Die Schienen werden entsprechend den regionalen Wundverhältnissen bereits im Operationssaal anmodelliert und bleiben 5 – 6 Tage vor Ort.

3.2.1.5 Physiotherapie bei Brandverletzungen

(Ursula Gärtner)

Wie bereits im vorausgegangenen Kap. 3.2.1 ff. beschrieben, sind für die Heilung und Überlebenschance eines Brandverletzten neben Allgemeinzustand und Vorerkrankungen drei Faktoren von großer Bedeutung:

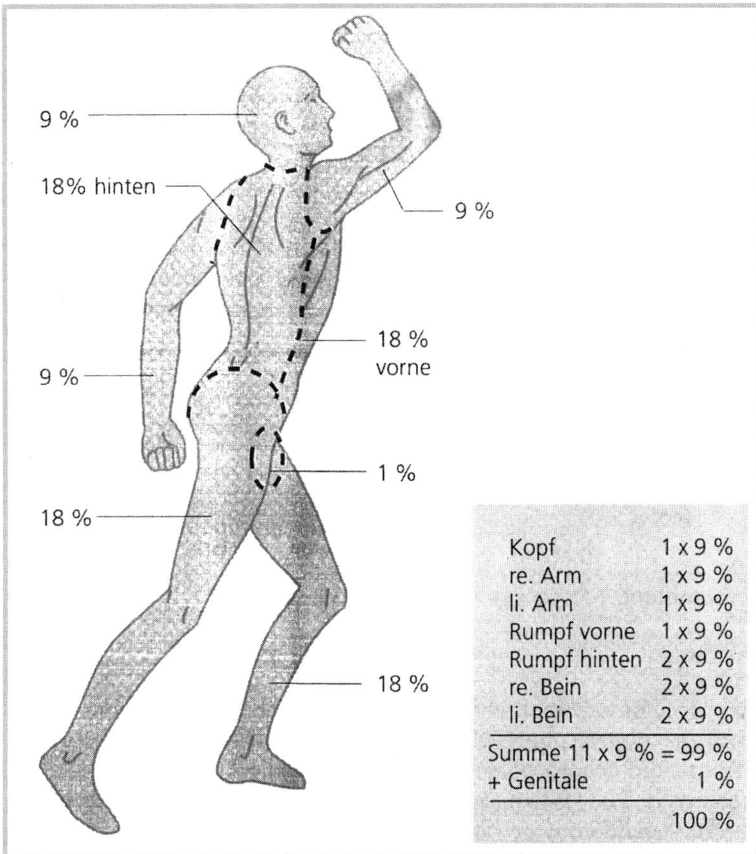

Abb. 3.1 Neuner-Regel

- Flächenausdehnung der Brandwunden
- Tiefenausdehnung der Brandwunden
- Alter des Brandverletzten.

Flächenausdehnung: Dabei wird die **Neuner-Regel** (*Abb. 3.1*) zugrunde gelegt.

Tiefenausdehnung: Die Einteilung erfolgt in drei Schweregraden:

1. Grad: Rötung
2. Grad: Blasenbildung
3. Grad: Nekrose.

Aussehen	**1.Grad**	**2. Grad**	**3. Grad**
	Rötung	**Blasen**	**Nekrosen** (braunschwarzer Schorf)
Hautanhangs-gebilde	erhalten	teilweise erhalten	zerstört
Schmerzempfindlichkeit (Nadelstichprobe)	sehr schmerzhaft	schmerzhaft	kein Schmerz (Analgesie)
Therapie	– kalt spülen – Verband	– kalt spülen – Blasen abtragen – Verband	– kalt spülen (danach alternativ oder kombiniert): – Verband – Trockenbehandlung – operative Nekrolyse
Heilungsdauer	1 Woche (Spontanheilung)	bis 2 Wochen	über 2 Wochen (Spezialbehandlung)
Narbenbildung	keine	gering	ausgedehnt (Schrumpfung oder Keloid)

Tabelle 3.2 Verbrennungswunden. Charakteristika und Therapie der drei Schweregrade

Alter des Patienten: Die besten Überlebenschancen haben Erwachsene mittleren Alters (zwanzig bis vierzig Jahre).
Ist die Verbrennung auf ein kleines Areal beschränkt, so ist der Allgemeinzustand nicht wesentlich beeinträchtigt. Bei einer Wundausdehnung von ca. 10 % (bei Kindern 5 %) können schwerwiegende, lebensbedrohliche Schädigungen des Gesamtorganismus auftreten, die man als **Verbrennungskrankheit** bezeichnet.
Die Behandlung erfolgt entweder in einer Spezialklinik oder auf einer entsprechenden Intensivstation. Die Behandlungskriterien unterscheiden sich nicht wesentlich von denen anderer Intensivbehandlungen, so dass alle prophylaktischen Maßnahmen zur Anwendung kommen.

Besondere Sorgfalt muss auf sterile Bedingungen gelegt werden, die in den Spezialkliniken vorgegeben sind. Die Intensiveinheit ist nur durch eine Schleuse zu erreichen.
Bei offener **Wundbehandlung** beträgt die Raumtemperatur 32 °C, mit einer Luftfeuchtigkeit von ca. 72 %.
Die optimale Behandlung eines Brandverletzten erfordert eine gut organisierte Zusammenarbeit von Ärzten, Pflegepersonal und PhysiotherapeutInnen.
Für die PhysiotherapeutIn ist es wichtig, dass sie Erfahrung in der Dosierung der Behandlung mitbringt, da es unumgänglich ist, dass der Schwerbrandverletzte zwei- bis dreimal täglich in kurzen Therapieeinheiten behandelt werden muss.
Außer den bekannten prophylaktischen Maßnahmen zur Atemtherapie müssen in den Behandlungsplan aufgenommen werden:

- **Ödemprophylaxe**
- **Kontrakturprophylaxe**
- **Kontrakturbehandlung.**

Atemtherapie *(s. Kap. 2.2.1)*

Entsprechend dem Verletzungsgrad und der Flächenausdehnung werden Techniken wie Thoraxkompression und Vibrationen angewandt. Wurden seitens des Arztes Entlastungsschnitte angelegt, sind Thoraxkompression und Vibrationen als therapeutische Maßnahme zu Sekretlösung kontraindiziert, da in den ersten Tagen starke Nachblutungen auftreten können.

Ödemprophylaxe

Diese erfolgt durch konsequente Hochlagerung der Extremitäten, um die Ausbildung von Kompartmentsyndromen zu verhindern.

Kontrakturprophylaxe

Der Brandverletzte wird nach seiner Einlieferung auf die Intensivstation vom ersten Tag an physiotherapeutisch behandelt. Ist der Patient wach und ansprechbar, wird vor der Behandlung ein Schmerzmittel gegeben. Die betroffenen Gelenke werden in allen Bewegungsrichtungen im größtmöglichen Bewegungsausmaß aktiv bewegt, ein tolerierbares pas-

sives Nachdehnen am Ende der aktiven Bewegung ist fast immer erforderlich.
Das Bewegen der Hand- und Fingergelenke ist ein Schwerpunkt der Therapie, alle Gelenke werden einzeln bewegt, bzw. schonend mit manualtherapeutischen Techniken behandelt.
Ist der Patient sediert und relaxiert, wird er passiv bewegt. Durch **Ödeme** und **Nekrosen** ist es oft unmöglich, das volle Bewegungsausmaß zu erreichen; ein forciertes Eingreifen ist kontraindiziert.
Eine weitere wichtige Maßnahme zur Kontrakturprophylaxe ist die korrekte Lagerung, die vom Pflegepersonal überwacht werden muss. Der Patient liegt in einem verstellbaren Intensivbett auf mehreren Lagen keimarmen Schaumstoffes, der so präpariert ist, dass Wundflächen nicht ankleben können. Dieser Schaumstoff kann zudem beliebig ausgeschnitten werden. Es können Rollen und Abpolsterungen gefertigt werden.
Die Gelenke werden in den physiologischen Stellungen gelagert, Lagerungshilfen in Form von Schienen können erforderlich werden.

Weitere Lagerungshilfen

- seitlich am Bett anzubringende Armlagerungstische (mit Schaumstoff gepolstert)
- Keilkissen zur Hochlagerung geschwollener Extremitäten (mit Schaumstoff gepolstert)
- Arm- und Beinschlaufen (mit Schaumstoff gepolstert), damit die Extremitäten schwerefrei aufgehängt werden können.

Die Lagerung der Hände zur Vermeidung funktionsbehindernder Kontrakturen ist von Bedeutung:

- Handgelenk in Dorsalextension
- MCP-Gelenke in 70° bis 90° Flexion
- DIP-Gelenke in Extension
- PIP-Gelenke in Extension
- Daumensattelgelenk in Opposition.

Kontrakturbehandlung

Eine typische Folge von Verbrennungen sind hypertrophe **Narben**, die hart und unelastisch sind. Nach der dermatogen fixierten Kontraktur kann es zur kapsulären Kontraktur und kapsulären Schrumpfung kom-

men. Konsequente Verbandstechnik und korrekte Lagerung in Dehnstellung sind die prophylaktischen Behandlungsmaßnahmen.
Narben werden unter Einsatz entsprechender Salben durch Massagen, Anhakstriche und Hautverschiebungen beeinflusst. Passives Dehnen wird bis zum Weißwerden der Narben bzw. bis zur Schmerzgrenze des Patienten ausgeführt. Die erworbene Dehnstellung muss mindestens zehn Sekunden gehalten werden.
Bei zweit- und drittgradigen Verbrennungen ist das Ausheilen der Wunden ohne operativen Eingriff nicht möglich, es wird stets Eigenhaut transplantiert.
Jede Transplantation hat eine Ruhigstellung von acht bis zehn Tagen zur Folge, in denen wiederum auf korrekte Lagerung geachtet werden muss. Danach beginnt das Erarbeiten der Gelenkfunktionen in allen Bewegungsrichtungen mit dem größtmöglichen Bewegungsausmaß. Unterstützend wirkt die Therapie im Duschbad, da die Haut durch das ständig ablaufende Wasser feucht und geschmeidig, sowie von oberflächlichen Nekrosen befreit wird.
Ist der Patient wach und ansprechbar, muss er baldmöglichst in die Vertikale gebracht werden. Dies erfolgt durch zwei- bis dreimaliges Aufstehen täglich, meist im Rahmen des Umbettens.
Die Behandlung der Verbrennungskrankheit bedeutet in der Frühphase den Einsatz lebensrettender Maßnahmen, doch frühzeitig muss ein Konzept konservativer und/oder operativer Behandlung festgelegt werden, um den Unfallverletzten zu aktivieren und so viel Beweglichkeit betroffener Gliedmaßenabschnitte wieder zu erlangen, wie im Einzelfall möglich ist.

Literatur

Evertz, S.: Physiotherapeutische Arbeit mit Verbrennungspatienten, Krankengymnastik 8/94, S. 1038-1046

Paetz, B.: Chirurgie für Pflegeberufe, S. 99-110, 1994, Thieme-Verlag

Stehen, M.: Chirurgische und intensivmedizinische Aspekte Brandverletzter, Krankengymnastik 6/88, S. 441-452

Zehner, J.: Krankengymnastische Behandlung Brandverletzter, Krankengymnastik 6/88, S. 452-482

3.2.2 Hypovolämischer Schock

(Priv. Doz. Dr. W. Hartl)

3.2.2.1 Pathophysiologie

Ein Schockzustand kann durch jede Veränderung im zirkulierenden intravasalen Volumen hervorgerufen werden, unabhängig davon, ob es sich um einen Blutverlust, einen Plasmaverlust (wie beim Verbrennungstrauma), oder einen Verlust von Flüssigkeit in den interstitiellen Raum handelt. Bei geringstem klinischen Verdacht auf einen Volumenmangelschock sollte die intravenöse Volumenzufuhr unverzüglich begonnen werden. Die klinischen Zeichen und Symptome des hypovolämischen Schocks hängen vom Ausmaß des Blutvolumenmangels ab. Bei unkomplizierten Verlusten in einer Größenordnung bis zu 15 % des Gesamtkörperblutvolumens ist in der Regel nur eine milde Ruhetachykardie mit etwa 100 Schlägen pro Minute zu beobachten. Blutdruck, Atemfrequenz, Hautfarbe und Hauttemperatur sind dabei noch normal. Bei Verlusten zwischen 15 und 30% des Blutvolumens übersteigt die Tachykardie 100 Schläge pro Minute. Der systolische Blutdruck ist noch normal, die Blutdruckamplitude ist jedoch bereits verringert. Die Atemfrequenz steigt leicht an, und im Falle eine Blutverlustes erscheinen die Fingernägel blass. Der Patient kann dabei ängstlich sein, wobei ansonsten keine abnormalen Verhaltensmuster vorliegen. Bei Verlusten zwischen 30-40%, das entspricht etwa $1\frac{1}{2}$ bis 2 *l* Blutverlust bei einem 70 kg schweren männlichen Patienten, steigt die Tachykardie über 120 Schläge pro Minute an. In dieser Situation beobachtet man zusätzlich zur Dämpfung der Blutdruckkurve eine Erniedrigung des systolischen Blutdrucks. Der Patient ist tachypnoeisch, wobei die Haut kalt ist und deutlich abblasst. Die Patienten sind zusätzlich durch die mit Volumenmangel verbundene Angst verwirrt. Schwere Volumenverluste (größer als 40%) äußern sich zusätzlich zu den bereits beschriebenen hämodynamischen Folgen noch in einer deutlichen Einschränkung der zerebralen Leistung. Der Patient kann extrem lethargisch erscheinen bei gleichzeitig eingeschränkter Reaktion auf äußere Reize jeder Art. Die Fähigkeit der kardiovaskulären Kompensationsmechanismen, weitgehend normale Kreislaufverhältnisse bei geringem oder mäßigem Volumenverlust aufrecht erhalten zu können, hängt von einer optimalen

Synchronisierung dieser Kompensationsmechanismen in einem ansonsten gesunden Herz-Kreislaufsystem ab. Bei älteren oder kritisch kranken Patienten können diese Mechanismen versagen. So kann es unter solchen Umständen bereits bei deutlich geringeren Volumenverlusten zum Vollbild eines Volumenmangelschockes (auch bei weniger als 30% Volumenverlust) kommen.

Ein Abfall des zirkulierenden Blutvolumens geht einher mit einer Abnahme des Herzzeitvolumens, des arteriellen Mitteldrucks, der regionalen Organdurchblutung und schließlich einem Absinken des Gewebesauerstoffpartialdruckes. Diese Veränderungen werden über Barorezeptoren und Chemorezeptoren in den verschiedenen Segmenten des Kreislaufsystems registriert und an das zentrale Nervensystem weitergeleitet. Zusätzlich besteht eine direkte Rückkopplung als sogenannter ischämischer Reflex aus den einzelnen Organen an das ZNS. Bei entsprechenden Signalen werden über das zentrale Nervensystem eine Reihe von Kompensationsmechanismen aktiviert. Im Zentrum steht dabei die sympathoadrenale Achse mit Ausschüttung von Katecholaminen aus dem Nebennierenmark. Diese extrem kreislaufwirksamen Hormone führen zu einer Erhöhung des peripheren Gefäßwiderstandes und des Tonus in den venösen Kapazitätsgefäßen, zu einer Erhöhung der Herzfrequenz und zu einer verbesserten myokardialen Kontraktilität.

Eine weitere wichtige Rolle bei den Kompensationsmechanismen nach Volumenverlust spielt die Niere. Nach dem Eingehen entsprechender Signale im zentralen Nervensystem werden über die hypothalamisch/hypophysäre Achse zusätzliche Mechanismen zur Aufrechterhaltung des intravasalen Volumens aktiviert. Hierzu gehört die Ausschüttung von antidiuretischem Hormon, welches an der Niere die Rückresorption von freiem Wasser aus den Tubuli beschleunigt. Die Niere selbst reagiert auf ein Absinken des regionalen Perfusionsdrucks mit der Ausschüttung von Renin und der sekundären Aktivierung des Renin-Angiotensin-Aldosteronsystems. Aldosteron wiederum begünstigt in der Niere die Rückresorption von Natrium und Wasser.

Durch diese Kompensationsmechanismen gelingt es dem Körper, zumindest in einer gewissen Bandbreite, Volumenverluste zu kompensieren und dadurch das Herzzeitvolumen, den Blutdruck und das zirkulierende Volumen wieder auf ein annähernd normales Niveau anzuheben. Bei Überschreitung einer Obergrenze kann jedoch schnell ein fataler Zyklus in Gang gesetzt werden, der ohne Therapie zum progredienten

Multiorganversagen und letztendlich zum Tode des Patienten führt. Nicht therapierter Volumenmangel kann eine Reihe von sich selbst verstärkenden Reaktionsabläufen initiieren: So führt ein abnehmendes kardiales Füllungsvolumen gleichzeitig zur Abnahme des Herzzeitvolumens und zum Abfall des systemischen Blutdrucks. Letzterer bedingt eine verminderte Perfusion der Herzkranzarterien, die (eventuell verstärkt durch eine vorbestehende Arteriosklerose) eine Abnahme der myokardialen Kontraktilität nach sich zieht. Letzterer Mechanismus verringert wiederum zusätzlich das Herzzeitvolumen.

Als Folge eines verringerten Herzzeitvolumens bzw. systemischen Blutdrucks entsteht eine Mangeldurchblutung in den einzelnen Organen. Diese Mangeldurchblutung führt zum Abfall des Sauerstoffpartialdrucks und damit zur Zellhypoxie. In der örtlichen Mikrozirkulation entstehen Permeabilitätsstörungen mit Austritt von Flüssigkeit in den interstitiellen Raum. Dieser Flüssigkeitsverlust in der Mikrozirkulation reduziert die Menge an venösem Blut, die von den peripheren Organen nach zentral zurückfließt. Somit sinken die enddiastolischen Füllungsvolumina im rechten und linken Ventrikel. Am Ende steht ein weiterer Abfall des Herzzeitvolumens.

Das Ausmaß der durch Volumenmangel eingeschränkten Gewebeperfusion wird durch den hypoxisch bedingten Mikrozirkulationsschaden noch weiter verstärkt. Über zelluläre Mechanismen am Endothel kommt es zur lokalen Gerinnungsaktivierung. Dadurch werden zusätzlich Kapillaren funktionsuntüchtig und verstärken somit das Ausmaß der bereits eingeschränkten Gewebeperfusion.

Im hypovolämischen Schock kommt es zusätzlich zu einer Umverteilung des Herzzeitvolumens. Dabei werden das Gehirn und das Herz vorzugsweise perfundiert auf Kosten der Haut, der Niere, des Mesenteriums und der Leber. Somit bedeutet die Wiederaufnahme der renalen Urinproduktion, dass zumindest Gehirn, Herz und Niere ausreichend durchblutet sind.

3.2.2.2 Therapie

Ein Volumenverlust muss unverzüglich korrigiert werden, sobald die Diagnose gesichert ist. Die Wiederauffüllung des reduzierten intravasalen Volumens sollte initial mittels kristalloider Flüssigkeiten erfolgen. Im Anschluss daran ist die Ursache des Volumenmangels zu bestimmen

(Blutverlust oder Plasmaverlust). Dementsprechend muss die weitere Korrektur des Flüssigkeitsdefizits mit kristalloiden Lösungen, Plasmaexpandern oder Blutprodukten erfolgen. Als Zielgröße dient dabei die Aufrechterhaltung der Sauerstofftransportkapazität im Blut und das Erzielen eines ausreichenden intravasalen Volumens.

Als kristalloide Lösungen werden heute überwiegend physiologische Kochsalzlösungen verwendet. Die zuzuführende Menge ergibt sich aus dem Drei- bis Vierfachen des geschätzten Blutvolumenverlustes. Dieses Verhältnis beruht auf der Tatsache, dass kristalloide Lösungen schnell zwischen den interstitiellen und intravasalen Kompartimenten equilibrieren. Die Gabe von sogenannten kolloidalen Lösungen (Humanalbumin) zum Zwecke der Volumentherapie ist heute nicht mehr zu empfehlen. An deren Stelle sind synthetische Plasmaexpander wie Hydroxyäthylstärke oder Dextran getreten.

Die Verabreichung von Blutprodukten oder Blutkonserven bei Patienten mit hämorrhagischem, hypovolämischem Schock ist nur bei schweren, andauernden Blutungen oder Blutverlusten, die 30 % des zirkulierenden Blutvolumens übersteigen, indiziert. Die Masse der roten Blutkörperchen ist dabei der wichtigste Faktor, der die Sauerstofftransportkapazität des Blutes bestimmt. Ein Anstieg in der Hämoglobinkonzentration von 2g/dl führt in etwa zu einem 20 %igen Anstieg in der Sauerstofftransportkapazität. Die Notwendigkeit, Blutkonserven nur bei ausgeprägten Blutverlusten zuzuführen, ergibt sich aus der Tatsache, dass ein Absinken des Hämatokrits im Hinblick auf die Veränderungen in der Mikrozirkulation nicht nur toleriert werden kann, sondern auch als günstig anzusehen ist. Erhöhte Hämatokritwerte sind mit einem Anstieg der Blutviskosität verbunden, der in einer Situation stattfindet, in dem der Blutfluss bereits schon erniedrigt ist. Eine zunehmende Viskosität führt zur Verstopfung der Kapillaren mit Erythrozyten und damit zu einer Abnahme des Sauerstoffangebots an die Gewebe trotz einer erhöhten Sauerstofftransportkapazität. In der koronaren Zirkulation liegt der optimale Hämatokrit im Hinblick auf den Sauerstofftransport etwa bei 25%. In der systemischen Zirkulation ist er etwas höher. Somit können bei Patienten nach Blutungsschock, die sonst keine zusätzlichen vorbestehenden Organfunktionsstörungen aufweisen, Hämatokritwerte zwischen 20 bis 25 % problemlos toleriert werden.

Die Verabreichung der Blutkonserven sollte immer entsprechend der Blutgruppe erfolgen. Nur bei akuten massiven Blutungen ist die blinde

Applikation von Konserven mit Blutgruppe 0 notfallmäßig zu akzeptieren. Zu bedenken ist dabei, dass Bluttransfusionen grundsätzlich mit einem bestimmten Risiko behaftet sind. Dieses besteht einerseits in immunologischen Reaktionen des Körpers auf die Konserve und andererseits in der nicht gänzlich auszuschaltenden Gefahr, virale Infekte (Hepatitis, HIV) zu übertragen. Es ist davon auszugehen, dass eine von 30-50.000 Blutkonserven HIV-positiv ist. Die Übertragungswahrscheinlichkeit ist etwas geringer und liegt in der Größenordnung von 1:150.000 Transfusionen. Zusätzlich ist zu beachten, dass ein Zusammenhang zwischen der Menge an transfundiertem Blut und Veränderungen im Immunsystem besteht. Massivtransfusionen sind dabei mit einem erhöhten Infektionsrisiko vergesellschaftet.

So kann es nach Massentransfusion zu ausgeprägten Gerinnungsstörungen kommen, die einer diffusen intravasalen Gerinnungsaktivierung entsprechen. Dieser Vorgang beruht auf Mikrozirkulationsstörungen und dem Verbrauch von Gerinnungsfaktoren bei lokaler Aktivierung des Gerinnungssystems. Bei massivem Blutverlust kann es notwendig werden, neben den Erythrozyten auch Gerinnungsfaktoren zu substituieren, um die Funktion des Gerinnungssystems aufrecht zu erhalten. Die Art und Menge der zu ersetzenden Gerinnungsfaktoren richtet sich dabei nach dem Ausmaß der Gerinnungseinschränkung gemessen an der partiellen Thromboplastinzeit und dem Quickwert. Die Applikation von kalten Blutkonserven ist unbedingt zu vermeiden, da sie zu einem Absinken der Körpertemperatur und damit zu einer Zunahme des metabolischen Stresses des Patienten führen. Die normal gekühlt aufbewahrten Blutkonserven sind deswegen in speziell dafür vorgesehenen Wärmeschränken anzuwärmen.

Die Intensität und Schnelle der Flüssigkeitszufuhr hängt von der klinischen Situation ab. Zu Beginn wird ein Flüssigkeitsbolus verabreicht, und die Reaktion des Kreislaufs auf diesen Bolus bestimmt die weiteren diagnostischen und therapeutischen Entscheidungen. Der initale Flüssigkeitsbolus umfasst eine Größe zwischen 10 und 25 ml/kg Körpergewicht und wird so schnell wie möglich zugeführt. Im Anschluss daran werden das Verhalten von Blutdruck, Pulskurve und Herzfrequenz beobachtet. Erst bei Annäherung der entsprechend pathologischen Werte an den Normbereich ist von einer adäquaten Substitution auszugehen. Ein zusätzlich hilfreicher Parameter stellt die Urinproduktion dar, die nur bei ausreichendem intravasalen Volumen zwischen 0,5 bis 1ml/kg

Körpergewicht und Stunde liegt. Werte darunter sind als Hinweis für ein Volumendefizit zu werten, falls nicht andere Nierenerkrankungen vorbestehen. Weitere wichtige Zeichen einer effizienten Volumentherapie sind das Verschwinden der kutanen Zeichen einer Mangeldurchblutung (Marmorierung, Kühle) und die Korrektur der Laktatazidose, die als Ausdruck des anaeroben Stoffwechsels bei schockbedingter inadäquater Sauerstoffversorgung zu werten ist.

Das klinische Verhalten nach Zufuhr des initialen Flüssigkeitsbolus kann in drei verschiedene Gruppen eingeteilt werden. Die erste Patientengruppe zeigt eine Normalisierung der Kreislaufparameter, die auch im weiteren Verlauf bestehen bleibt. Dieses Reaktionsmuster ist nur bei Volumenverlusten von weniger als 20% des zirkulierenden Volumens zu beobachten. Die zweite Patientengruppe ist durch eine initiale Verbesserung bzw. Normalisierung der Kreislaufparameter gekennzeichnet. Im weiteren Verlauf kommt es jedoch erneut zu einer hämodynamischen Verschlechterung. Bei diesen Patienten liegt die Größe des Blutverlustes zwischen 20 – 40 %. Diese Patientengruppe benötigt die kontinuierliche Zufuhr von Blut und kristalloiden Lösungen, um die Kreislauffunktion und das Sauerstoffangebot im ausreichenden Bereich zu halten. Bei dieser Patientengruppe muss auch unbedingt eine chirurgische Intervention zur kausalen Therapie des Blutverlustes erwogen werden. Eine dritte Patientengruppe schließlich zeigt keinerlei Reaktion auf die Flüssigkeitszufuhr. Bei diesen Patienten kann unter Umständen eine Massivblutung (z. B. rupturiertes Aortenaneurysma) vorliegen, die eine notfallmäßige chirurgische Intervention erfordert. Möglich ist auch eine zusätzliche Einschränkung der kardialen Pumpfunktion oder ein Verlust der peripheren Vasokonstriktion bei eingeschränkter Ansprechbarkeit auf zirkulierende Vasokonstriktoren. Bei den letzteren beiden Gruppen ist die rasche Zufuhr großer Flüssigkeitsmengen von extremer klinischer Bedeutung. Nur so lässt sich die Phase der Gewebshypoxie so schnell überwinden, dass nicht fatale mikrozirkulatorische Störungen (siehe oben) initiiert werden.

Neben den klinischen Zeichen eines Volumenmangels (Kreislaufvariablen, Urinproduktion, Hautveränderungen) besteht die Möglichkeit, über invasive Katheter präzisere Informationen über den tatsächlichen Volumenstatus des Patienten zu erhalten. Die wichtigste Größe stellt dabei der zentrale Venendruck dar, der über zentralvenöse Katheter gemessen werden kann. Der sogenannte ZVD ist eine Funktion des Blutvolumens in den großen herznahen Venen, der Compliance und der Kontraktilität des rechten Herzens, der vasomotorischen Aktivität der zentralen Venen, des intrathorakalen Drucks und schließlich des intraperikardialen Drucks. Der zentrale Venendruck liefert Informationen über das Blutvolumen, das zum Herzen zurückkehrt und über die Fähigkeit des rechten Ventrikels, dieses Blut weiter zu befördern. Somit erlaubt der ZVD, das venöse Kapazitätssystem in der Zirkulation zu beurteilen. Normalerweise liegt der ZVD bei minus 2 bis plus 4 cm Wassersäule. Bei einer gesteigerten Aktivität des sympathischen Nervensystems kommt es zu einer Erhöhung der vasomotorischen Aktivität in den Kapazitätsgefäßen. Dieser Vorgang kann trotz gleichzeitig eventuell bestehendem Volumenmangel zu einer Erhöhung des ZVDs führen. Falsch hohe ZVD-Werte können auch bei erhöhtem intrathorakalem Druck gemessen werden, der regelmäßig mit künstlicher Beatmung verbunden ist. Bei Rechtsherzversagen z. B. auf der Basis eines Rechtsherzinfarktes oder bei einer ausgeprägten Erhöhung des pulmonal-vaskulären Widerstands ist ebenfalls eine Erhöhung des zentralen Venendrucks zu beobachten. Somit ist nicht notwendigerweise der Absolutwert des ZVDs für den Füllungszustand entscheidend, es können jedoch über die Verlaufsbeobachtung wertvolle und auch zuverlässige Informationen über Veränderungen im Bereich des zirkulierenden Blutvolumens gewonnen werden. Festzuhalten ist, dass bei der Volumenzufuhr nicht das Erreichen eines bestimmten ZVD-Wertes das Endziel darstellt, sondern die adäquate Versorgung der Organe mit Sauerstoff. Letzteres kann bei ZVD-Werten von 5, aber auch von 15 cm Wassersäule erreicht werden.

Zusätzlich zur eingeschränkten Herzkreislauffunktion bei hypovolämischem Schock ist auch die Funktion anderer Organsysteme, insbesondere der Lunge, sorgfältig zu überwachen und bei Insuffizienzzeichen gegebenenfalls maschinell zu unterstützen. Bei Volumenmangelschock sollte ein arterieller Sauerstoffpartialdruck zwischen 70 und 80 mm Hg angestrebt werden. Bei diesen Partialdrücken ist mehr als 90 % des Hämoglobin mit Sauerstoff gesättigt. Damit ist eine der wichtigsten Voraussetzungen für ein optimales Sauerstoffangebot an die Peripherie erfüllt. Bei kreislaufinstabilen Patienten mit massiven Blutverlusten sollte nicht zu lange mit Intubation und künstlicher Beatmung gezögert werden, um dadurch den Sauerstoffgehalt sicher zu stellen.

Neben der Oxygenierung muss der Säure-Base-Status berücksichtigt werden. Die metabolische Azidose, die üblicherweise den hypovolämi-

schen Schock begleitet, wird am besten durch die Normalisierung des zirkulierenden Volumens und durch die Aufrechterhaltung einer ausreichenden Gewebeperfusion behandelt, und nicht durch die Verabreichung von Bikarbonat. Eine geringe metabolische Azidose ist nicht als gefährlich anzusehen. Sie führt zu einer Verlagerung der Oxyhämoglobindissoziationskurve nach rechts und hilft somit, die Sauerstoffabgabe an die Gewebe zu verbessern. Eine schwere metabolische oder respiratorische Azidose (pH-Wert $< = 7.2$) führt jedoch zu kardialen Funktionsstörungen und sollte immer behandelt werden.
Die Verabreichung von vasokonstringierenden Medikamenten beim hypovolämischen Schock über einen längeren Zeitraum und bevor das zirkulierende Volumen wieder aufgefüllt ist, ist kontraindiziert. Derartige Vasokonstriktoren (sogenannte Alphaagonisten wie Noradrenalin, Dopamin oder hohe Dosen an Adrenalin) bewirken eine ausgeprägte Konstriktion der Arteriolen und führen damit zu einer Fehlverteilung des Blutflusses in der Mikrozirkulation, ohne dass das zugrunde liegende Problem des verminderten Blutvolumens überwunden ist.

3.2.3 Polytrauma

Der polytraumatisierte Patient erreicht die Intensivstation in der Regel erst dann, wenn in einer ersten Operationsphase lebenserhaltende Operationen (Stillung abdomineller Blutungen, Dekompression epi- oder subduraler Hämatome) durchgeführt wurden. Bei Aufnahme polytraumatisierter Patienten auf der Intensivstation steht die gründliche körperliche Untersuchung des Patienten initial im Mittelpunkt. Ziel ist es, das Ausmaß der bestehenden Organfunktionsstörungen und Verletzungen zu erfassen. Ferner ist sorgfältig darauf zu achten, ob alle notwendigen diagnostischen Maßnahmen bereits erfolgt sind oder im negativen Fall noch erfolgen müssen. Diese Abklärung auf Vollständigkeit darf nicht unterschätzt werden. Leicht werden unter dem Eindruck ausgedehnter Skelett- oder Weichteilverletzungen klinisch initial nicht relevante Begleitverletzungen, wie z. B. Kontusionen von Myokard- oder Koronargefäßen oder Hämatome intraabdomineller parenchymatöser Organe übersehen. Somit ist es auch Pflicht der Intensivmedizin, die Unversehrtheit der einzelnen Organsysteme zu überprüfen und zu doku-

mentieren, wobei unter Umständen in regelmäßigen Abständen Kontrolluntersuchungen (z. B. abdominelle Sonographie) angezeigt sind.
Nach der initialen Begutachtung des Traumaausmaßes und Schweregrades ist ein Konzept zur Versorgung der bisher nicht behandelten verletzten Strukturen zu entwickeln. Im Mittelpunkt steht dabei die frühest mögliche Stabilisierung der langen Röhrenknochen, welche mit primärer Marknagelung oder bei entsprechender Anatomie der Verletzung durch Fixateur externe erfolgen kann. Ebenfalls dringlich zu stabilisieren sind instabile Wirbelfrakturen sowie instabile oder offene Beckenverletzungen. Der Zeitpunkt für diese dringlichen Operationen orientiert sich am Ausmaß und Schweregrad der begleitenden Organfunktionsstörungen und sollte spätestens nach Stabilisierung der Vitalfunktionen inklusive Blutgerinnung in den ersten 48 Stunden nach Trauma abgeschlossen sein. Die Dringlichkeit der genannten operativen Verfahren ergibt sich aus der Tatsache, dass nur dadurch die Kausalkette Gewebstrauma/Mediatoraktivierung/sekundäres Organversagen/Tod wirkungsvoll zum frühest möglichen Zeitpunkt unterbrochen werden kann.
Im weiteren Verlauf ist eine Entscheidung über die Indikation und den Zeitpunkt sekundärer oder tertiärer Operationen zu treffen. Bei gesicherter Indikation (z. B. Verfahrenswechsel von Fixateur externe auf Marknagel, Weichteilrekonstruktionen oder Aortenersatz bei traumatischer Aortenruptur) ist der Operationszeitpunkt zum einen abhängig vom Verlauf des beteiligten Organversagens. Kurzfristig aufschiebbare Operationen sollten erst bei eindeutiger Besserungstendenz oder Wiederherstellung der Organfunktion, also meistens nicht vor dem 5. posttraumatischen Tag, durchgeführt werden. Andererseits können sekundär auftretende Komplikationen (Gefäßischämie) zu notfallmäßigen Interventionen unter Vernachlässigung von gleichzeitig bestehenden Organdysfunktionen führen.
Für eine Vielzahl von Verletzungen besteht initial keine Indikation zur chirurgischen Versorgung. Hier entscheidet der klinische Verlauf über die erforderlichen Therapiemaßnahmen. Aufgabe der Intensivmedizin ist es, durch besonders intensives Monitoring und Überwachung entsprechende Veränderungen zu erkennen, um rechtzeitig intervenieren zu können. In diese Kategorie fallen parenchymatöse Verletzungen von Lunge, Leber und Milz mit initial nur geringer Blutungstendenz. Hier kann nach Stabilisierung der Blutgerinnung und unter engmaschiger Kontrolle zugewartet werden. Ist dann im Verlauf eine Zunahme des

Blutverlustes in Verbindung mit Kreislaufinstabilität und Substitutionspflichtigkeit zu beobachten, so wird eine notfallmäßige Versorgung erforderlich. Derartige Therapiekonzepte sind nur im Rahmen einer intensivmedizinischen Betreuung zu verwirklichen. Notwendige diagnostische Verfahren wie Sonographie oder Computertomographie müssen mit entsprechender Fachkompetenz rund um die Uhr für diese Patienten vorgehalten werden.
Das Erkennen primär verborgener Verletzungen im Rahmen eines Polytraumas (Ruptur von Hohlorganen, Gefäßdissektionen, zerviko-thorakale Wirbelsäulenverletzungen) erfordert ein hohes Maß an Aufwand hinsichtlich Überwachung und spezieller diagnostischer Methoden. Ein besonders für intensivmedizinische Belange ausgebildetes Personal ist zum Erreichen der geforderten klinischen und ökonomischen Effizienz unerlässlich.
Neben der Behandlung der Vorgänge oder krankhaften Veränderungen, die die pathophysiologischen Mechanismen des progredienten Organversagens auslösen, erscheint es auch attraktiv, diese Mechanismen selbst zu beeinflussen. Voraussetzung dafür wäre ein umfassendes Verständnis aller involvierter molekularbiologischer Vorgänge, nicht nur hinsichtlich ihrer Qualität, sondern auch ihrer Quantität und Relevanz für den klinischen Verlauf. Unser gegenwärtiger Wissenszustand läßt es jedoch leider nicht zu, effizient in diese Mechanismen einzugreifen. Die bisher vorgeschlagenen Strategien (Stimulation supprimierter immunologischer Vorgänge oder Dämpfung überschießender entzündlicher Prozesse) waren im Hinblick auf das klinische Ergebnis (Letalitätsreduktion) bisher nicht erfolgreich. Trotz vielversprechender theoretischer, molekularbiologischer und tierexperimenteller Ergebnisse ist eine eindeutige klinische Relevanz der getesteten Substanzen bisher nicht zu dokumentieren.

3.2.3.1 Physiotherapie beim Polytrauma

(Ursula Gärtner)

Das Polytrauma oder die schwerste Mehrfachverletzung wird definiert als die Kombination von Verletzungen der Extremitäten, des Beckens, von Körperhöhlen und des Hirn- und Gesichtsschädels, wobei eine Einzelverletzung bzw. die Kombination der Verletzungen lebensbedrohlich sein muss.

Die physiotherapeutische Behandlung des polytraumatisierten Patienten ist individuell und beinhaltet kein Schema. Die Erhaltung der **Vitalfunktionen** steht im Vordergrund.

Die Befunderhebung erweist sich schwierig. Bei maschineller Beatmung und der damit verbundenen **Analgosedierung** des Patienten ist eine gezielte **Kontaktaufnahme** in der Frühphase nicht möglich. Maßnahmen zur Atemtherapie stehen zunächst im Vordergrund, sowohl beim wachen und ansprechbaren, als auch beim komatös beatmeten Patienten. Näheres dazu ist unter Kap. 2.2.1 beschrieben.
Der traumatisierte Patient ist durch seine Stoffwechselentgleisung, der häufigen Bewusstlosigkeit und durch eine in bestimmten Fällen notwendige konservative Frakturbehandlung (Gips, Extension) in hohem Maße *dekubitusgefährdet*. Das macht eine konsequente Lagerung und nach Möglichkeit Umlagerung erforderlich.
Zudem ist der traumatisierte Patient in höchstem Maße *thrombose- und emboliegefährdet*, so dass alle in 2.2.2 genannten Maßnahmen einzusetzen sind.
Die prophylaktischen Maßnahmen an *Muskeln, Sehnen, Bändern, Gelenken und Nervensystem* sind wiederum abhängig vom Schweregrad der Verletzung. Aktives rsp. passives Bewegen werden in Abhängigkeit zu der operativen Versorgung vorgenommen. Bewegungen werden zunächst an den gesunden Gelenken durchgeführt, nach ärztlicher Erlaubnis werden die operativ versorgten Körperteile miteinbezogen. Dabei ist die Stabilität der versorgten Fraktur zu berücksichtigen. Als Begriffsbestimmung für die Physiotherapie gilt nach der neu erschienenen, internationalen Klassifikation **lagerungsstabil, bewegungsstabil, belastungsstabil** und **trainingsstabil**.

- *lagerungsstabil*
  Es bedeutet, dass eine physiotherapeutische Behandlung weder passiv oder assistiv noch aktiv an dem betroffenen Körperabschnitt möglich ist, sondern nur aus medizinischen Gründen notwendige Lagerungen zulässig sind.
  Techniken zur Verbesserung der basalen Funktionen wie Atmung, venöser Rückstrom oder neuromuskuläre Therapieformen über andere Körperabschnitte sind erforderlich.
- *bewegungsstabil*
  Der Körperabschnitt ist in dem vorgegebenen Bewegungsausmaß

bewegungsfähig. Diese Bewegung kann aktiv, passiv oder assistiv erfolgen. Die passive oder assistive Bewegung bedeutet den geringsten Anspruch an Bewegungsfestigkeit der betroffenen Strukturen.

- *belastunsstabil*
  Bewegungen oder Übungen gegen Widerstand können jeweils abgestuft innerhalb der Grenzen der physiologischen Belastbarkeit des Körperabschnittes durchgeführt werden.
- *trainingsstabil*
  Wiederholte, aktive Bewegungsabläufe eines Gliedmaßenabschnittes gegen Schwerkraft/Widerstand, ohne dass bei gehäuften Wiederholungen negative Einflüsse an den ehemals verletzten Strukturen gesetzt werden.

Folgende Verletzungen werden zusätzlich beachtet:

- *Beckenfrakturen*
  Bei instabilen Beckenfrakturen müssen Abscherkräfte auf die Fragmente vermieden werden. Dehnlagerungen und Drehen sind kontraindiziert, evtl. ist eine reduzierte Hüftgelenksmobilisation erforderlich.
- *Wirbelfrakturen der Lenden- und unteren Brustwirbelsäule*
  Weiterlaufende Bewegungen der Extremitäten auf die Wirbelsäule sowie Dehnungen und Drehen müssen vermieden werden. Der Sitz ist nicht erlaubt.
- *Rippenfrakturen und Rippenserienfraktur*
  Eine intensive Atemtherapie ist wichtig, Klopfungen und manuelle Kompression sind kontraindiziert. Je nach Höhe der Fraktur ist die Schultergelenksmobilisation nur begrenzt möglich.
- *Verletzung innerer Organe*
  Es kommt zur Einschränkung physiotherapeutischer Maßnahmen, beruhigende Techniken aus der Atemtherapie können sinnvoll eingesetzt werden. Hustenhilfen mit manuellem Druck auf die Narbe sind indiziert. Auch Schmerzlinderung über die Atemtechniken kann erarbeitet, Dehnungen auf Narben dürfen jedoch nicht vollzogen werden.
- *Gefäßverletzungen*
  Weder bei der Atemtherapie noch beim Bewegen darf eine Lumeneinengung erfolgen. Dehnen oder forciertes Bewegen sind kontrain-

diziert. Bei peripheren Gefäßoperationen wird die Muskulatur dynamisch unterhalb der Schmerzgrenze beübt.

- *Thoraxverletzungen*
  Hier sind Hustenhilfen wichtig, wie sie unter Kap. 2.2.2 beschrieben sind. Bei einer Sternotomie oder auch bei einem instabilen Thorax sind Manipulationen, Kompressionen und einseitig endgradige Bewegungen im Schultergelenk kontraindiziert.
- *Schädel-Hirn-Trauma*
  Diese Patienten zeigen häufig ein unruhiges, unkonzentriertes und emotional labiles Verhalten, das bei der Therapie berücksichtigt werden muss. Einzelheiten werden in Kap. 3.4 und 3.5 beschrieben.
  Der Beginn der Mobilisierung und Vertikalisierung des polytraumatisierten Patienten wird auch in Abhängigkeit der operativen Versorgung gebracht und liegt in der Entscheidung des Arztes.

Literatur

Lawin, P.: Praxis der Intensivbehandlung, S. 148-154
List, M.: Physiotherapeutische Behandlung in der Traumatologie, S. 412-414, 1996, Springer-Verlag
Moorahrend et al.: Definition rehabilitationsrelevanter Begriffe, Krankengymnastik 9/98, S. 1571-1572
Neander/Meyer/Friesacher: Handbuch der Intensivpflege, 1993, Ecomed-Verlags-Gesellschaft

3.2.4 Sepsis in der Chirurgie

(Priv. Doz. Dr. W. Hartl)

3.2.4.1 Klinik und Therapie

Eines der häufigsten auf chirurgischen Intensivstationen anzutreffenden Krankheitsbilder ist die intraabdominelle Infektion, in der Regel ausgehend von Komplikationen gastrointestinaler chirurgischer Eingriffe (Anastomoseninsuffizienz, Abszesse). Primäres Ziel aller Therapiemaßnahmen muss es sein, die fatale Sequenz von Peritonitis, Sepsis, Organversagen und schließlich Tod des Patienten an der frühestmögli-

chen Stelle zuunterbrechen. Entscheidend ist dabei die chirurgische Herdsanierung. Im Mittelpunkt stehen Bemühungen, die eine Abdichtung des Lecks zum Ziel haben und die zu einer suffizienten Drainage von ausfließendem Darminhalt führen. Nur dadurch lässt sich die entzündliche Reaktion regional begrenzt halten. Räumlich umschriebene Entzündungsherde müssen entweder interventionell oder chirurgisch drainiert und abgeleitet werden.
Eine zentrale Aufgabe der Intensivmedizin ist es, Entscheidungshilfen für weitere notwendige chirurgische Interventionen zu geben. In der Regel gelangen die Patienten nach einer chirurgischen Erstversorgung der Komplikation auf die Intensivstation. Dort hat dann ein besonders sorgfältiges Monitoring des entzündlichen Prozesses und seiner Auswirkungen auf die Organfunktion zu erfolgen. Zu diesem Monitoring gehören die engmaschige klinische Beurteilung des Abdomens hinsichtlich der Progredienz bzw. der Regredienz des Entzündungsvorgangs (Art und Lokalisation des Druckschmerzes, Peristaltik, Stuhlfrequenz). Ferner ist die Einleitung einer primär ungezielten Breitbandantibiotikatherapie indiziert, die heute in der Kombination eines Breitspektrumpenicillins mit einem Beta-Laktamase-Hemmer besteht. Nur so kann das zu erwartende aerobe und anaerobe Keimspektrum effizient abgedeckt werden. Im weiteren Verlauf sind dann die Ergebnisse der mikrobiologischen Untersuchungen der intraoperativ entnommenen Proben zu berücksichtigen. Registriert werden muss auch Menge und Natur der aus den Drainagen abgeleiteten Flüssigkeit, um dadurch Hinweise auf ein Rezidiv der Insuffizienz oder auf zusätzliche Komplikationen (Pankreas- oder Gallefistel) zu bekommen. Hierbei sind Bestimmung von Bilirubin, Amylase oder Lipase in den Drainageflüssigkeiten angezeigt. Zur Kontrolle der Effizienz der Antibiotikatherapie sind in mehrtägigen Abständen zusätzlich mikrobiologische Untersuchungen an den Drainageflüssigkeiten vorzunehmen.
Die Indikation zu weiteren chirurgischen Maßnahmen im Hinblick auf die Sanierung des intraabdominellen entzündlichen Prozesses erfolgt heute nicht mehr nach einem unkritischen Schema, sondern richtet sich nach der Klinik und nach dem Verhalten der Organfunktionsstörungen des Patienten. Bei persistierenden Infektionszeichen, lokal sowie systemisch, aber auch bei einem Sistieren oder bei einer Progredienz der Organfunktionsstörungen ist eine Revision angezeigt. Dabei sind auch zeitliche Verzögerungen von wenigen Stunden nicht akzeptierbar.

Die gefürchtetste Komplikation der chirurgischen Sepsis stellt das progrediente sekundäre Organversagen dar. Alle Arten von Infektionen (Pneumonie, Peritonitis, Weichteilinfekte) aber auch Volumenmangelschock, Massentransfusion, Polytrauma, Verbrennungstrauma und Pankreatitis können derartige sekundäre Organversagen hervorrufen. Klinisch im Mittelpunkt steht dabei der Schweregrad sowie die Anzahl der Organdysfunktionen. Jedes Organ oder Organsystem kann betroffen sein, wobei an erster Stelle das Lungenversagen steht, gefolgt vom Leberversagen, Versagen des Gastrointestinaltrakts und Nierenversagen. Herzversagen und hämatologisches Versagen treten in der Regel erst später im klinischen Verlauf auf, ein Versagen des zentralen Nervensystems kann zu jedem Zeitpunkt beobachtet werden. Die Ausprägung eines Mehrfachorganversagens kann in extrem kurzer Zeit vonstatten gehen (wenige Tage), kann sich jedoch auch über Wochen hinziehen. Art und Schweregrad des Organversagens werden zusätzlich durch vorbestehende Grunderkrankungen und durch den Auslösemechanismus des Organversagens beeinflusst.
Die Zahl der versagenden Organe korreliert, unabhängig von anderen Covariablen wie z. B. dem Alter des Patienten, direkt mit der Letalität. Zusätzlich besteht eine direkte Korrelation mit der Dauer des Organversagens. Das Mehrfachorganversagen ist klinisch oft mit Fieber, einer Leukozytose, einer hyperdynamen Kreislauffunktion und mit der Katabolie aller Substratspeicher kombiniert. Die Ursache dieser Veränderungen ist multifaktoriell und wird nicht direkt durch das auslösende Ereignis (z. B. Verbrennungstrauma) bedingt, sondern durch sekundär initiierte Mechanismen im verletzten Organismus.
Eine der Hauptursachen für das progrediente Organversagen stellt ein unbehandelter oder inadäquat behandelter septischer Fokus dar. Dieser Pathomechanismus findet sich bei etwa der Hälfte aller chirurgischen Intensivpatienten. Bei den restlichen Patienten besteht ein praktisch klinisch nicht zu unterscheidendes Krankheitsbild, das jedoch nicht auf einen identifizierbaren Enzündungs- oder Infektionsherd zurückzuführen ist. Somit lassen sich Patienten unterscheiden, die eine Sepsis auf der Basis eines septischen Fokus besitzen, und Patienten, die sich klinisch ähnlich präsentieren, bei denen jedoch kein mikrobiologischer Hinweis auf eine systemische Infektion besteht. Klinisch werden diese beiden Entitäten als Sepsis und Sepsissyndrom oder SIRS (systemic inflammatory response syndrom) voneinander unterschieden.

Eine klinische Sepsis und das sich daraus entwickelnde Organversagen kann durch gram-positive, gram-negative Keime, Pilze und sogar Viren hervorgerufen werden. Bei chirurgischen Patienten findet sich ein septischer Fokus zu gleichen Teilen im Bereich der Atmungsorgane als auch intraabdominell.

3.2.4.2 Molekularbiologische Mechanismen

Bei gram-negativen Infektionen stellt Endotoxin ein zentrales auslösendes Agens für die zu beobachtenden sekundären Veränderungen im Organismus dar. Endotoxin kann eine Reihe von molekularbiologischen Mechanismen initiieren (Komplementkaskade, Gerinnungssystem, Makrophagen, Thrombozyten, Endothelzellen, neutrophile Granulozyten). In diesen Systemen bzw. Zellen kommt es zur Ausschüttung oder Aktivierung sekundärer Mediatoren, wie Anaphylatoxine (C3a und C5a), Arachnidonsäuremetaboliten (Prostagandine und Leukotriene), Zytokine (Tumor-Nekrosefaktor, Interleukine, colony stimulating factor, Interferone), plättchenaktivierender Faktor und Oxydantien bzw. lysosomale Enzyme (Elastase). Zusätzlich vermag Endotoxin die Proliferation von B-Zellen zu stimulieren, das retikuloendotheliale System zu aktivieren und die Bildung weißer Blutkörperchen zu beschleunigen. Die Auswirkungen von Endotoxin im Organismus sind, wenn sie begrenzt und kontrolliert ablaufen, entscheidend für das Überwinden eines Infektionsherdes. Andererseits sind bei einer Überaktivierung und bei einem Kontrollverlust der verschiedenen Reaktionsmechanismen Veränderungen zu beobachten, die über den Ort der Infektion hinaus reichen und bei systemischer Wirkung zur Entwicklung des Organversagens beitragen.
Bei Patienten mit SIRS, nach Schock oder bei Pankreatitis treten zusätzliche Mechanismen auf. Größere Mengen an abgestorbenem oder verletztem Gewebe können Bakterien als Auslöser für das septische Krankheitsbild ersetzen. Im Mittelpunkt der dabei zu beobachtenden Pathomechanismen steht die Aktivierung von Makrophagen, in denen es zu einer vermehrten Zytokinausschüttung kommt. Ähnlich wie bei Endotoxin kann es hier, wenn die Makrophagenaktivierung über den Ort der Infektion hinaus reicht, auf systemischer Ebene zur Ausprägung eines Organversagens kommen. Der Verlust der örtlichen Kontrolle und die systemische Wirksamkeit von Makrophagenprodukten ist somit ein

weiterer entscheidender Pathomechanismus, der die Morbidität und Letalität des chirurgischen Intensivpatienten bestimmt. Diese inflammatorische Antwort des Organismus, die bei örtlicher Begrenztheit entscheidend ist für die Heilung, wird bei systemischer Wirkung autodestruktiv und damit schädlich.

Zytokine spielen in der Sepsis und beim SIRS eine zentrale pathophysiologische Rolle. Die proinflammatorischen Zytokine Interleukin 1, Interleukin 6, TNF-alpha und Interferon-gamma, sowie colony stimulating factor führen bei überschießender unkontrollierter Freisetzung auf systemischer Ebene zur lokalen Gewebszerstörung, zur Beeinträchtigung der Mikrozirkulation mit Ausbildung eines kapillären Lecks, zum Eiweißkatabolismus und schließlich zum Herzkreislaufversagen mit refraktärem Schockzustand. Andererseits führt ein Mangel von Zytokinen zu einer Einschränkung der Wundheilung, zu einer erhöhten Anfälligkeit und verringerten Widerstandsfähigkeit gegenüber Infektionen und zu einer inadäquaten metabolischen Antwort auf eine chirurgische Homöostasestörung. Zytokine können ihrerseits wieder immunkompetente Zellen und Endothelzellen aktivieren, wobei am Anfang der Kaskade die Freisetzung von TNF zu finden ist, erst im weiteren Verlauf kommt es zur Freisetzung von Interleukinen (Interleukin 1 und Interleukin 6).

Ein weiterer Mechanismus für die Auslösung eines Organversagens besteht in der Funktionsstörung der organspezifischen Mikrozirkulation. Hypoxie und länger anhaltende Hypotonie (Schock) können durch Reperfusionsphänomene zur Gewebszerstörung führen. Nur selten ist die Ischämiephase so lange, dass es durch Energiemangel im Gewebe zum irreversiblen Gewebsuntergang kommt. Wichtiger sind Mechanismen, die nach Wiederherstellung der Perfusion bzw. der Sauerstoffversorgung nach Ischämie initiiert werden. Im Mittelpunkt steht dabei die Freisetzung von Oxydantien bzw. von Substanzen aus aktivierten neutrophilen Granulozyten, welche über eine Schädigung des Endothels und die damit verbundenen Mikrozirkulationsstörungen zur Beeinträchtigung der Organfunktion führt. Die Gewebszerstörung durch Ischämie-Reperfusionsphänomene kann prinzipiell in jedem Organ beobachtet werden, wobei jedoch einzelne Organe in ihrer Empfindlichkeit auf Reperfusionsphänomene in Abhängigkeit von der Dauer der Ischämiephase variieren. Eine wichtige Rolle kommt dabei den Leukozyten zu, welche durch ihre Interaktion mit Endothelzellen zu Mikrozirkulationsstörungen führen. Diese beruhen auf einer endothelzellvermittelten Aktivierung des extrinsischen Gerinnungssystems und auf einem vermehrten Anhaften von Leukozyten. Letztendlich kommt es zur Thrombosierung der Kapillaren und in Abhängigkeit von der Ausprägung dieses Phänomens zum progredienten Organversagen.

Eine weitere Ursache für das progrediente Organversagen besteht in dem Phänomen der intestinalen Translokation von Mikroorganismen oder Endotoxin. Dieser Mechanismus erklärt die Tatsache, dass sich bei einem Drittel aller bakteriämischen Patienten, die am Mehrfachorganversagen versterben, kein Infektionsherd nachweisen lässt. Die intestinale Translokation beruht auf einer Unterbrechung der physiologischen Balance innerhalb der physiologisch im Gastrointestinaltrakt existierenden Darmflora und auf der sich daraus ergebenden Vermehrung von gram-negativen Darmkeimen. Zusätzlich notwendig ist eine Schwächung des Immunsystems und ein Verlust der intestinalen Schleimhautbarriere. Durch den Übertritt von Mikroorganismen oder Endotoxin in das portalvenöse Blut oder in intestinale Lymphbahnen und letztendlich in die systemische Zirkulation können ähnlich wie bei einem identifizierbaren Entzündungsherd die bereits oben geschilderten Pathomechanismen initiiert werden, die schließlich wie bei der Sepsis zum Mehrfachorganversagen führen. Derartige Veränderungen im Gastrointestinaltrakt können häufig bei Patienten nach chirurgischem Trauma oder Schockzuständen beobachtet werden.

Der unkritische Einsatz von systemischen Antibiotika, die Neutralisierung des Magensaftes zur Stressulkusprophylaxe, aber auch länger dauernde parenterale Ernährung können zur Veränderung der Mikroflora im Darmtrakt führen und das Phänomen der intestinalen Translokation begünstigen. Chirurgische Traumata und Schockzustände mit sich daraus ergebenden Reperfusionsphänomenen bzw. sekundäre Störungen in der Mikrozirkulation bedingen eine Mukosaatrophie im Gastrointestinaltrakt und tragen damit ebenfalls zu den beschriebenen Pathomechanismen bei.

Das erste Organ, das von den instestinalen Translokationen betroffen wird, ist die Leber. Der Kontakt des retikuloendothelialen Systems (Kupferzellen) mit translozierten Mikroorganismen oder Endotoxin ruft eine Reihe von spezifischen biochemischen Reaktionen hervor (Aktivierung von hepatischen Makrophagen mit sekundärer Mediatorausschüttung, z. B. Zytokine, freie Radikale oder Proteasen). Diese Makrophagenprodukte können einerseits direkt die Funktion der Hepatozyten beeinträchtigen und können andererseits, sozusagen als tertiärer Mechanismus, auf systemischer Ebene wiederum die bereits geschilderten pathophysiologischen Mechanismen initiieren, die zum Organversagen führen. Auf der anderen Seite kann eine durch unabhängige Mechanismen vorgeschädigte Leber in ihrer Clearancefunktion bereits eingeschränkt sein, so dass translozierte Mikroorganismen oder Endotoxin leichter in den systemischen Kreislauf gelangen können, um dort ihre fatalen Auswirkungen zu entfalten.

Nicht immer kann bei progredientem Organversagen ein einzelner auslösender Mechanismus identifiziert werden. Auch mehrere aufeinander abfolgende, für sich genommen kleine Traumata, können in ihrer Summe dieses Krankheitsbild auslösen. Ein Beispiel dafür wäre eine kurze intraoperative Hypotension durch einen unerwarteten Blutverlust, die dann in Verbindung mit einer sich postoperativ entwickelnden nosokomialen Pneumonie (Infektionsherd) die bereits beschriebenen Mechanismen zur Entstehung des Mehrfachorganversagens in Gang bringt.

Die dargestellten Mechanismen zur Entwicklung eines progredienten Organversagens als Folge von Trauma, Schock oder Sepsis sind nicht immer getrennt voneinander zu sehen, sondern können sich wechselseitig bedingen und somit einen Teufelskreis initiieren, der letztendlich zum Tode führt. Die involvierten molekularbiologischen Phänomene scheinen dabei durch die unterschiedlichsten Trigger ausgelöst zu werden, sind jedoch in ihrer Endstrecke relativ uniform, wobei bis heute eine genauere Quantifizierung wie auch Qualifizierung der einzelnen Reaktionsschritte hinsichtlich ihrer exakten klinischen Wertigkeit und Bedeutung nicht möglich ist. Es scheint beim progredienten Mehrfachorganversagen zu einem Verlust verschiedener Kontrollmechanismen und Regelkreise zu kommen, die die involvierten molekularbiologischen Abläufe üblicherweise auf regionaler Ebene begrenzt halten. Eine exakte biochemische Charakterisierung dieser Vorgänge, die es erlauben würde, den Übergang von primär noch nützlichen zu sekundär schädlichen Vorgängen genau abzugrenzen, fehlt bis heute.

3.3 INNERE MEDIZIN

(Dr. med. C. Bergmann / Dr. med. S. John)

3.3.1 Kardiologie, Pneumologie, Nephrologie

3.3.1.1 Myokardinfarkt

Definition

Durchblutungsstörung des Herzmuskelgewebes mit Zelluntergang.

Ätiologie

Durchblutungsstörungen führen zu einem Sauerstoffmangel des Herzmuskelgewebes mit Zelluntergang. Dabei liegt in 90 % ursächlich eine Verengung der großen Herzkranzgefäße (Koronarien) im Sinne einer stenosierenden Arteriosklerose vor. In 10 % sind die kleinen Koronargefäße betroffen. Häufig verschließt ein Blutgerinnsel akut das verbliebene Lumen. Außerdem können Koronarspasmen unabhängig von arteriosklerotischen Veränderungen die Sauerstoffversorgung vermindern. Ein erhöhter Sauerstoffbedarf des Herzmuskels und damit möglicher Auslöser eines Mangels besteht u.a. bei körperlicher Belastung, Fieber, arterieller Hypertonie und Überfunktion der Schilddrüse (Hyperthyreose). Ein vermindertes Sauerstoffangebot, wie es z. B. bei Anämie und verschiedenen Lungenerkrankungen bestehen kann, führt ebenfalls bei vorbestehenden Durchblutungsstörungen zu einem Missverhältnis zwischen Sauerstoffangebot und -bedarf des Herzmuskels. Als Risikofaktoren für die Entwicklung einer Koronarsklerose gelten in erster Linie: Nikotinabusus, Fettstoffwechselstörung, Übergewicht, Diabetes mellitus, arterielle Hypertonie und Gefäßerkrankungen in der blutsverwandten Familie.

Klinisches Erscheinungsbild

Typischerweise zeigen sich stärkste linksthorakale Schmerzen mit Ausstrahlung in den Kiefer, Oberbauch und / oder linken Arm, die sich auf die Gabe von Nitropräparaten nicht bessern. Die Patienten sind häufig blass, kurzatmig und kaltschweißig. Nicht immer finden sich diese klinischen Zeichen, insbesondere bei Diabetikern und älteren Menschen kann ein Myokardinfarkt atypisch oder sogar stumm, d. h. ohne Schmerzen, ablaufen. Es drohen schwerwiegende Komplikationen wie Herzinsuffizienz, Rhythmusstörungen bis hin zum plötzlichen Herztod.

Diagnostik

Die Diagnose „Myokardinfarkt" stützt sich auf die drei Säulen:

- klinische Symptomatik
- Laborbefunde
- elektrokardiographische Veränderungen.

Neben dem oben geschilderten Erscheinungsbild findet man laborchemisch einen Anstieg von Enzymen, die im Rahmen des Zellunterganges freigesetzt werden und daher im Serum erhöht nachweisbar sind. Der maximale Anstieg des in Muskelzellen vorkommenden Enzyms „Kreatinkinase" mit seinem Herzmuskel spezifischen Anteil lässt Rückschlüsse auf die Ausdehnung des Infarktes zu. Typische EKG-Veränderungen geben Hinweise auf den Ort des Zellunterganges. Um Lage und Art der Stenosierungen genauer zu lokalisieren und die verbleibende Herzleistung zu beurteilen, stehen weiterführende Untersuchungen wie Koronarangiographie, Echokardiographie, Myokardszintigraphie und Belastungs-EKG zur Verfügung.

Therapie

Bei einem akut ablaufenden Herzinfarkt kann unter streng definierten Voraussetzungen eine Reperfusionstherapie mittels Thrombolyse versucht werden. Ziel ist die Rekanalisation des Gefäßes durch „Auflösen" des Gerinnsels. Bei Versagen der Lyse, hochgradigen Durchblutungsstörungen ohne Absterben von Gewebe oder Infarktereignissen mit stark eingeschränkter Herzleistung kommt auch eine akut-PTCA (perkutane transluminale coronare Angioplastie) in Betracht, bei der eine Aufdehnung der Engstelle mit Hilfe eines Ballonkatheters erreicht werden soll. Medikamentös versucht man die Durchblutungssituation und das Sauerstoffangebot zu optimieren, die Herzarbeit und damit den Sauerstoffbedarf zu senken und Komplikationen zu vermeiden, bzw. nach deren Auftreten zu behandeln. Dabei stehen insbesondere Nitropräparate, Antikoagulation, Acetylsalicylsäure, ß-Blocker, ACE-Hemmer, Lidocain und Sauerstoffangebot zur Verfügung. Wichtig in der Akutphase ist die körperliche und psychische Entlastung der Patienten mit absoluter Bettruhe für mindestens 48 Stunden, Schmerztherapie und (medikamentöser) Sedierung.

Prognose

In den ersten 4 Wochen versterben 30 – 50 % aller Patienten mit einem Myokardinfarkt, die Letalität ist in den ersten 24 Stunden am höchsten.

Literatur

Blanke, E. und Strauer, B. E.: Akuter Myokardinfarkt. In: Lasch, H. et al.: Lehrbuch der internistischen Intensivtherapie, S. 255-62,1997, Schattauer Verlag, Stuttgart

Gershlich, A. H. und More, R. S.: Treatment of myocardial infarction. BMJ (England), Jan 24 1998, 216 (7127), S. 280-340

Herold,. G.: Innere Medizin 1996; Gerd Herold und Mitarbeiter, Köln 1996

Rupprecht, H. J. et al.: Current therapie of coronary heart disease. Internist (Berlin), Dec. 97, 38 (12), S. 1179-90

3.3.1.1.1 Physiotherapie bei Myokardinfarkt

(Ursula Gärtner)

Die physiotherapeutische Behandlung des intensivpflichtigen Infarktpatienten setzt am Tag nach der stationären Aufnahme ein und muss streng der kardialen Situation angepasst sein.
Vor jeder Therapie muss sich der Behandler über die Herz-Kreislauf-Situation des Patienten informieren, über den Beginn der krankengymnastischen Behandlung entscheidet der Arzt.
Der physiotherapeutische *Herz-Kreislaufbefund* umfasst:

- Puls (vor/während/nach der Behandlung)
- Blutdruck (vor/nach der Behandlung)
- objektivierbare Reaktion unter Belastung
- subjektive Reaktionen.

Puls

Die Herzfrequenz, die in Ruhe 60-80 Schläge pro Minute beträgt, darf bei niedriger Belastung zehn Schläge pro Minute nicht übersteigen und keinen Abfall unter 50 Schläge pro Minute haben. Der Rhythmus muss regelmässig sein. Die Erholungszeit nach Belastung, z. B. fünf Minuten bewegen im Liegen, soll drei Minuten nicht übersteigen.

Blutdruck

Dieser darf systolische Werte von 200 mmHg und höher, bzw. unter 100 mmHg und niedriger nicht erreichen. Ein diastolischer Anstieg auf 100 mmHg und höher zwingt ebenfalls zum Abbrechen der Behandlung und zur Rücksprache mit dem Arzt.

Objektivierbare Reaktionen unter Belastung

Dazu gehören die Hautfarbe wie Blässe oder auffällige Rötung des Gesichtes, die Schweißbildung oder Veränderungen des Atemmusters. Beurteilt werden die Atembewegungen, die Atemwege, der Atemrhythmus und die Atemfrequenz.

Subjektive Reaktionen

Diese beinhalten das Allgemeinbefinden, Kopfschmerz, Konzentrationsschwäche, Dyspnoe, Angst, Unruhe oder Schwindel beim Aufrichten.
Das physiotherapeutische Infarktprogramm ist in Anlehnung an die WHO-Richtlinien in drei Stufen aufgeteilt. Während der Behandlung auf Intensivstation kommt in der Regel nur Stufe Eins zur Anwendung. Die Patienten haben strenge Bettruhe. Die Eigenaktivität beschränkt sich auf selbständiges Waschen, sofern dies nicht zu anstrengend ist, ggf. die Benutzung des Nachtstuhles.
Bei komplikationslosen Infarkten bleibt die Stufe Eins zwei bis fünf Tage als Beobachtungszeit bestehen.
Die Physiotherapie bei *Stufe Eins* beinhaltet:

- Ausgangsstellung: Rückenlage, Seitenlage, halber Langsitz angelehnt
- intermittierende Bewegungsserien der kleinen Gelenke der Extremitäten, keine Isometrie
- Atmungstherapie
- Entspannung und Körperwahrnehmung.

Das Ziel der physiotherapeutischen Behandlung des Infarktpatienten auf einer Intensivstation besteht jedoch in erster Linie darin, ihm Entspannung und Körperwahrnehmung zu vermitteln.

Literatur

Lawin, P.: Praxis der Intensivbehandlung, 1994, Thieme-Verlag

3.3.1.2 Herzinsuffizienz

(Dr. med. C. Bergmann / Dr. med. S. John)

Definition

Unfähigkeit des Herzens, das vom Organismus benötigte Herzzeitvolumen zu fördern.

Ätiologie

Sehr unterschiedliche Faktoren führen zu einer herabgesetzten Herzleistung. Häufig treten sie kombiniert auf. Man unterscheidet Veränderungen am Herzen selbst von Ursachen, die außerhalb des Herzens gelegen sind. Herzmuskelschwäche (z. B. durch koronare Herzerkrankung, Erkrankungen des Herzmuskels) und/oder veränderte Füllungsdrücke der Herzhöhlen, insbesondere der Kammern (Klappen- oder Perikardveränderungen, Herzrhythmusstörungen), können zur verminderten Auswurfleistung führen. Bei sich langsam entwickelnden Störungen reagiert das Herz mit einer Hypertrophie und kann so noch über einen längeren Zeitraum das benötigte Herzzeitvolumen erbringen. Akute Veränderungen führen rascher zur Dekompensation. Häufige Auslöser sind arterielle oder pulmonale Hypertonie, z. B. im Rahmen von Hochdruckkrisen oder einer Lungenembolie. Weitere extrakardiale Störungen, die eine erhöhte Herzleistung erfordern (z. B. ausgedehnte Entzündungen mit Fieber, Hyperthyreose oder Anämie) können, häufig in Kombination mit einer kardialen Vorschädigung, zur Herzinsuffizienz führen.

Klinisches Erscheinungsbild

Das klinische Erscheinungsbild variiert nach Ausprägung und Lokalisation der Insuffizienz. Man differenziert nach der vorrangig betroffenen Herzkammer in Rechts-, Links- und globale Herzinsuffizienz. Dominiert die Rechtsherzinsuffizienz, resultieren die Symptome aus dem Rückstau in den großen Kreislauf:

- Ödeme in den abhängigen Körperpartien
- Hals- und Zungengrundvenenstau
- venöse Stauung von Bauchorganen wie Leber, Magen und Nieren mit möglichem Ikterus, Aszites, Oberbauchschmerz, Appetitlosigkeit und Nachweis von Eiweiß im Urin.

Eine Linksherzinsuffizienz führt zum Rückstau in den kleinen(Lungen-) Kreislauf („Rückwärtsversagen“) mit:

- Dyspnoe, Orthopnoe
- Akrozyanose
- Husten mit blutig-schaumigem Auswurf.

Die verminderte Auswurfleistung in den großen Kreislauf („Vorwärtsversagen“) zeigt sich in:

- Blutdruckabfall
- Schwäche, Schwindel und Leistungsabfall.

Diagnose

Nach der Ausprägung der Beschwerden wird der klinische Schweregrad der Herzinsuffizienz in den NYHA-Stadien (New York Heart Association) festgelegt:

I Beschwerdefreiheit, normale körperliche Belastbarkeit
II Beschwerden bei starker körperlicher Belastung
III Beschwerden bei leichter körperlicher Belastung
IV Ruhebeschwerden.

Weiterführende Basisuntersuchungen wie Blutdruckmonitoring, Elektrokardiographie, Echokardiographie und laborchemische Untersuchungen liefern Hinweise auf auslösende Faktoren (Myokardinfarkt, koronare Herzerkrankung, Herzklappenveränderungen, arterielle Hypertonie, Herzbeutelerguss) und das Ausmaß der Herzschädigung (Hypertrophie, Kontraktilität, Auswurfleistung). Über Herzkatheteruntersuchungen werden die durch die Insuffizienz veränderten Binnendrücke der Herzhöhlen gemessen. Bei hochgradiger Insuffizienz sind sie ein wichtiger Marker bei der Therapieüberwachung. Besteht der Verdacht auf eine koronare Herzerkrankung, wird eine Herzkatheteruntersuchung (Koronarangiographie) durchgeführt.

Therapie

Ziel der Therapie ist es, die auslösenden Faktoren zu eliminieren bzw. zu minimieren, die Herzarbeit zu senken und die Kontraktionskraft zu stärken. Basismaßnahmen wie körperliche Ruhe, leichte Diät und Stuhlregulierung senken die allgemeine körperliche Belastung. In erster Linie versucht man, kausal zu behandeln. So ist z. B. die Blutdrucksenkung bei der hypertensiven Krise mit Linksherzversagen der wichtigste

Schritt zur Rekompensation. Man setzt weiterhin Medikamente ein, die die Herzarbeit senken. Hierzu zählen Nitrate, Diuretika und ACE-Hemmer. Besonders bei frühzeitigem Einsatz von ACE-Hemmern kann die Prognose deutlichverbessert werden. Digitalispräparate steigern dieKontraktilität, beim Kreislaufversagen werden Katecholamine eingesetzt.

Prognose

Neben primär kardialen Komplikationen wie Rhythmusstörungen oder kardialem Pumpversagen, entwickeln herzinsuffiziente Patienten leicht sekundäre Komplikationen wie Pneumonie, tiefe Beinvenenthrombose mit drohender Lungenembolie oder Blutungen im oberen Gastrointestinaltrakt. Frühzeitige prophylaktische Maßnahmen wie vorsichtige Mobilisation nach Rekompensation, Atemtherapie, Antikoagulation und „Magenschutz" helfen, dies zu vermeiden.

Literatur

Wollert, K.C. und Drexler, H.: Akute Herzinsuffizienz. Internist 39 (1998), S. 459-66

Marwick, T.: The viable myocardium: epidemiology, detection and clinical implications. Lancet (England), Mar 14 1998, 351 (9105), S. 815-819

Blanke, H. und Strauer, B. E.: Akute Herzinsuffizienz. In: Lasch, H. G.: Lehrbuch der internistischen Intensivtherapie, S.262-267, 1997, Schattauer Verlag Stuttgart

3.3.1.2.1 Physiotherapie bei Herzinsuffizienz

(Ursula Gärtner)

Die physiotherapeutische Behandlung der Herzinsuffizienz erfolgt unter den gleichen Gesichtspunkten wie die des Myokardinfarktes. Ständige Puls- und Blutdruckkontrollen vor, während und nach der Behandlung sind erforderlich.

Treten Komplikationen wie Pneumonie oder Beinvenenthrombosen auf, ändern sich die Behandlungsschwerpunkte.

Um die **Pneumonie** zu verhindern, bzw. bei deren Behandlung, kommen die atemtherapeutischen Maßnahmen, wie unter Kap. 3.3.1.6.1 beschrieben, zur Anwendung.

Wurde eine tiefe **Beinvenenthrombose** diagnostiziert, hat der Patient strikte Bettruhe. Nach ca. einer Woche beginnt die vorsichtige Mobilisation, wobei vorher entsprechende Kompressionsstrümpfe angepasst wurden.

3.3.1.3 Hypertensive Krise

(Dr. med. C. Bergmann / Dr. med. S. John)

Definition

Krisenhafter Blutdruckanstieg mit potentiell vitaler Bedrohung durch akute Endorganschädigung.

Ätiologie

Die arterielle Hypertonie gehört zu den „Volkskrankheiten“ westlicher Industrienationen, jeder fünfte Erwachsene ist betroffen. In >90% ist die Ursache letztlich unbekannt, man spricht von einer essentiellen Hypertonie. Verschiedene Einflussgrößen werden beobachtet: Genetische Veranlagung, Lebensgewohnheiten (wenig Bewegung, Adipositas, hoher Salzkonsum) und hormonelle Einflüsse. Bei den sekundären Hypertonien (<10%) ist die Ursache bekannt. Hier spielen Erkrankungen der Niere eine große Rolle, die das Nierengewebe oder die Nierengefäße betreffen (u. a. Nierenarterienstenose, Glomerulonephritis). In seltenen Fällen liegt eine Überproduktion von Blutdruck steigernden Hormonen oder eine Aortenisthmusstenose vor.

Klinisches Erscheinungsbild

Erhöhte, auch sehr hohe Blutdruckwerte werden unter Umständen vom Patienten nicht bemerkt. Daher sind regelmäßige Messungen unerlässlich. Typische Symptome sind: Schwindel, Kopfschmerz, Ohrensausen, Nasenbluten und Nervosität. Bei der hypertensiven Krise droht vor allem eine Drucksteigerung im Gehirn mit Übelkeit, Erbrechen, Sehstörungen und Krämpfen, eine Hirnmassenblutung oder Überlastung des Herzens mit pektanginösen Beschwerden oder Lungenödem. Mittelfristig führt eine schlecht eingestellte arterielle Hypertonie zur frühzeitigen Arteriosklerose mit koronarer Herzerkrankung (KHK), Schlaganfall und/oder Niereninsuffizienz.

Diagnose

Werden bei einem Erwachsenen wiederholt Blutdruckwerte von >160/95 mmHg gemessen, spricht man von einer manifesten arteriellen Hypertonie. Umfangreiche Untersuchungen überprüfen mögliche

Auslöser einer sekundären Hypertonie (Ultraschalluntersuchung der Niere und deren Gefäße, Urinuntersuchungen, Hormonbestimmungen, ggf. angiographische Gefäßdarstellungen) und stellen Auswirkungen auf die Organe (EKG, Echokardiographie, ggf. Koronarangiographie, Ultraschalluntersuchungen von Nieren und Gefäßen, Spiegelung des Augenhintergrundes) fest. Die hypertensive Krise zeigt exzessiv erhöhte Blutdruckwerte >230/130 mmHg. Es kann dabei zu lebensbedrohlichen Komplikationen durch Auswirkungen des hohen Blutdrucks an folgenden Organen kommen: Linksherzversagen mit Durchblutungsstörungen des Herzmuskels und Lungenödem, erhöhter Hirndruck mit Enzephalopathie oder intrazerebraler Blutung, Nierenversagen und schwerwiegende Gefäßwandschäden großer Gefäße z. B. Aortendissektion.

Therapie

Die zur Blutdrucksenkung eingesetzten Medikamente haben unterschiedliche Angriffspunkte und Wirkmechanismen. Sie werden je nach Alter des Patienten, Begleiterkrankungen und Schwere der Blutdruckentgleisung individuell eingesetzt.
Eine hypertensive Krise wird in der Regel auf einer Intensivstation mit intravenös verabreichten Medikamenten behandelt. Der Erfolg der Therapiemaßnahmen kann dort mittels invasiver Blutdruckmessung über einen arteriellen Katheter sofort kontrolliert werden, mögliche Komplikationen über Monitor und engmaschige klinische Überwachung sofort festgestellt werden. Bei Patienten mit Durchblutungsstörungen ist darauf zu achten, dass der Blutdruck nicht zu schnell zu stark gesenkt wird, da dies zu akuten Minderdurchblutungen z. B. von Nervenzellen im Gehirn führen kann. Körperliche oder starke psychische Belastung sollten bei schlechter Einstellung vermieden werden.
Bei der essentiellen Hypertonie spielen langfristig allgemeine Maßnahmen wie: Gewichtsnormalisierung, regelmäßiges körperliches Training, salzarme Kost und Einschränkung des Nikotins und Alkoholkonsums eine große Rolle. Die sekundären Formen werden kausal therapiert.

Literatur

Distler, A.: Arterielle Hyper- und Hypotonie. In: Weihrauch, T.R.: Internistische Therapie 1994/95, S.411-438. Urban und Schwarzenberg Verlag, München 1994

Lenz, K.: Hochdruckkrise. In: Lasch, H. G.: Lehrbuch der Internistischen Intensivtherapie, S. 334-339. Schattauer Verlag Stuttgart 1997
Weber, M. A. et al.: Evaluating risks and events in hypertension: an overview of the hypertension syndrome. J cardiovasc, S. 239-41. Risk (England) 4(4) 1997

3.3.1.4 Lungenödem

(Dr. med. C. Bergmann / Dr. med. S. John)

Definition

Austritt von Flüssigkeit aus den kleinen Lungengefäßen in das umgebende Gewebe und in den Alveolarraum.

Ätiologie

Herzschwäche ist die häufigste Ursache eines Lungenödems (Linksherzinsuffizienz). Die Pumpschwäche des linken Herzens führt zu einer Druckerhöhung im vorgeschalteten Lungenkreislauf, und es wird Flüssigkeit „abgepresst". Verändert sich das Druckverhältnis zwischen Alveolen und Gefäßen, z. B. in großer Höhe oder bei Überwässerung z. B. im Rahmen eines akuten Nierenversagens, kann es ebenfalls zum Lungenödem kommen. Ein Lungenödem kann sich jedoch auch unabhängig von Druckverhältnissen ausbilden. Allergische, toxische (Reizgasinhalation, Magensaftaspiration), infektiöse (pulmonale Infektionen, Sepsis) oder traumatische Einflüsse (Polytrauma, Lungenkontusion) führen über eine Permeabilitätsstörung der kleinen pulmonalen Gefäße zur Ödembildung. Hinzu kommt eine Entfaltungsstörung der Alveolen mit Atelektasenbildung, es resultiert eine hochgradige Gasaustauschstörung.

Klinisches Erscheinungsbild

Es zeigt sich eine rasch zunehmende, schwere Luftnot. Die Patienten atmen schnell und sitzen, um so ihre Atemhilfsmuskulatur nutzen zu können und den hydrostatischen Druck in den Lungengefäßen zu senken. Befindet sich die Flüssigkeit in den Alveolen hört man häufig schon ohne Stethoskop ein „Brodeln", es wird ein schaumig-blutiges Sputum abgehustet. Bei großer Sauerstoffschuld färben sich die Akren bläulich.

Diagnose

Durch die charakteristische schwere Luftnot mit typischem Auskultationsbefund (Stauungsspastik, „feuchte Rasselgeräusche"), dem sogenannten „Asthma kardiale", und schaumigem Sputum wird die Diagnose eines alveolären Lungenödems gestellt. Weiterhin helfen die Anamnese einer Herzerkrankung, Reizgasexposition, klinische Zeichen der Überwässerung und ein Röntgenbild des Thorax.

Therapie

Sitzende Lagerung, tracheales Absaugen und Sauerstoffgabe sind Basismaßnahmen bei allen Formen des Lungenödems. Liegt eine Linksherzinsuffizienz zugrunde, versucht man mit Hilfe von gefäßerweiternden und Diurese-steigernden Medikamenten, die Belastung des Herzens zu senken. Natürlich muss auch die Ursache der Herzschwäche (z. B. hypertensive Krise, Myokardinfarkt oder Herzrhythmusstörungen) entsprechend behandelt werden. Beim allergisch-toxischen Lungenödem werden inhalative Kortikosteroide eingesetzt, lokale oder generalisierte Infektionen antibiotisch therapiert. Besteht eine respiratorische Insuffizienz, wird intubiert und beatmet. Durch Überdruckbeatmung (positive endexpiratory pressure = PEEP) steigt der Druck in den Alveolen und wirkt so einem weiteren Austritt von Flüssigkeit entgegen. Durch entwässernde Maßnahmen wird dem Körper überschüssige Flüssigkeit entzogen, man setzt schnell wirksame Diuretika oder, insbesondere beim akuten oligurischen Nierenversagen, die Dialyse ein.

Literatur

Marino, P. L.: Lungenschädigung und Lungenödem. In: Marino, P.L.: Das ICU Buch, S.299-325, 1994, Urban und Schwarzenberg Verlag

3.3.1.5 Lungenembolie

(Dr. med. C. Bergmann / Dr. med. S. John)

Definition

Akuter Verschluss im Bereich der pulmonal-arteriellen Gefäße durch verschlepptes Material, überwiegend thrombembolisch bei venösen Thrombosen des Beckens und/oder der unteren Extremität.

Ätiologie

Das zum Gefäßverschluss in der Lunge führende Material hat sich in den überwiegenden Fällen aus tiefen Thrombosen der Bein- oder Beckenvenen abgelöst und wurde mit dem Blutstrom mitgeschwemmt. Nach ausgedehnten Frakturen oder Eröffnung von Gefäßen im Rahmen von Operationen, Punktionen oder Traumen kann es auch (seltener) zu Luft- oder Fettembolien kommen. Je nach Ausdehnung des verschlossenen arteriellen Stromgebietes nimmt die Sauerstoffsättigung des Blutes ab. Außerdem führt der plötzliche Anstieg des Lungengefäßwiderstandes zum Abfall der Herzleistung. Besonders lungenemboliegefährdet sind Patienten, die Risikofaktoren für die Entstehung einer Beinvenenthrombose aufweisen: Immobilität, Verletzung der unteren Extremität, vorangegangene Operationen, Varikosis, Einnahme von Östrogenen oder Kortikosteroiden, hochdosierte diuretische Therapie u. a. Die Entwicklung einer tiefen Beinvenenthrombose bleibt häufig unbemerkt, und so können typische Situationen wie erstmaliges Aufstehen nach längerer Bettlägerigkeit oder Pressen beim Stuhlgang das Ablösen eines Thrombus auslösen.

Klinisches Erscheinungsbild

Die klinische Symptomatik variiert vom asymptomatischen Verlauf bis hin zum Herz-Kreislaufstillstand. Typischerweise zeigt sich eine akut einsetzende Luftnot mit Husten und thorakalen Schmerzen. Die Patienten sind kaltschweißig und tachykard. Kleinere Lungenembolien, die oft rezidivierend auftreten, können sich in Schwindelanfällen oder Synkopen äußern.

Diagnose

In der Blutgasuntersuchung fällt je nach Schweregrad eine Verminderung des Sauerstoffgehaltes auf. Das EKG zeigt lediglich in 50% der Fälle typische Veränderungen (u. a. Sinustachykardie, Zeichen der Rechtsherzbelastung), in weiteren 40 % gibt das Röntgenbild des Thorax Hinweise auf das Vorliegen einer Lungenembolie (lokale dreieckige Verschattungen, einseitiger Zwerchfellhochstand, Pleuraerguss). Weiterführende Methoden zeigen die Rechtsherzbelastung (Echokardiographie, Rechtsherzkatheter) oder weisen den Embolus nach (digitale

Subtraktionsangiographie, Spiral-CT, Perfusionsszintigraphie, Pulmonalisangiographie). Die tiefen Bein- und Beckenvenen werden mittels Ultraschall- (Duplexsonographie), im Zweifelsfall auch mit einer Gefäßdarstellung der Venen (Phlebographie) auf mögliche Thrombosen hin untersucht. In der Regel wird die Diagnose in Zusammenschau der klinischen Zeichen und einiger weiterführender Maßnahmen wie Blutgasanalyse, EKG, Duplexsonographie und Röntgen gestellt. Invasive Maßnahmen werden nur bei unklarem Krankheitsbild eingesetzt.

Therapie

Die Soforttherapie richtet sich nach dem Zustand des Patienten. Allgemeine Maßnahmen wie Sauerstoffgabe, Schmerztherapie und vorsichtige Sedierung sind symptomatisch orientiert. Bei einer massiven Lungenembolie kann es zur Intubations- und/oder Reanimationspflichtigkeit kommen. Mit der Gabe von Heparin wird bei leichtem- bis mittelschwerem Bild versucht, die Anlagerung weiterer Thromben (Appositionsthromben) und das Auftreten eines Rezidivs zu verhindern. Durch Umbauvorgänge wird der Thrombus in den folgenden 10 bis 14 Tagen an der Gefäßwand fixiert und verkleinert. Für diesen Zeitraum muss absolute Bettruhe eingehalten werden. Patienten mit einer schweren Lungenembolie kommen unter Beachtung zahlreicher Kontraindikationen für eine Thrombolysetherapie in Betracht. Dabei werden hochdosierte Enzympräpate verabreicht, die zu einer Auflösung des Thrombembolus führen. Die Thrombolyse kann mit einer vorangehenden Zertrümmerung des Embolus durch einen in das pulmonale Gefäß vorgeschobenen Katheters kombiniert werden. Sehr risikoreich und daher nur bei fulminanter Lungenembolie und Versagen aller konservativen Maßnahmen indiziert ist die operative Embolektomie.

Literatur

Herold, G.: Innere Medizin 1996, S. 311-16,1996, Gerd Herold und Mitarbeiter, Köln

Pilger, E. und Smolle, K. H.: Thrombolytic therapie of acute pulmonary embolism. Internist, Jun 96, 37 (6), S. 574-84

Stein, P. D.: Diagnosis and management of pulmonary embolism. Curr opin. Cardiol. (United States) Sept. 96, 11 (5), S. 543-49

3.3.1.6 Pneumonie

(Dr. med. C. Bergmann / Dr. med. S. John)

Definition

Entzündung des Lungengewebes durch Erreger, Noxen oder Zirkulationsstörungen.

Ätiologie

Pneumonien sind überwiegend infektiös bedingt, das heißt, sie werden durch Bakterien, Viren, Pilze oder seltener auch durch Parasiten hervorgerufen. Andere Schädigungen des Lungengewebes z. B. durch Noxen wie Magensaft (nach Aspiration) und Strahlen (z. B. nach Tumorbestrahlung) oder Zirkulationsstörungen (z. B. nach Lungenembolie) können ebenfalls zu einer Pneumonie führen. Häufig werden letztgenannte durch eine bakterielle Superinfektion kompliziert. Nach dem zu erwartenden Keimspektrum unterscheidet man ambulant (zu Hause) und nosokomial (im Krankenhaus) erworbene Pneumonien. Ambulant erworbene Formen werden in einem hohen Prozentsatz durch Pneumokokken hervorgerufen, die entweder aerogen übertragen werden oder bereits in der Mundhöhle nachweisbar sind und sich bei verschlechterter Resistenzlage vermehren. Bei älteren, multimorbiden oder durch andere Faktoren immungeschwächten Patienten sind gehäuft gramnegative Bakterien, Anaerobier oder Viren nachweisbar. Auf einer Intensivstation wirken viele Faktoren begünstigend auf die Entstehung einer Pneumonie: Bettlägerigkeit, Schmerzen mit Schonatmung und fehlendem Hustenstoß, Beatmung, Sedierung mit Ausfall von Schutzreflexen, schwere Begleiterkrankungen und aggressives Erregerspektrum.

Klinisches Erscheinungsbild

Bei der bakteriell bedingten Pneumonie ist der klinische Verlauf relativ typisch:

- plötzlicher Beginn
- hohes Fieber
- Husten, Auswurf
- Dyspnoe
- evtl. atemabhängige Schmerzen.

Von diesem Bild werden die „atypischen Pneumonien“ abgegrenzt. Diese verlaufen in der Regel weniger akut mit nur leichtem Fieber und trockenem Reizhusten. Beide Formen können zur Ateminsuffizienz führen. Durch Ausbreitung der Erreger mit Befall weiterer Organe droht die Sepsis mit Multiorganversagen (u. a. akutes Nieren- und Leberversagen, Herz-Kreislaufversagen).

Diagnose

Neben Anamnese und Symptomen gibt besonders die klinische Untersuchung des Thorax mittels Auskultation und Perkussion Hinweise auf eine Pneumonie. Diese Befunde werden durch ein Röntgenbild ergänzt. In jedem Fall ist es wichtig, durch Untersuchungen von Sputum, Trachealsekret oder bronchoskopisch gewonnenem Sekret einen Keimnachweis anzustreben. In einigen Fällen kann serologisch das Antigen oder eine Antikörperbildung nachgewiesen werden.

Therapie

Bei der bakteriellen Pneumonie wird nach Gewinnung von Material zur bakteriologischen-, mykologischen und virologischen Untersuchung je nach erwartetem Keimspektrum eine antibiotische Therapie eingeleitet. Gegebenenfalls wird sie wenige Tage später entsprechend dem nachgewiesenen Erreger und dessen Empfindlichkeit auf die getesteten Antibiotika angepasst. Ergänzend versucht man, entzündliches Sekret zu entfernen (Mukolytika, Inhalation, endotracheales – oder bronchoskopisches – Absaugen) und durch gute Belüftung der Lunge eine Ausbreitung zu verhindern. Auf einer Intensivstation finden sich häufig Patienten mit einer beatmungspflichtigen Pneumonie. Hier wird durch individuelle Einstellung des Beatmungsmusters am Beatmungsgerät und Lagerung des Patienten (z. B. Bauchlage) eine optimale Belüftung aller Lungenabschnitte angestrebt. Bei sekundären Pneumonien, d. h. Lungenentzündungen, die auf dem Boden einer anderen Erkrankung entstanden sind oder durch diese begünstigt werden (z. B. Lungenembolie, Herzinsuffizienz, Nierenversagen), darf die Therapie der Grunderkrankung nicht aus den Augen gelassen werden. Gerade auf einer Intensivstation mit einem hohen Anteil multimorbider Patienten kommt der Pneumonieprophylaxe durch z. B. frühzeitige Mobilisation und Atemtherapie große Bedeutung zu.

Literatur

Mayhall, C. G.: Nosocomial pneumonia. Diagnosis and prevention. Infect Dis. Clin. North Am. Jun 97, 11 (2), S. 427 - 57

Ewig, S. et al.: Diagnosis of pneumonia in artificial ventilation: principles, techniques, results, preliminary recommendations. Pneumologie (Germany) Oct. 96, 50(10), S. 718-31

Grimminger, F. und Walmrath, H. D.: Infektiöse Erkrankungen der Lunge. In: Lasch, H.G.: Lehrbuch der Internistischen Intensivtherapie. Schattauer Verlag, Stuttgart 1997

3.3.1.6.1 Physiotherapie bei Pneumonie

(Ursula Gärtner)

Wie bereits im Kap. 3.3.1.6 beschrieben, befinden sich auf einer Intensivstation häufig Patienten mit einer beatmungspflichtigen Pneumonie. Um diese beim operierten bzw. immobilen Patienten zu verhindern, steht die Prophylaxe im Vordergrund.
Ziele der atemtherapeutischen Behandlung:

- Erleichtern und Verbessern der **Sekretelimination**
- Verbesserung der **Lungenperfusion** (durch Blutumverteilung)
- Atelektasenprophylaxe und Eröffnen von frischen **Atelektasen**
- Erhalten bzw. Verbessern der **Thoraxbeweglichkeit**.

Beim beatmeten bewusstlosen bzw. sedierten Patienten beschränken sich die Maßnahmen meist auf:

- häufiges Umlagern
- passive Maßnahmen wie Packegriffe, Ausstreichen der Intercostalräume, Vibrationen und sorgfältig dosierten Kompressionen im Rhythmus des Beatmungsgerätes.

Beim nicht beatmeten und bewusstseinsklaren Patienten nehmen die aktive Atemtherapie und die Anleitung zum Selbstüben einen wichtigen Raum ein.
Dabei kommen die Maßnahmen, wie unter Kap. 2.2.1 beschrieben, zur Anwendung.

3.3.1.7 Asthma bronchiale / Status asthmatikus

(Dr. med. C. Bergmann / Dr. med. S. John)

Definition

Anfallsweise Dyspnoe durch Atemwegsobstruktion im Rahmen von Entzündung und bronchialer Hyperreaktivität, im Status asthmatikus über Stunden anhaltende, schwerste Luftnot.

Ätiologie

Man unterscheidet das allergische (extrinsische) vom nicht-allergischen (intrinsischen) Asthma bronchiale. Das allergische Asthma tritt gehäuft bei Kindern auf. Das Immunsystem hat gegen bestimmte Antigene (z. B. Blütenpollen, Insektengift) Antikörper vom Soforttyp gebildet, die bei erneutem Kontakt eine schnelle, starke allergische Reaktion hervorrufen. Das nicht allergische Asthma kommt bei Erwachsenen häufiger vor. Die Atemwege werden durch Entzündungen, chemische oder physikalische Einflüsse (z. B. Staub, kalte Luft) gereizt. Die meisten Patienten zeigen Mischformen der beiden Gruppen. Die Bronchialschleimhaut reagiert unabhängig von dem Auslöser mit Bronchospasmus, Ödem und Hypersekretion mit Dyskrinie (vermehrte Absonderung eines zähen Schleimes). Dies führt zu einer Verengung der Atemwege und Überblähung der Lunge.

Klinisches Erscheinungsbild

Das führende Symptom ist die plötzliche Atemnot mit verlängerter Ausatemphase und Husten. Die Patienten sitzen und können so ihre Atemhilfsmuskulatur zu Hilfe nehmen. Oft hört man schon ohne Stethoskop pfeifende Atemgeräusche beim Ausatmen, auskultatorisch typisch sind außerdem trockene Rasselgeräusche.

Diagnose

Die charakteristische Symptomatik und der klinische Untersuchungsbefund, der die Verengung der Atemwege mit Überblähung bestätigt, lässt die Diagnose in der Regel rasch stellen. Weiterführende Untersuchungen stellen das Ausmaß der respiratorischen Insuffizienz fest (Blutgasanalyse, Lungenfunktionsprüfung) und überprüfen mögliche Auslöser des Anfalls (Röntgen Thorax, Sputumuntersuchungen auf Keime, Allergietests).

Therapie

Sofern ein Auslöser gefunden werden konnte, muss dieser konsequent gemieden (Allergenkarenz), bzw. behandelt werden (z. B. Infekt der Atemwege). Antihistaminika und Kortikosteroide wirken entzündungshemmend und abschwellend, ß-Sympathomimetika und Theophylline wirken u.a. der Verkrampfung der Bronchialmuskulatur entgegen, Expektorantien verflüssigen zähes Sekret und verhelfen zum Abhusten. Die Medikamente werden je nach Schweregrad der Symptomatik inhalativ, oral oder inravenös gegeben. Von großer Bedeutung ist die Atemschulung. Durch gezielte Atemtechnik (z. B. „Lippenbremse") wird der expiratorische Kollaps der Alveolen verhindert, Hyperventilation vermieden, das Risiko bakterieller Superinfektion verringert und das Abhusten gefördert. Selbstmessungen des größtmöglichen Ausatemflusses (= Peak Flow) erlauben den Patienten eine objektive Kontrolle des Therapieerfolges.
Der Status asthmatikus stellt einen Notfall dar, der auf einer Intensivstation behandelt und überwacht werden muss. Häufig ist eine maschinelle Beatmung erforderlich, um durch Sedierung und ggf. Relaxierung eine Überwindung des Bronchospasmus zu erreichen.

Literatur

Lemanke, R. F.: A review of current guidelines for allergic rhinitis and asthma. J.Allergy Clin. Immunol. (United States), Feb 98, 101 (2 Pt 2) S.: 392-396
Tashkin, D. P.: New devices for asthma. J.Allergy Clin. Immunol. (United States), Feb 98, 101 (2 Pt 2) S.: 409-416
Venables, K. M.: Occupational asthma: Lancet (England), May 17 1997, 349 (9063), S.: 1465-1469

3.3.1.7.1 Physiotherapie bei Athma bronchiale / Status asthmatikus

(Ursula Gärtner)

In der physiotherapeutischen Befunderhebung orientiert sich der Therapeut an der Atemform und dem Beschwerdebild des Patienten.

Klinische Zeichen

- erhöhte Atemarbeit
- Ruhedyspnoe

- langsame Atemfrequenz
- Atemnebengeräusche
- Zwerchfell-Thoraxwand-Antagonismus.

Die *erhöhte Atemarbeit* ist an dem starken inspiratorischen Atemhilfsmuskeleinsatz und exspiratorischen Bauchmuskeleinsatz zu erkennen. Diese sind erforderlich, um die erhöhten Druckdifferenzen zur Überwindung der Strömungswiderstände in den Atemwegen herzustellen und das erforderliche Atemminutenvolumen zu leisten.
Ruhedyspnoe empfinden die Asthmatiker im Anfall wegen des erhöhten Atemmuskeleinsatzes, sie atmen in der Regel mit einer langsamen Atemfrequenz (12 – 16 Züge/Min.), weil sich dadurch die Turbulenzen in den verengten Bronchien vermindern.
Die *Atemnebengeräusche* (inspiratorischer Stridor, exspiratorisches Giemen, grobe Rasselgeräusche) sind deutlich, da sich die erhöhten Strömungswiderstände mehr auswirken.
Der *Zwerchfell-Thoraxwand-Antagonismus* kommt zustande, da das Zwerchfell als Folge der überblähten Lunge horizontal steht und bei seiner Kontraktion die unteren Rippen nach medial zieht. Gleichzeitig kommt es durch die Erhöhung des abdominalen Druckes zur Vorwölbung des Bauches.

Ziele der Therapie

- Angstminderung bei asthmatischer Atemnot
- Hilfen bei erschwerter Aus- und Einatmung
- Dämpfung von unproduktivem Husten.

Maßnahmen zur Angstminderung

- atemerleichternde Körperstellungen
- Entspannungsübungen
- Wahrnehmen von Atembewegungen in Verbindung mit Packegriffen durch Greifen einer Hautfalte am Bauch.

Maßnahmen bei erschwerter Ein- und Ausatmung

- Ausatmung gegen eine Stenose an den Lippen = dosierte Lippenbremse
- Langsames Einatmen und kurzes Luftanhalten = „gähnende Einatmung“.

Maßnahmen zur Dämpfung unproduktiven Hustens

- Erlernen von Hustendisziplin; dazu gehören die Hustentechniken. Der Patient darf nicht zu früh husten, er soll warten, bis das Sekret in der Luftröhre rasselt, das er mit zwei bis drei Hustenstössen abhustet. Flache Rückenlage muss nach Möglichkeit vermieden werden.

Weitere Maßnahmen kommen - wie unter Kap. 2.2.1 beschrieben - zur Anwendung.

Einen Asthmaanfall, der mit den üblichen Medikation nicht beherrscht werden kann, zudem stark ausgeprägt ist und über Stunden besteht, nennt man Status asthmatikus.

Klinische Zeichen

- Schwerste Atemnot
- Massiver Einsatz der Atemhilfsmuskulatur
- Pulsus paradoxus; d.h. der Blutdruck fällt während der Einatmung ab
- Orthopnoe
- Paradoxe Atemexkursionen
- Leise Atemgeräusche („silent chest“) bei schwerster Obstruktion.

Die Indikation zur *Physiotherapie* wird beim Status asthmatikus sehr eng gestellt. Drainagelagerung sowie Perkussion und Vibrationen sind nur bei einer lobären Atelektase und großen Mengen Bronchialsekret durchzuführen.

Literatur

Ehrenberg, H.: Leichter atmen, besser bewegen, Spitta-Verlag 1996
Ehrenberg, H.: Atemtherapie, Pflaum-Verlag 1998
Mang, H.: Atemtherapie, Schattauer-Verlag 1992

3.3.1.8 Pneumothorax

(Dr. med. C. Bergmann / Dr. med. S. John)

Definition

Kollaps von Lungengewebe durch Luft im Pleuraraum.

Ätiologie

Normalerweise liegen die beiden Blätter der Pleura direkt aufeinander. Ein dünner Flüssigkeitsfilm ermöglicht die Verschieblichkeit gegeneinander und sorgt dafür, dass das Lungengewebe in jeder Atemphase entfaltet der Thoraxwand anliegt. Gelangt Luft in diesen Pleuraraum, fällt Lungengewebe in sich zusammen. Beim Sonderfall des Spannungspneumothorax gelangt durch einen Ventilmechanismus bei jeder Inspiration Luft in den Pleuraspalt, der expiratorisch nicht mehr entweichen kann. Die Luft komprimiert den betroffenen Lungenflügel und verschiebt ihn immer stärker zur Gegenseite, so dass auch dort die Atmung mehr und mehr behindert wird. Ein Pneumothorax kann z. B. nach Verletzung der Pleura durch Operationen, Anlage von zentralen Venenkathetern, Punktionen von Ergüssen oder im Rahmen von Unfällen mit Rippenbrüchen oder perforierenden Verletzungen entstehen. Häufiger sind jedoch Pneumothoraces, die sich unabhängig von Traumen entwickeln, sogenannte Spontanpneumothoraces. Sie betreffen bevorzugt junge, asthenische Männer. Man nimmt an, dass hier zu Blasen erweiterte Bronchiolen platzen und so Luft in den Pleuraraum freisetzen. In vergleichbarer Weise kann auch durch Überdruckbeatmung ein Pneu entstehen. Spontanpneus entstehen auch auf dem Boden krankhaft veränderten Lungengewebes, etwa durch eine chronische Bronchitis oder Bronchialkarzinom.

Klinisches Erscheinungsbild

Die Symptome eines Pneumothorax treten plötzlich und heftig auf: Starke Dyspnoe, Tachypnoe bis hin zur respiratorischen Insuffizienz und thorakaler Schmerz auf der betroffenen Seite. Insbesondere der Spannungspneumothorax stellt einen Notfall dar.

Diagnose

Die Kombination aus eindrucksvollem klinischen Bild, Untersuchungsbefund (u. a. hypersonorer Klopfschall und aufgehobenes Atemgeräusch auf der Seite des kollaptischen Lungenflügels) und prädisponierenden Faktoren lassen auf einen Pneumothorax schließen. Ein Röntgenbild zeigt die Ausdehnung des Pneus, ggf. die Mediastinalverlagerung zur Gegenseite.

Therapie

Bei kleineren Pneus kann die spontane Resorption der intrapleuralen Luft unter engmaschiger Beobachtung des Patienten abgewartet werden, in allen anderen Fällen wird eine Pleuradrainage mit Saugung angelegt. Im Notfall z. B. Spannungspneu, wird als Erstmaßnahme mit einer großlumigen Venenverweilkanüle punktiert, die eine schnelle Entlastung schafft und die völlige (Be-) Atmungsunfähigkeit verhindert. Treten Pneumothoraces rezidivierend spontan auf, versucht man, durch Injektion von Medikamenten in den Pleuraspalt eine Entzündung auszulösen, die dann zu einer Verklebung der beiden Pleurablätter führt.

Literatur

Suttorp, N.: Notfälle des Pleuraraumes. In: Lasch, H. G.: Lehrbuch der Internistischen Intensivtherapie. Schattauer Verlag Stuttgart, 1997

3.3.1.9 Akutes Nierenversagen

(Dr. med. C. Bergmann / Dr. med. S. John)

Definition

Rascher Abfall der glomerulären Filtrationsrate mit Anstieg der harnpflichtigen Substanzen im Blut, häufig mit einem Rückgang der Urinausscheidung einhergehend.

Ätiologie

Einem akuten Nierenversagen können viele verschiedene Faktoren zugrunde liegen. Man unterteilt sie in drei Gruppen: prärenale, renale und postrenale Ursachen.
Prärenal bedeutet der Niere vorgeschaltet, es handelt sich um Faktoren, die die Kreislaufverhältnisse verschlechtern und dadurch die Nierenfunktion negativ beeinflussen. Dazu zählen insbesondere Flüssigkeits-

verluste durch z. B. Blutverluste, Verbrennungen, Erbrechen, Diarrhoen, Diuretikaabusus, große Hitze oder Fieber. Häufig spielen außerdem verschlechterte Durchblutungsverhältnisse und Sauerstoffversorgung des Gewebes bei Herzinsuffizienz und Sepsis eine Rolle.
Die renale Ursachen betreffen die Niere im engeren Sinn. Man findet akute Funktionseinschränkungen durch medikamentös-toxische und allergische Einflüsse, z. B. durch bestimmte Antibiotika, nicht steroidale Antiphlogistika, ACE-Hemmer, Röntgenkontrastmittel oder Infektionen. Ebenfalls zu dieser Gruppe gehören Systemerkrankungen mit Nierenbeteiligung, z. B. Autoimmunerkrankungen, Vaskulitiden, die akute Glomerulonephritis und Durchblutungsstörungen durch einen Verschluss/ Verengung von großen Nierengefäßen.
Unter postrenalen Faktoren versteht man Abflussstörungen der ableitenden Harnwege. Durch Tumoren, Steine, Strikturen oder Prostatavergrößerung kann es zum Aufstau des Urins bis zur Niere kommen.

Klinisches Erscheinungsbild

Der Beginn eines akuten Nierenversagens zeigt keine typischen Symptome, ggf. stehen die klinischen Zeichen der auslösenden Erkrankung im Vordergrund. Beim oligo-anurischen Nierenversagen, welches 85 % der akuten Nierenversagen ausmacht, ist der Rückgang der Urinausscheidung ein erstes Zeichen. Bei erhaltener Diurese (= non-oligurisches Nierenversagen) fehlt auch dieses Symptom. Ist die glomeruläre Filtrationsrate um mehr als die Hälfte reduziert, steigt das Serumkreatinin an. Die Patienten berichten über Müdigkeit, Appetitlosigkeit, später Übelkeit, Erbrechen und Symptome der Überwässerung mit Ödemen, Dyspnoe, Orthopnoe bis hin zur Somnolenz und Krampfanfällen.

Diagnose

Regelmäßige Messungen des Körpergewichtes, der Urinmenge und der Retentionswerte im Serum sind bei gefährdeten Patienten obligat. Anamnestische Daten bezüglich Beschwerden, bekannten Erkrankungen und Eingriffen, Medikamenteneinnahme (auch Kontrastmittel), besonderen Belastungen und Auffälligkeiten bei der Miktion sind der Grundstein für weitere Untersuchungen. Die Urinuntersuchung lässt bereits erste Diagnosen stellen (z. B. Harnwegsinfekt, akute Glomerulonephritis) und liefert wichtige Hinweise auf die Art der Nierenschädigung und deren Genese. Sonographisch wird auf einen Aufstau und dessen

Auslöser hin untersucht. Möglicherweise finden sich bei der Beurteilung der Nierengröße und ihres Gewebes Zeichen einer chronischen Vorschädigung. In der Duplexsonographie können die großen Nierengefäße im Hinblick auf Verschlüsse beurteilt werden. Laborchemisch lässt sich das Ausmaß und die Akuität der Niereninsuffizienz abschätzen (Kreatinin, Harnstoff, Säure-Basen-Haushalt, Elektrolytstatus) und Hinweise auf die Genese gewinnen (Exsikkose, Infektion, primäre Schädigung anderer Organe – z. B. Leber oder Pankreas, Nachweis von Antikörpern gegen bestimmte Erreger oder körpereigenes Gewebe). Unter Berücksichtigung des klinischen Zustandes des Patienten und dem Nachweis möglicher Komplikationen (Überwässerung mit Lungenödem, Perikarderguss, gastrointestinale Blutungen, neurologische Ausfälle) wird die Indikation zur Nierenersatztherapie gestellt.

Therapie

Beim postrenalen akuten Nierenversagen und massiver Exsikkose kann durch harnableitende Maßnahmen bzw. intravenöse Flüssigkeitsgabe auch im fortgeschrittenen Stadium eine rasche Besserung erreicht werden. Bei anderen Ursachen besteht zu diesem Zeitpunkt unabhängig von der Genese die Indikation zur Nierenersatztherapie mittels Hämodialyse. Gleichzeitig müssen potentiell nierenschädigende Einflüsse (Medikamente, Kontrastmittel) vermieden bzw. therapiert (Infekte, Hypovolämie, Grunderkrankung) werden. Es bedarf einer engmaschigen Überwachung und ggf. Korrektur bei Entgleisungen des Flüssigkeits- und Säure-Basenhaushaltes sowie der Elektrolyte. Besteht noch keine Dialysepflichtigkeit, versucht man durch die Gabe von Furosemid oder Dopamin die Durchblutung der Niere zu steigern und somit die Ausscheidung zu stimulieren. In der Reparaturphase des akuten Nierenversagens ist die Konzentrierungsfähigkeit noch stark herabgesetzt, es werden große Mengen eines hypotonen Urins ausgeschieden. Diese Verluste müssen ausgeglichen werden.
Ein akutes Nierenversagen geht mit einer Beeinträchtigung der Immunlage einher. Neben der Berücksichtigung der o. g. möglichen Komplikationen, sollte stets auch an neue Infektionen (z. B. Pneumonie, Harnwegsinfekt) und deren Prophylaxe gedacht werden.

Literatur

Du Bose, T. D.: Acute renal failure in the 21st century: recommendations for management and outcomes assessment. Am. J. Kindney Dis. (United States), May 97, 29(5), S.: 793-799

Kuhlmann, U. und Walb, D.: Nephrologie. 2. Auflage 1994, Georg Thieme Verlag, Stuttgart

Weihrauch, T. R.: Internistische Therapie 1994/95; 10. Aufl., Urban und Schwarzenberg Verlag, München

3.3.2 Gastroenterologie, Endokrinologie, Stoffwechsel

(Priv. Doz. Dr. med. K. G. Parhofer)

In diesem Kapitel werden Krankheitsbilder aus dem Gebiet der Gastroenterologie, der Endokrinologie und des Stoffwechsels beschrieben, die zu einer Aufnahme auf eine Intensivstation führen können. Es handelt sich um repräsentative, „typische" und relativ häufige Krankheitsbilder aus den einzelnen Themenbereichen.

3.3.2.1 Gastrointestinale Blutung

Man schätzt, dass in den USA ca. 150 Patienten mit oberer gastrointestinaler Blutung pro 100000 Einwohner pro Jahr stationär aufgenommen werden. Die Rate für Patienten mit unteren gastrointestinalen Blutungen liegt deutlich niedriger. Ein Großteil an gastrointestinalen Blutungen tritt nicht akut in Erscheinung, sondern manifestiert sich mit den Zeichen einer Anämie (Müdigkeit, Abgeschlagenheit, etc.) oder wird im Rahmen der Abklärung einer laborchemischen Auffälligkeit (Eisenmangelanämie, positiver Hämoccult-Test) diagnostiziert. Bezüglich der akuten oberen und unteren gastrointestinalen Blutung muss man sich bewusst sein, dass die meisten Blutungen von selbst sistieren, dass aber unter den Patienten mit persistierender gastrointestinaler Blutung die Mortalität hoch ist und dies trotz zunehmender Verfügbarkeit invasiver Techniken. Der Kernpunkt einer erfolgreichen Behandlung einer gastrointestinalen Blutung ist die hämodynamische Stabilisierung, die Vorrang vor der Diagnostik, Therapie und Prophylaxe der Rezidivblutung haben muss.

Ursache	Häufigkeit (%)
Duodenalulcera	24
Erosive Gastritis	23
Magenulcera	21
Varizen	10
Mallory-Weiss-Einriss	7
Ösophagitis	6
Erosive Duodenitis	6
Neoplasien	3
Anastomosenulcera	2
Ösophagusulcera	2
Gemischte Ursachen	7

Modifiziert nach Elta, G. H.: Approach to the Patient with Gross Gastrointestinal Bleeding. In: Yamada, T. et al. (Hrsg.): Textbook of Gastroenterology; J. B. Lippincott, Philadelphia 1991, S. 591-616.

Tabelle 3.3 Ursachen und Häufigkeit für akute obere gastrointestinale Blutungen

3.3.2.1.1 Obere gastrointestinale Blutung

Eine akute obere gastrointestinale Blutung kann eine Reihe an Ursachen haben. Dies ist insofern wichtig als die Ursache, nicht so sehr das Ausmaß der Blutung, die Prognose bestimmt. Mögliche Ursachen für eine akute obere gastrointestinale Blutung sind in *Tab. 3.3* aufgeführt. Häufigste Blutungsursache sind Erosionen und Ulcera, wobei diese im Bulbus duodeni, im Magen (dort meistens an kleiner Kurvatur, Antrum oder Pylorus), am Ösophagus und bei Z. n. Operation im Anastomosenbereich auftreten können. Eine zentrale Rolle für das Auftreten solcher Ulcera spielt die Infektion mit Helicobacter pylori sowie die Säureproduktion des Magens. Weitere wichtige Faktoren sind Nikotinabusus, sowie die Einnahme (po oder iv) von nicht-steroidalen Antiphlogistika oder Steroiden. Ebenfalls relativ häufig ist eine Blutung bei portaler Hypertension, welche meist die Folge einer Leberzirrhose ist. Durch den Überdruck im Portalsystem bilden sich Umgehungskreisläufe unter Benutzung von primär nicht dafür angelegten Gefäßen aus. Diese Gefäße sind Prädilektionsstellen für Blutungen, wobei hinzukommt, dass diese Patienten meist auch eine eingeschränkte Gerinnung und Thrombopenie (Leberzirrhose) haben. Am häufigsten kommt es dabei zu Blutungen aus Ösophagusvarizen, aber auch Varizen im Magen oder Duodenum, sowie eine hypertensive Gastropathie kommen als Blutungsquelle in Betracht. Andere Ursachen für eine akute obere gastrointestinale Blutung sind Schleimhauteinrisse im Kardiabereich bei heftigem Erbrechen (Mallory-Weiss-Syndrom), Gefäßanomalien, Magenkarzinome, Hämobilie (nach Lebertrauma) und aorto-enterale Fisteln. Anamnestische Angaben (Leberzirrhose, vorausgegangenes Ulcus, vorausgegangenes starkes Erbrechen, Einnahme von nicht-steroidalen Antiphlogistika, etc.) deuten häufig auf eine bestimmte Ursache. Die Indikation für die Aufnahme auf die Intensivstation leitet sich einerseits aus der erwarteten oder bereits vorliegenden hämodynamischen Dekompensation andererseits aus dem Risiko für eine Rezidivblutung ab.

3.3.2.1.1.1 Diagnose

Typischerweise, aber nicht obligat, kommt es bei der oberen gastrointestinalen Blutung zu Bluterbrechen (Hämatemesis; rot oder kaffeesatzfarben) und/oder Melena (Teerstuhl). Bei stärkeren Blutungen kann auch eine Hämatochezie (rote Darmblutung) vorliegen, obwohl dieses Symptom eher für eine untere gastrointestinale Blutung spricht. Wichtigster Aspekt zur Abschätzung des Schweregrades einer Blutung sind die Klinik (Kaltschweißigkeit, Schwindel, Blässe), die Kreislaufparameter (Blutdruck, Puls, Blutdruckveränderung beim Stehen) und der Volumenstatus, wobei anamnestische Angaben mitverwertet werden müssen (insbesondere vorbestehender Hypertonus, Beta-Blocker Therapie, etc.). Hämatokrit oder Hb-Wert geben in der Akutsituation keine verlässliche Information über das Ausmaß der gastrointestinalen Blutung wieder, da diese Parameter sich erst verändern, wenn Flüssigkeit aus dem Extravaskulärraum nach intravaskulär verschoben wird.

3.3.2.1.1.2 Therapie

Wichtigster Schritt ist die Wiederherstellung eines ausreichenden intravaskulären Volumens durch großlumige intravenöse Zugänge. Dabei bietet ein ZVK zunächst keinen Vorteil, da die Anlage in aller Regel länger dauert und bei gleichem Innendurchmesser über einen kurzen Zugang mehr substituiert werden kann als über einen längeren. Die Volumensubstitution erfolgt mit NaCl 0,9 %, Ringer-Lösung, Albumin-Lösung und, sobald vorhanden, mit Erythrozytenkonzentraten und FFP.

Gleichzeitig sollte bei Vorliegen einer Gerinnungsstörung diese normalisiert werden. In Abhängigkeit vom Schweregrad der Blutung sollte möglichst bald eine endoskopische Untersuchung folgen. Dadurch können die Ursache und die Lokalisation der Blutung und damit (bei stehender Blutung) auch das Risiko einer Rezidivblutung bestimmt werden (*Tab. 3.4*). Daneben bietet sich während der Endoskopie auch die Möglichkeit einer Therapie (Unterspritzung, Ligatur, Laserung, Clips). Kann endoskopisch die Blutung nicht gestillt werden, stehen in Abhängigkeit von der Ursache und der Gesamtsituation folgende therapeutische Verfahren zur Verfügung: Ballontamponade bei Ösophagus- oder Magenfundusvarizen (Senkstaken-Blakemore-Sonde oder Linton-Nachlass-Sonde je nach Lokalisation), notfallmäßige Anlage eines transjugulären, portosystemischen Shunts (TIPS) bei portaler Hypertension, operative Ansätze (nicht bei portaler Hypertension) und Angiographie mit Embolisation.

Beschreibung	Klassifizierung
Aktive Blutung	I
spritzende arterielle Blutung	Ia
sickernde Blutung	Ib
Inaktive Blutung	II
Läsion mit Gefäßstumpf	IIa
Läsion mit Koagel	IIb
Läsion mit Hämatin	IIc
Läsion ohne Blutungszeichen	III

Tabelle 3.4 Endoskopische Klassifizierung der oberen gastrointestinalen Blutung nach Forrest

Unabhängig von der Ursache der Blutung muss der Patient nüchtern bleiben. Es sollte eine Säureblockade durchgeführt und die Gerinnungsparameter normalisiert werden. Daneben hat sich bei Rezidivblutungsgefahr, bzw. bei primär nicht beherrschbarer Blutung, die intravenöse Gabe von Somatostatin bewährt. Das mit wesentlich mehr Nebenwirkungen behaftete Vasopressin ist dadurch nahezu komplett verdrängt worden. Der Nutzen einer Antibiotikaprophylaxe ist nur für die schwere Ösophagusvarizenblutung belegt. Handelt es sich um eine Ulcus oder

Erosionsblutung sollte auch eine antibiotische Eradikationstherapie diskutiert werden. Nach der ersten Stabilisierung sollte die Volumengabe nach ZVD unter Berücksichtigung von Begleiterkrankungen erfolgen.

3.3.2.1.1.3 Prognose

Die akute obere gastrointestinale Blutung hat eine Mortalität von 10 %. Die meisten Patienten versterben aber nicht direkt an der Blutung, sondern an Komplikationen sowohl der Blutung wie auch der Grunderkrankung. Besondere Bedeutung kommt dabei der Leberzirrhose zu. Bei fortgeschrittener Leberzirrhose (Child-Pugh Stadium C) liegt die Wahrscheinlichkeit, während des stationären Aufenthaltes bei der ersten Ösophagusvarizenblutung, zu versterben, bei fast 50 %. Kommt es im Rahmen der Blutung zu einem schweren Schock, kann ein meist reversibles Nieren- oder Leberversagen (Schockniere, Schockleber) resultieren. Kritisch kann sich auch das gleichzeitige Vorliegen einer atherosklerotischen Erkrankung auswirken, da durch den Volumenmangel bei entsprechenden Patienten ein Herzinfarkt oder Schlaganfall ausgelöst werden kann.
Auch die Rezidivblutungsrate hängt stark von der Ursache der Blutung ab. Eine Helicobacter pylori assoziierte erosive Gastritis oder Ulcus ohne Gefäßstumpf haben nach Eradikationstherapie ein sehr geringes Rezidivblutungsrisiko. Handelt es sich dagegen um ein Ulcus mit Gefäßstumpf, liegt die Rezidivblutungsrate (ohne Unterspritzung) bei über 50 %. Eine unbehandelte Ösophagusvarizenblutung hat sogar ein über 70 % Risiko wieder zu bluten. Auch die im Rahmen der initialen Blutung manchmal notwendige Massentransfusion ist wegen der assoziierten Hypocalzämie, Hyperkaliämie, ARDS, Hypothermie und Koagulopathie mit einer erheblichen Morbidität und Mortalität behaftet.

3.3.2.1.2 Untere gastrointestinale Blutung

Seltener als eine obere ist eine akute untere gastrointestinale Blutung und noch seltener ist die untere gastrointestinale Blutung so schwer, dass sie eine Intensivpflichtigkeit bedingt. Dabei wird die untere gastrointestinale Blutung als Blutung aus Dünndarm (außer Duodenum) oder Dickdarm definiert, wobei die Blutungsquelle selten im Dünndarm lokalisiert ist. Die altersabhängigen Ursachen der unteren gastrointestinalen Blutung sind in *Tab. 3.5* aufgeführt. Häufiger als bei der oberen gastrointestinalen Blutung kann die Blutungsquelle nicht lokalisiert werden, oder es finden sich multiple potentielle Blutungsquellen (v.a. bei Angiodysplasien und Divertikulose).

Kinder/Jugendliche	Erwachsene < 60 Jahre	Erwachsene > 60 Jahre
entzünd. Darm- erkrankung	Diverticulose entzünd. Darmerkrankung Polypen Karzinom Angiodysplasie	Angiodysplasie Diverticulose Karzinom Polypen

Tabelle 3.5 Altersabhängige Ursachen für untere gastrointestinale Blutungen (außer Hämorrhoidalblutung)

3.3.2.1.2.1 Diagnose

Die akute untere gastrointestinale Blutung führt meist zu einer Hämatochezie (diese kann aber auch in einer oberen gastrointestinalen Blutung ihre Ursache haben, s. o.). Bezüglich der Einschätzung des Schweregrades und der Primärversorgung gilt ähnliches wie für die obere gastrointestinale Blutung. Eine komplette endoskopische Untersuchung kann im Notfall wegen der fehlenden Vorbereitung meist nicht durchgeführt werden, allerdings sollte eine Proktoskopie und Sigmoidoskopie zum Ausschluss einer Blutungsquelle in diesem Bereich durchgeführt werden. Andere Möglichkeiten zur Blutungslokalisation stellen die Szintigraphie (Blutverlust mindestens 0,1 ml/min) und die Angiographie (Blutverlust mindestens 0,5 ml/min) dar. Die Angiographie ist dabei das beste Verfahren bei Patienten mit persistierender Kreislaufinstabilität, da auch eine therapeutische Option (Embolisation) besteht.

3.3.2.1.2.2 Therapie

Auch bei der akuten unteren gastrointestinalen Blutung steht die Stabilisierung zunächst im Vordergrund und erfolgt nach den gleichen Grundsätzen wie bei der oberen gastrointestinalen Blutung. Nach Stabilisierung kann wegen der fehlenden Vorbereitung aber nicht sofort eine endoskopische Untersuchung zur Lokalisationsdiagnostik und eventuellen Rezidivprophylaxe erfolgen. Beim instabilen Patienten ist die Angiographie mit möglicher Embolisation des verantwortlichen Gefäßes das Vorgehen der Wahl. Bei schweren entzündlichen Veränderungen ist dies allerdings meist nicht sinnvoll möglich, da diese meist größere Darmabschnitte betreffen. In diesen Fällen steht eine antibiotische Therapie (infektiöse Colitis) beziehungsweise eine immunsuppressive Therapie (entzündliche Darmerkrankungen) im Vordergrund, gegebenenfalls ist eine operative Intervention notwendig.

3.3.2.1.2.3 Prognose

Nach primärer Stabilisierung hängt die Prognose im wesentlichen von dem Risiko der Rezidivblutung ab. Dieses ist vor allem bei Angiodysplasien und Divertikeln groß. Kommt es zu rezidivierenden schweren Blutungen aus dem gleichen Darmabschnitt, muss eine Resektion erwogen werden.

Literatur

Elta, G. H.: Approach to the Patient with Gross Gastrointestinal Bleeding. In: Yamada, T. et al. (Hrsg.): Textbook of Gastroenterology, S. 591 – 616, 1991, J. B. Lippincott, Philadelphia

Dertinger, S. H. et al.: Prospektive Untersuchung zu Diagnostik, Therapie und verlauf der akuten gastrointestinalen Blutung bei 397 Patienten. Wien. Klin. Wochenschr. 108 (1996), S. 717 – 721

Gostout, C. J.: Acute Gastrointestinal Bleeding „ A Common Problem Revisited. Mayo Clin. Proc. 63 (1988), S. 596-604

Laine, L. und Peterson, W. L.: Bleeding Peptic Ulcer. N. Engl. J. Med. 331 (1994), S. 717-727

3.3.2.2 Leberversagen

Obwohl Leberwerterhöhungen in der klinischen Praxis häufig sind, kommt Leberversagen glücklicherweise sehr selten vor. Dies hängt unter anderem mit der großen Reservekapazität der Leber zusammen. Tritt ein Leberversagen auf, muss zwischen einem fulminanten (oder akuten) Leberversagen und der Dekompensation einer chronischen Lebererkrankung unterschieden werden. In beiden Situationen kann es notwendig sein, Patienten auf eine Intensivstation aufzunehmen.

3.3.2.2.1 Fulminantes Leberversagen

Von einem fulminanten Leberversagen spricht man, wenn bei einem Patienten ohne vorausgegangene Lebererkrankung eine massive Nekrose von Leberzellen eintritt, und dies zu einer ausgeprägten Störung der

Syntheseleistung der Leber und zur hepatischen Enzephalopathie führt. Beide Kriterien (Störung der Syntheseleistung – am besten über Gerinnungsstörungen zu quantifizieren) und Enzephalopathie müssen für die Diagnosestellung gegeben sein. Meist definiert man den Zeitraum von acht Wochen (teilweise wesentlich kürzer), in welchem sich diese Symptome entwickeln können, um als fulminantes Leberversagen klassifiziert zu werden.

Einem fulminanten Leberversagen kann eine Reihe verschiedener Ursachen zu Grunde liegen (*Tab. 3.6*). Am häufigsten sind virale Hepatitiden sowie Toxine bzw. Medikamente. Da es für einige Ursachen spezifische Therapieansätze gibt und die Prognose nicht zuletzt von der Ursache des Leberversagens abhängt, sollte, wenn möglich, der Auslöser identifiziert werden. Selbst bei maximaler supportiver Therapie ist die Prognose (Überlebensrate ca. 20 %) des fulminanten Leberversagens ohne Lebertransplantation schlecht. Etwas höher ist die Überlebensrate, wenn dem Leberversagen eine Hepatitis A, eine Hepatitis B oder eine Paracetamolintoxikation zu Grunde liegt, wohingegen sie bei idiosynkratischen Medikamentenreaktionen, beim M. Wilson, bei der Halothanhepatitis und bei der Non-A, Non-B Hepatitis besonders niedrig ist.

Ursache	**Auslösendes Agens**
Virale Hepatitis	Hepatitis A, B, C, D, E, Non-A-Non-B-Virus Herpes simplex Virus
Medikamente/Toxine	Paracetamol Ideosyncratische Reaktionen Tetrachlorkohlenstoff Knollenblätterpilz
Vasculär	Ischämie Budd-Chiari Syndrom Pfortaderthrombose Venenverschlusserkrankung (VOD)
Andere	M. Wilson Akute Schwangerschaftsfettleber Reye Syndrom

Tabelle 3.6 Hauptursachen für fulminantes Leberversagen

3.3.2.2.1.1 Diagnose

Typischerweise treten bei einem bis dahin gesunden Individuum Krankheitsgefühl und Übelkeit gefolgt von Ikterus und neurologischen Veränderungen auf. Während zu Beginn differentialdiagnostisch eine Intoxikation und eine Sepsis ausgeschlossen werden müssen, ist die Diagnose insbesondere bei Vorliegen des Vollbildes Ikterus, Gerinnungsstörung und sehr hoher Transaminasenwerte und Enzephalopathie im allgemeinen nicht schwierig. Auf Grund der Gerinnungsstörung ist es häufig nicht möglich eine Leberbiopsie durchzuführen. Die Patienten sollten möglichst frühzeitig in ein Zentrum verlegt werden, in welchem auch die Möglichkeit zur Transplantation besteht. Zur optimalen Versorgung, insbesondere zum rechtzeitigen Erkennen von Komplikationen, müssen die Patienten intensiv überwacht werden, das heißt ZVK, arterieller Zugang, Urinkatheter und häufige Überprüfung des neurologischen Status.

3.3.2.2.1.2 Therapie

Da systemische Ansätze wie Plasmaaustausch oder Steroidtherapie sich als ineffektiv erwiesen haben, ist die Therapie des Leberversagens, von Ausnahmen abgesehen, supportiv. Dabei gilt es, die unten genannten Komplikationen früh zu erkennen und zu behandeln. Ziel ist vor allem, den richtigen Zeitpunkt für eine Transplantation nicht zu verpassen. Dafür wurden von verschiedenen Arbeitsgruppen Kriterien erarbeitet, am weitesten verbreitet sind dabei die Kriterien des King's College in London (*Tab.3.7*). Spezifische Therapieansätze gibt es bei der Paracetamolintoxikation (hochdosierte Gabe von Acetylcystein), bei der Knollenblätterpilzvergiftung (Penicillin, Silibinin) und der akuten Schwangerschaftsfettleber (Entbindung).

3.3.2.2.1.3 Komplikationen

Definitionsgemäß haben alle Patienten mit fulminantem Leberversagen eine mehr oder weniger ausgeprägte Enzephalopathie unter Umständen mit einem begleitenden Hirnödem. Die Enzephalopathie wird in 4 Stadien unterteilt (*Tab. 3.8*) und bestimmt in hohem Maße die Prognose. Obwohl einmalig ein CT des Kopfes durchgeführt werden sollte, um strukturelle Veränderungen, die das Vorgehen insbesondere im Hinblick auf eine Transplantation verändern würden, zu erkennen, sind wiederholte CT-Untersuchungen zur Beurteilung des Schweregrades des Hirn-

Ursache des Leberversagens	Kriterien
Paracetamolintoxikation	pH < 7,3 (unabhängig von Enzephalopathie) *oder* Prothrombinzeit > 100 sec und Kreatinin > 3,4 mg/dl bei Enzephalopathie Grad 3 oder 4
Alle anderen Ursachen	Prothrombinzeit > 100 sec (unabhängig von Enzephalopathie) *oder* 3 der folgenden Kriterien (unabhängig von Enzephalopathie) Alter < 10 Jahre oder > 40 Jahre Leberversagen durch Non-A-Non-B Hepatitis, Halothane Hepatitis oder idiosynkratische Medikamentenreaktion Abstand zwischen Auftreten Ikterus und Enzephalopathie > 7 d Prothrombinzeit > 50 sec Bilirubin > 17,5 mg/dl

Tabelle 3.7 Kriterien des King's College in London für die Indikation zur Lebertransplantation bei fulminantem Leberversagen

Grad	Klinik	EEG
1	Charakterveränderung	Verlangsamung, triphasische Wellen
2	Lethargie, Verwirrtheit	Verlangsamung, triphasische Wellen
3	Stuporös, aber erweckbar, sehr verwirrt	Triphasische Wellen
4	Komatös, nicht erweckbar	Delta Wellen

Tabelle 3.8 Stadien der hepatischen Enzephalopathie

ödems wenig aussagekräftig. Während im Stadium 1 oder 2 die Beurteilung klinisch erfolgt, wird in manchen Zentren zur Beurteilung der Stadien 3 und 4 eine intrakranielle Druckmessung verwendet. Ziel ist, bei ansteigendem Druck frühzeitig therapeutische Maßnahmen einzuleiten (Hyperventilation, Lagerung, Mannitol, Barbiturate) und zu verhindern, dass Patienten mit vermutlich irreversiblem neurologischen Schaden einer Transplantation zugeführt werden.
Die Patienten haben als Ausdruck der gestörten Syntheseleistung der Leber eine ausgeprägte Gerinnungsstörung. Blutungskomplikationen treten meist im Zusammenhang mit Eingriffen (ZVK Anlage) auf oder bei gastrointestinalen Läsionen (Stressulcera). Während bei Blutungen Gerinnungsfaktoren und Thrombozyten (wenn unter 50 G/l) substituiert werden sollten, hat sich eine prophylaktische Gabe nicht bewährt.
Typische Stoffwechselveränderungen sind Hypoglykämie und Laktatazidose. Während die Hypoglykämie durch den Ausfall der Glukoneogenese und den fehlenden Glykogenspeicher in der Leber bedingt ist und durch intravenöse Gabe von Glukose ausgeglichen werden kann, ist die Laktatazidose Ausdruck des Multiorganversagens und schwieriger zu behandeln.
Ein Nierenversagen, welches eine Reihe von Ursachen (hepatorenales Syndrom, prärenales Nierenversagen, Tubulusnekrosen) haben kann, ist besonders häufig, wenn eine Paracetamolintoxikation als Ursache für das fulminante Leberversagen vorliegt (75 % bei Paracetamolintoxikation, sonst 30 %). Die Behandlung erfolgt normalerweise in Form einer kontinuierlichen Hämofiltration. In aller Regel ist die Niereninsuffizienz reversibel, wenn das Leberversagen (mit oder ohne Transplantation) überlebt wird.
Auf Grund einer Reihe von Faktoren sind Infektionen bei Patienten mit Leberversagen häufig. Die häufigsten Erreger sind hierbei Staphylokokken, Streptokokken, gram-negative Stäbchen und Candida. Es wird eine engmaschige Kontrolle (Kulturen, Entzündungszeichen) und eine frühzeitige antibiotische Therapie empfohlen. Eine prophylaktische Gabe ist umstritten.

3.3.2.2.2 Dekompensation einer chronischen Lebererkrankung

Eine chronische bisher im fortgeschrittenen Stadium stabile Lebererkrankung kann aus einer Reihe von Gründen dekompensieren. Die häufigsten Ursachen sind eine gastrointestinale Blutung (vermehrte Bildung von Ammoniak durch Protein aus Erythrozyten), ein Diätfehler (Proteinexzess), eine Veränderung der Diuretikamedikation (Hypokaliämie), eine Infektion (spontan bakterielle Peritonitis), die Gabe eines neuen Medikamentes (Sedativum) ohne Beachtung der eingeschränkten Fähigkeit der Leber, das Medikament zu verstoffwechseln, und das Fortschreiten der Grunderkrankung. Die Verschlechterung der Leberfunktion manifestiert sich meist als Enzephalopathie, Verschlechterung der Nierenfunktion und/oder der Syntheseleistung. Grund für die Aufnahme auf eine Intensivstation ist meist die Enzephalopathie oder ein Nierenversagen. Während grundsätzlich auch bei Patienten mit Dekompensation einer chronischen Lebererkrankung eine Lebertransplantation erwogen werden sollte, gelten für die diesbezügliche Entscheidung andere Kriterien.

Literatur

Lee, W. M.: Acute Liver Failure. N. Engl. J. Med. 329 (1993), S. 1862-1873.

Caraceni, P., Van Thiel, D. H.: Acute Liver Failure. Lancet 345 (1995), S. 163-169

White, H. M.: Evaluation and Management of Liver Failure. In: Rippe J. M., Irwin, R. S., Fink, M. P., Cerra, F. B. (Hrsg.) Intensive Care Medicine. 3. Aufl. 1996, S. 1256-1265, Little Brown, Boston

Lauchart, W. et al.: Akutes Leberversagen. Zentralbl. Chir. 119 (1994), S. 285-286.

Sherlock, S. und Dooley, J.: Hepato-Cellular Failure. In: Sherlock, S. und Dooley, J.: Diseases of the Liver and Biliary System; 10. Aufl. 1997, S. 73-85, Blackwell, London

Blum, H. E. und Walter E.: Akutes Leberversagen. In: Gerok, W. und Blum, H. E.: Hepatologie; 2. Aufl. 1995, S. 313-321, Urban und Schwarzenberg

3.3.2.3 Akute Pankreatitis

Bei der akuten Pankreatitis kommt es auf Grund der Freisetzung von aktivierten Pankreasenzymen zu einer Entzündung im Pankreas und dem umliegenden Gewebe. Diese kann sich als reines Ödem manifestieren (ödematöse Pankreatitis) oder zu einer Nekrose (evtl. mit Hämorrhagien) des Pankreas und der umgehenden Strukturen (nekrotisierende Pankreatitis) führen. Zu Grunde liegt einer akuten Pankreatitis meist eine Gallenwegserkrankung, das heißt Choledochussteine (biliäre Pankreatitis; 40 – 50%), oder Alkoholabusus (30 – 40 %). In ca. 10 – 20 %

läßt sich keine Ursache ermitteln, daneben gibt es eine Reihe seltener Ursachen (*Tab. 3.9*).

Ursache	Häufigkeit
Gallengangskonkremente	40 – 50 %
Alkoholabusus	30 – 40 %
Idiopathisch	10 – 30 %
Selten	ca. 10 %
Trauma	
Nach ERCP	
Vaskulär (Ischämie, Embolien, Vaskulitis)	
Infektiös (Viren: Mumps, Röteln, Hepatitis, CMV, EBV, Adenovirus, HIV; Bakterien: Mycoplasmen, TBC, Legionellen, Leptospiren; Parasiten: Ascariden)	
Medikamente (Azathioprin, Valproinsäure, Tetrazyklin, Furosemid, Methyldopa und viele mehr)	
Penetrierende Ulcera des Magens oder Duodenums	
Schwere Hypertriglyzeridämie (Chylomikronämiesyndrom)	
Hypercalcämie	
Z. n. Pankreastransplantation	

Modifiziert nach Sternberg, W. und Tenner, S.: Acute Pancreatitis. N. Engl. J. Med. 330 (1994), S. 1198 – 1210.

Tabelle 3.9 Ursachen für akute Pankreatitis

3.3.2.3.1 Diagnose

Die akute Pankreatitis ist eine sehr schmerzhafte Erkrankung. Meist kommt es zu einem akuten Beginn mit heftigen Abdominalschmerzen, die nach allen Seiten ausstrahlen können, typischerweise aber gürtelförmig sind. Weiterhin finden sich Übelkeit, Erbrechen, Meteorismus und Schweißausbrüche. Bei der Untersuchung ist das Abdomen druckempfindlich, in aller Regel besteht aber keine Abwehrspannung, Darmgeräusche können fehlen (paralytischer Ileus). In Abhängigkeit von der Schwere der Pankreatitis finden sich Schockzeichen, ein leichter Ikterus und Fieber. Bei immerhin 30% der Patienten werden ischämieverdächtige EKG Veränderungen beobachtet.

Die laborchemische Untersuchung ergibt eine Erhöhung der Amylase und der Lipase, wobei die Höhe der Pankreasenzyme nicht mit der

Schwere der Pankreatitis korreliert. Daneben sind eine ganze Reihe von anderen Laborwerten verändert (Erhöhung von CRP, LDH, Leberwerte, Blutzucker, Harnstoff, Kreatinin, Leukozyten und Erniedrigung von Hämoglobin, Kalium und Calcium). Bei einer schweren Pankreatitis sind auch die arteriellen Blutgase verändert: einerseits beobachtet man eine Hypoxämie, andererseits eine metabolische Azidose (meist ohne wesentliche Anionenlücke). Während die Höhe der Pankreasenzyme nicht mit dem Schweregrad der Pankreatitis korreliert, kann an Hand einer Reihe anderer klinischer und laborchemischer Parameter (sog. Ranson Kriterien, *Tab. 3.10*) der Schweregrad der Pankreatitis und die Prognose abgeschätzt werden.
Die klinische Differentialdiagnose ist häufig schwierig, und die akute Pankreatitis muss von einem akuten Abdomen (z. B. Nierenkolik, mechanischer Ileus, Darmperforation, Mesenterialinfarkt, Extrauteringravidität), einem Herzinfarkt, einer Lungenembolie, einem Aneurysma, einer Addison Krise, einer akuten Porphyrie sowie einer Pseudoperitonitis bei Ketoazidose abgegrenzt werden.

Parameter	Kriterien
bei Aufnahme	
Alter	über 55 Jahre
Leukozyten	über 16 G/l
Blutzucker	über 200 mg/dl
LDH	über 350 U/l
GOT	über 250 U/l
nach 48 Stunden	
Hämatokrit-Abfall	über 10 %
Harnstoffanstieg	über 10 mg/dl
Basendefizit	über 4 meq/l
arterieller pO_2	unter 60 mgHg
Calcium	unter 2 mmol/l
Flüssigkeitssequestration	über 6 l

Tabelle 3.10 Ranson-Kriterien zur Prognoseabschätzung. Kriterien bei der nicht durch Gallensteine bedingten Pankreatitis, bei Pankreatitis auf Grund von Gallensteinen gelten geringfügig andere Kriterien. Je mehr Kriterien erfüllt sind, um so schlechter ist die Prognose: bei Vorliegen von vier Kriterien ist die Mortalität 15%, bei mehr als sieben Kriterien praktisch 100 %. Modifiziert nach Sternberg, W. und Tenner, S.: Acute Pancreatitis. N. Engl. J. Med. 330 (1994), S. 1198-1210.

3.3.2.3.2 Therapie

Die Therapie der akuten Pankreatitis ist im wesentlichen symptomatisch. Alle Versuche die Prognose über eine medikamentöse Ruhigstellung des Pankreas zu verbessern (z. B. mit Magensonde, Atropin, Calcitonin, Glukagon, Somatostatin, Aprotinin) haben sich als wenig effektiv gezeigt. Meist sind starke Analgetika zur Schmerzbehandlung notwendig. Dabei ist zu bedenken, dass Opiate zu einer Kontraktion der Papille führen und eine bestehende Abflussstörung noch verstärken können. Am geringsten ist dieser Effekt wohl bei Pentazocin, Tramadol und Pethidin. Außerdem wird meist eine Nulldiät durchgeführt, bei Übelkeit auch eine Magensonde gelegt. Neuere Untersuchungen deuten darauf hin, dass auch eine frühzeitige enterale Ernährung möglich ist (über eine tief sitzende Sonde), ansonsten erfolgt die Ernährung parenteral. Sehr wichtig ist die engmaschige Kontrolle und Korrektur des Volumen- und Elektrolythaushaltes. Obwohl die Durchführung einer Säureblockade (H2-Blocker oder Protonenpumpeninhibitoren) keinen eindeutigen positiven Effekt bezüglich der Pankreatitis zeigt, wird sie meist dennoch durchgeführt, um die Entwicklung eines Stressulcus zu verhindern. Eine prophylaktische Antibiotikagabe ist meist nicht indiziert.
Eine häufig schwierige Entscheidung ist, ob und wann im Verlauf eine endoskopisch retrograde Cholangiographie (ERC) durchgeführt werden soll. Bei biliärer Pankreatitis ist dies in Kombination mit Papillotomie und Steinextraktion der entscheidende Schritt, um den Auslöser zu beseitigen, bei anderen Ursachen kann die durch der ERC bedingte Reizung die Pankreatitis deutlich verstärken.
Versagt die konservative Therapie, sollte bei nekrotisierender Pankreatitis eine operative Intervention erwogen werden. Wenn keine infizierten Nekrosen vorliegen, ist der Wert einer operativen Therapie allerdings umstritten.

3.3.2.3.3 Prognose

Eine gewisse Prognoseabschätzung kann auf Grund der Ranson Kriterien (Tab. 3.10) erfolgen. Milde Verläufe haben eine sehr gute Prognose und erfordern nicht unbedingt eine Behandlung auf der Intensivstation, dagegen ist bei Patienten mit einer hämorrhagisch-nekrotisierenden

Pankreatitis mit Multiorganversagen (ARDS, Nierenversagen, Kreislaufversagen, Leberversagen) mit einer hohen Mortalitätsrate zu rechnen. Bildet sich eine Pseudozyste aus, kann diese frühestens nach 6 Wochen, am besten zum Magen hin, abgeleitet werden. Bei Ausbildung eines Abszesses muss eine Drainage mit Spülung erfolgen. Ein Diabetes mellitus oder eine exokrine Pankreasinsuffizienz entwickeln sich nur sehr selten nach einer einzelnen akuten Pankreatitis.
Bei überstandener akuter Pankreatitis ist es wichtig, die möglichen Ursachen zu beseitigen, um einen erneuten Schub zu verhindern (Beseitigung von Konkrementen, Alkoholkarenz, Therapie einer Hypertriglyzeridämie, Vermeiden von auslösenden Medikamenten).

Literatur

Steer, M. L.: Acute Pankreatitis. In: Rippe J. M., Irwin, R. S., Fink, M. P., Cerra, F. B. (Hrsg.) Intensive Care Medicine. 3. Aufl. 1996, S. 1744-1755., Little Brown, Boston

Sternberg, W. und Tenner, S.: Acute Pancreatitis. N. Engl. J. Med. 330 (1994), S. 1198-1210

Runzi, M., und Layer, P.: Ätiologie, Pathogenese und Pathophysiologie der akuten Pankreatitis. Schweiz. Med. Wochenschr. 127 (1997), S. 849-853

Fölsch, U.: Pankreaserkrankungen. In: Paumgartner, G. und Riecker, G. (Hrsg.): Therapie Innerer Erkrankungen. 8. Aufl. 1995, S. 977-985, Springer Verlag, Heidelberg

3.3.2.4 Diabetische Entgleisung

Beim Diabetes mellitus liegt ein relativer oder absoluter Mangel an Insulin vor. Grundsätzlich müssen zwei Formen unterschieden werden, die sich in Pathogenese, Epidemiologie und therapeutischen Ansätzen deutlich voneinander unterscheiden. Dem Diabetes mellitus Typ 1 liegt ein absoluter Mangel an Insulin zu Grunde, der durch eine immunologisch bedingte Zerstörung der insulinproduzierenden Zellen verursacht ist. Eine pathophysiologisch ähnliche Situation ergibt sich beim Zustand nach Pankreasresektion. Der Diabetes mellitus Typ 2 hingegen ist durch einen relativen Insulinmangel im Rahmen einer Insulinresistenz und eines sekundären Beta-Zell-Versagens (Ort der Insulinproduktion) charakterisiert. Folgende grundsätzliche Stoffwechselentgleisungen, die zur Intensivpflichtigkeit führen können, müssen beim Diabetiker differenziert werden:

- hypoglykämisches Koma (bei Diabetes mellitus Typ 1 und Typ 2 möglich)
- diabetische Ketoazidose (Entgleisung des Glukose- und Fettstoffwechsels durch absoluten Insulinmangel typischerweise bei Diabetes mellitus Typ 1)
- hyperosmolare Entgleisung (Hyperglykämie durch relativen Insulinmangel typischerweise bei Diabetes mellitus Typ 2)
- Laktatazidose (Entgleisung unter Metformintherapie bei gleichzeitiger Nieren- oder Leberinsuffizienz bei Diabetes mellitus Typ 2. Daneben kann natürlich wie bei anderen Patienten eine Reihe weiterer Erkrankungen, wie z. B. Sepsis zur Laktatazidose führen.).

Während die hypoglykämische Entgleisung zwar relativ häufig ist, aber selten Intensivpflichtigkeit zur Folge hat, und die durch Biguanide induzierte Laktatazidose heute sehr selten ist, und deshalb hier nicht diskutiert werden sollen, stellen die ketoazidotische und die hyperosmolare Entgleisung schwere Stoffwechselstörungen dar, die häufig zu einer Aufnahme auf eine Intensivstation führen und deshalb hier besprochen werden.

3.3.2.4.1 Diabetische Ketoazidose

Die diabetische Ketoazidose ist der häufigste endokrine Notfall. Diese Stoffwechselentgleisung kann Erstmanifestation eines Diabetes mellitus Typ 1 sein oder bei bekanntem Diabetes mellitus als Folge einer ungenügenden oder fehlenden Insulinzufuhr (technische Fehler bei Applikation; Insulinpumpenfehler) oder eines erhöhten Insulinbedarfs auftreten. Typische Ursachen für einen erhöhten Insulinbedarf sind Infektionen (Pneumonie, Harnwegsinfekt, Cholecystitis, Bronchitis, etc.), kardiovaskuläre Ereignisse (Herzinfarkt, Schlaganfall), Trauma, Schwangerschaft, Pankreatitis und andere endokrinologische Störungen (Hyperthyreose, Cushing-Syndrom, Akromegalie, Phäochromozytom). Allerdings lässt sich in rund einem Viertel keine auslösende Ursache feststellen.

Durch den absoluten Insulinmangel kommt es einerseits zur Hyperglykämie mit folgender osmotischer Diurese und dadurch bedingt zu Elektrolytverschiebungen und Exsikkose, andererseits zur Lipolyse mit Ketonkörperbildung und damit metabolischer Azidose (*Abb. 3.11*).

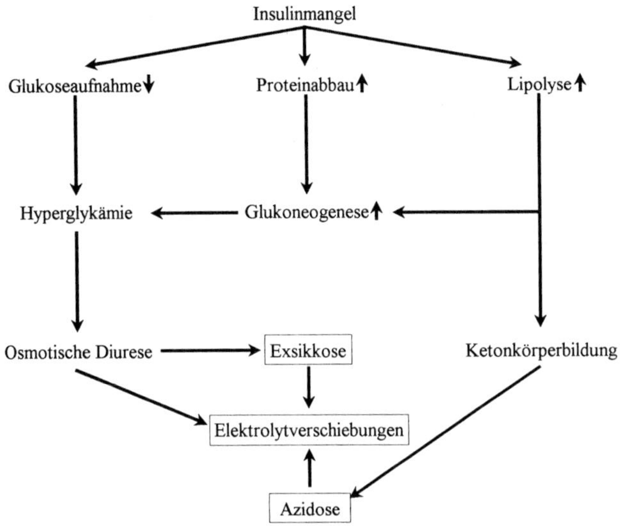

Abb. 3.11 Schematische Darstellung der Pathophysiologie der diabetischen Ketoazidose

3.3.2.4.1.1 Diagnose

Die ketoazidotische Entgleisung entwickelt sich im Gegensatz zur schweren Hypoglykämie über einen etwas längeren Zeitraum (Stunden bis Tage). Dabei stehen Polyurie, Polydipsie, Schwäche und häufig eine abdominelle Symptomatik im Vordergrund. Diese kann von Appetitlosigkeit über Übelkeit, Erbrechen und Schmerzen bis hin zu einem peritonitischen Bild reichen, welches ein akutes Abdomen vortäuschen kann (Pseudoperitonitis). In Abhängigkeit vom Ausmaß der metabolischen Azidose, kommt es im Rahmen der respiratorischen Kompensation zu einem pathologischen Atemmuster (Kussmaul'sche Atmung). Die Bandbreite der beobachteten neurologischen Veränderungen ist groß. Während ein Teil der Patienten neurologisch unauffällig ist, sind andere Patienten komatös.
Bei der klinischen Untersuchung finden sich Hypotonie, Tachykardie und stehende Hautfalten als Zeichen der Exsikkose. Die Patienten sind meist eher hypotherm, haben einen Azetongeruch und, wie oben erwähnt, neurologische Veränderungen bis hin zum Koma. Im EKG und bei der klinischen Untersuchung finden sich eventuell Zeichen der Hypokaliämie.

Die laborchemische Untersuchung zeigt eine Hyperglykämie (die nicht sehr ausgeprägt sein muss „ meist aber über 250mg/dl), Ketonkörper in Urin und Plasma, eine metabolische Azidose (pH < 7,3; Bicarbonat < 15 mEq/l) und Elektrolytstörungen. Dabei können Natrium-, Phosphat- und Kaliumspiegel sowohl normal, wie auch erhöht oder erniedrigt sein. Absolut gesehen herrscht aber immer ein Mangel an diesen Elektrolyten. Ferner finden sich häufig eine Erhöhung des Harnstoffs, der Leukozyten, der Transaminasen und der Amylase.

3.3.2.4.1.2 Therapie

Die Therapieziele sind Ausgleich der Exsikkose, Korrektur der Azidose, der Hyperglykämie und der Elektrolytstörungen, sowie die Ergründung und Behandlung der Entgleisungsursache. Dies erfordert im allgemeinen die Anlage eines ZVK (Messung ZVD), eines Blasenkatheters (Bilanzierung), sowie eine engmaschige (stündlich – zweistündliche) Kontrolle von Blutzucker, Elektrolyten (insbesondere Kalium), Urinmenge und Atemgasen. Daneben muss eine engmaschige klinische Kontrolle (Volumenstatus, neurologische Veränderungen, Zeichen der Hypokaliämie) erfolgen.
Der Flüssigkeitsmangel beträgt meist mehr als 5 Liter, von diesen werden 1 – 2 l während der ersten 1 – 2 Stunden in Form von NaCl 0,9 % (auch bei geringer Hypernatriämie) gegeben. Die weitere Gabe erfolgt in Abhängigkeit von Blutzucker, ZVD, Natriumkonzentration und Urinausscheidung. Insulin wird nur als Normalinsulin (Altinsulin) meist in Form eines Bolus (10 IE), gefolgt von einer kontinuierlichen Infusion (ca. 5 IE/hr), gegeben. Dabei ist es das Ziel, den Blutzucker nicht zu schnell (max 100 mg/dl/hr) und zunächst nicht unter 250 mg/dl abzusenken. Da die metabolische Azidose ursächlich durch Insulin behandelt wird, muss nur eine schwere metabolische Azidose (pH < 7,1, bei manchen Autoren pH < 6,9 !) durch Bikarbonatgabe ausgeglichen werden. Wichtig ist eine frühzeitige, bereits bei normalem Kaliumspiegel einsetzende Kaliumsubstitution, da immer ein mehr oder weniger ausgeprägter Kaliummangel besteht, der bei Ausgleich der Azidose, der Exsikkose und der Hyperglykämie sehr schnell manifest werden kann.

3.3.2.4.1.3 Prognose

Obwohl die Mortalität der schweren diabetischen Ketoazidose in den letzten Jahren gesenkt werden konnte, liegt sie immer noch bei 5 – 10 %. Prognostisch ungünstig sind ein Ausfall der Nierenfunktion sowie eine vorbestehende Niereninsuffizenz, da die Niere eine wichtige regulative Rolle im Flüssigkeits-, Elektrolyt- und Säure-Basen-Haushalt spielt. Wird die akute Situation überstanden, ist die Prognose günstig, und es muss eine Strategie entwickelt werden, um eine zukünftige Entgleisung zu verhindern.

3.3.2.4.2 Hyperosmolare, hyperglykämische Entgleisung

Während die Ketoazidose die klassische Erstmanifestation oder Komplikation des Diabetes mellitus Typ 1 ist, tritt das hyperosmolare, hyperglykämische Koma typischerweise bei Diabetes mellitus Typ 2 auf. Auch hierbei kann es sich um die Erstmanifestation der Erkrankung handeln. Traditionell geht man davon aus, dass genügend Insulin vorliegt, um die Lipolyse, und damit die Ketonkörperbildung, zu unterbinden, aber nicht genug, um eine Hyperglykämie zu verhindern. Allerdings müssen auch andere Faktoren eine Rolle spielen, da manche Patienten mit hyperosmolarem Koma keine höheren Insulinspiegel haben als Patienten mit Ketoazidose. Eine wichtige Rolle scheint dabei der Nierenfunktion zuzukommen, da über 80% der Patienten mit hyperosmolarem Koma eine eingeschränkte Nierenfunktion haben. Dies könnte erklären, warum der Blutzuckerspiegel und damit die Osmolalität auf so hohe Werte ansteigen können.
Die Auslöser für ein hyperosmolares Koma sind ähnlich wie für eine Ketoazidose. Besonders erwähnt werden sollen aber Medikamente, die mit dem Auftreten dieser Komplikation assoziiert sind, wie Steroide (erhöhen die Glukoneogenese und antagonisieren die Insulinwirkung), Diuretika (Hypokaliämie vermindert Insulinsekretion), Phenytoin (antagonisiert Insulinwirkung), Beta-Blocker und Azathioprin.

3.3.2.4.2.1 Diagnose

Über Tage bis Wochen entwickelt sich eine schwere Exsikkose mit Polyurie, Polydipsie, Gewichtsverlust sowie neurologischen Veränderungen (Lethargie, Koma, aber auch generalisierte Krampfanfälle). Daneben

finden sich häufig Zeichen begleitender Erkrankungen (Nieren- und Herz-Kreislauf-Erkrankungen).
Laborchemisch findet sich eine schwere Hyperglykämie (Blutzucker 600 – 2000 mg/dl), eine Erhöhung des Harnstoffs (durch Exsikkose und häufig begleitender Niereninsuffizienz), sowie Störungen des Elektrolythaushaltes, wobei trotz des absolut bestehenden Mangels die Natrium- und die Kaliumserumkonzentration hoch, normal oder niedrig sein kann. Auf Grund dieser Veränderungen steigt die Serumosmolalität stark an (meist über 330 mosm/kg). Die Osmolalität kann dabei aus Blutzucker, Natriumkonzentration und Harnstoff abgeschätzt werden (Osmo (mosm/kg) = 2*Na (mmol/l) + Blutzucker (mg/dl) / 18 + Harnstoff (mg/ dl) / 5,6) (*Tab. 3.12*).

	Hyperosmolare Entgleisung	**Ketoazidose**
Klinik	exsikkiert, häufig komatös, keine Hyperventilation	exsikkiert, selten komatös, Hyperventilation
Patientenalter	meist älter	meist jünger
Diabetes Typ	Typ 2	Typ 1
Prodromi	Tage – Wochen	Stunden – Tage
schwere Begleiterkrankung	85 %	15 %
Labor		
Blutzucker	über 600 mg/dl	meist unter 800 mg/dl
Ketonkörper	negativ	stark positiv
Osmolalität	über 330 mosm/kg	meist unter 330 mosm/kg
Anionen-Lücke	10 – 12 mEq (normal)	über 12 mEq
Bikarbonat	über 16 mEq	unter 10 mEq
Komplikationen		
Thrombose	häufig	selten
Mortalität	10 – 40 %	ca. 5 %

Tabelle 3.12 Vergleich Hyperosmolare Entgleisung – Ketoazidose bei Diabetes mellitus

3.3.2.4.2.2 Therapie

Wichtigster therapeutischer Schritt ist die Flüssigkeitssubstitution, die von Ausnahmen abgesehen, zunächst mit NaCl 0,9 % erfolgen sollte. Dabei kann es notwendig sein, während der ersten 8 Stunden bis zu 6l Flüssigkeit zu geben. Die Flüssigkeitssubstitution alleine verbessert meist die Hyperglykämie deutlich. Insulin sollte vorsichtig gegeben werden (5 – 10 IE Altinsulin als Bolus), da sich eine arterielle Hypotonie verstärken kann, wenn bei gleichzeitiger Hyponatriämie eine rasche Absenkung des Blutzuckers erfolgt (Glukose ist dann die wesentliche osmotisch aktive Substanz).
Therapie und Überwachung eines Patienten mit schwerer hyperosmolaler Entgleisung sollte immer auf einer Intensivstation erfolgen, da eine engmaschige klinische und laborchemische Kontrolle erfolgen muss. Dabei sind ein ZVK, häufig auch ein Pulmonalis-Katheter und ein arterieller Zugang, ebenso wie ein Urinkatheter unerlässlich.

3.3.2.4.2.3 Prognose

Die Mortalität der schweren hyperosmolaren Entgleisung ist hoch (10 – 40 %). Dabei tritt der Tod meist nicht als direkte Folge der Hyperosmolarität ein, sondern ist Folge der schweren Begleiterkrankungen und Komplikationen (Thrombosen, Lungenembolie, Pankreatitis, Nierenversagen).

Literatur

Fleckmann, A. M.: Diabetic Ketoacidosis. Endocrin. Metab. Clin. N. Am. 22 (1993), S. 181-207

Lorber, D.: Nonketotic Hypertonicity in Diabetes Mellitus. Med. Clin. N. Am. 79 (1995), S. 39-52

Berger, W.: Diabetische Ketoazidose und Hyperosmolarität. In: Paumgartner, G. und Riecker, G. (Hrsg.): Therapie Innerer Erkrankungen. 8. Aufl. 1995, S. 682-688, Springer Verlag, Heidelberg

Kaufmann, P. et al.: Ketoazidotische diabetische Stoffwechselentgleisung: Pathophysiologie, Klinik, Diagnose und Therapie. Wien. Klin. Wochenschr. 106 (1994), S. 119-127

Rossini, A. A. und Mordes, J. P.: The Diabetic Comas. In: Rippe J. M., Irwin, R. S., Fink, M. P., Cerra, F. B. (Hrsg.) Intensive Care Medicine. 3. Aufl. 1996, S. 1289-1311, Little Brown, Boston

3.3.2.5 Akute Nebenniereninsuffizienz (Addison-Krise)

Obwohl die Nebennieren neben Glukokorticoiden (Kortisol) eine Reihe von weiteren Hormonen, wie zum Beispiel Androgene, Mineralokortikoide (Aldosteron) und Katecholamine (Adrenalin) produzieren, ist es vor allem der Kortisolmangel, der die akute Nebenniereninsuffizienz zum Notfall macht. Kortisol ist ein zentrales Hormon, das in die Regulation nahezu jeder Organfunktion eingreifen kann (z. B. Glukose und Fettstoffwechsel, Blutdruckregulation, Elektrolytregulation, Regulation der Entzündungsreaktion, Regulation des hämatopoetischen und lymphatischen Gewebes, Regulation neurologischer Funktionen etc.).
Die Addison-Krise kann sowohl die Erstmanifestation eines Kortisolmangels repräsentieren, wie auch im Rahmen einer chronischen Nebennierenrindeninsuffizienz auftreten. Hierfür ursächlich kann eine Zerstörung der steroid-produzierenden Zellen der Nebennierenrinde, eine Störung auf Hypothalamus oder Hypophysenebene (CRF und/oder ACTH-Mangel) oder eine Suppression der Hypothalamus-Hypophysen-Nebennieren-Achse durch exogen zugeführte oder endogen produzierte Glukokortikoide sein. Dabei sind die häufigsten Ursachen für eine Störung auf Nebennierenrindenniveau eine auto-immun bedingte Zerstörung der steroid-produzierenden Zellen, Karzinommetastasen, eine Tuberkulose oder eine Amyloidose. Auslöser für eine Addison Krise können z. B. folgende Situationen sein:

- Stress, wie z. B. Trauma, Operation, Infektion oder verlängertes Fasten bei Patienten mit chronischer (evtl. noch nicht diagnostizierter) Nebennierenrindeninsuffizienz oder bei Patienten mit längerfristiger (mehr als 3 Wochen) Kortisontherapie
- mangelnde Substitution von Kortisol bei bekannter chronischer oder passagerer Insuffizienz
- bilaterale Adrenalektomie oder Entfernung eines endokrin aktiven (kortisol-produzierenden) Nebennierentumors, der die Funktion der anderen Nebenniere supprimiert hat
- Zerstörung beider Nebennieren durch Trauma, Einblutung, Thrombose, Infektion oder seltener durch bilaterale Metastasen.

3.3.2.5.1 Diagnose *(Tab. 3.13)*

Typischerweise findet sich bei den Patienten eine allgemeine Schwäche, eine rasche Ermüdbarkeit und ein Gewichtsverlust. Daneben klagen die Patienten häufig über abdominelle Beschwerden, Übelkeit und Erbrechen. Bei der klinischen Untersuchung fallen ein niedriger arterieller Blutdruck (bis zum Schock), eine Exsikkose und typischerweise eine Hyperpigmentation der Haut auf (dies allerdings nicht wenn der Kortisolmangel hypophysär bedingt ist). Die Patienten sind meist müde teilweise auch delirös, die neurologischen Veränderungen können bis zum Koma fortschreiten. Zu Beginn sind die Patienten eher hypotherm, im Spätstadium kann Fieber bis 40 °C auftreten. Bei der klinisch-chemischen Untersuchung besteht meist eine Hypoglykämie, eine metabolische Azidose, eine Hyponatriämie, eine Hyperkaliämie, gelegentlich eine Hyperkalzämie, eine Lymphozytose und eine Eosinophilie. Daneben können natürlich je nach zusätzlicher, beziehungsweise auslösender Erkrankung weitere laborchemische Veränderungen nachweisbar sein.
Differentialdiagnostisch muss die Addison-Krise von anderen Schockzuständen (wie septischer, hämorrhagischer oder kardiogener Schock) sowie einem akuten Abdomen anderer Genese abgegrenzt werden.
Die Indikation zur Aufnahme auf eine Intensivstation ergibt sich meist aus den durch den Kortisolmangel bedingten Blutdruckstörungen (Hypotonie bis zum Schock), neurologischen Störungen (Koma), Elektrolytentgleisungen (Hyponatriämie, Hyperkaliämie) und Hypoglykämie.

klinisch:	Schwäche, Gewichtsverlust abdominelle Beschwerden, Übelkeit, Erbrechen; Hyperpigmentierung; Hypotonie, Exsikkose; neurologische Veränderungen (Müdigkeit, Delir, Koma); Hypothermie, später auch Fieber bis über 40 °C;
laborchemisch:	erniedrigter Serumkortisonspiegel; Hypoglykämie; Hyponatriämie, Hyperkaliämie, Hyperkalzämie; metabolische Azidose; Lymphozytose, Eosinophilie.

Tabelle 3.13 Zeichen der Nebennierenrindeninsuffizienz

3.3.2.5.2 *Therapie*

Während bei Verdacht auf latenten Kortisolmangel (kein Notfall) eine Bestätigung oder ein Ausschluss der Diagnose durch Stimulationstests (im allgemeinen ACTH- und CRF-Test) erfolgt, muss bereits bei Verdacht auf eine Addison-Krise nach Abnahme einer Blutprobe zur Bestimmung von Kortisol und ACTH eine sofortige Therapie eingeleitet werden. Dabei darf nicht auf das Ergebnis dieser Abnahme gewartet werden. Kernmaßnahme ist die Gabe von Hydrokortison (100 – 300 mg iv) sowie die ausreichende Zufuhr von Kochsalz (NaCl 0,9 %) und Glukose. Auf kaliumhaltige Lösungen wird man angesichts der meist bestehenden Hyperkaliämie verzichten, eine Hypokalzämie und eine metabolische Azidose müssen gegebenenfalls ausgeglichen werden. Für das Monitoring (ZVD) und die Applikation der Flüssigkeiten wird zumindest ein zentral-venöser Zugang benötigt. Je nach Art der Begleiterkrankung (Sepsis, kardiale Vorerkrankung) können auch ein Pulmonaliskatheter und eine kontinuierliche arterielle Druckmessung bzw. Blutgasanalyse notwendig sein. Bestätigt sich die Diagnose, wird die Hydrokortisontherapie (zunächst 100 mg alle 8 Stunden oder synthetisches Glukokortikosteroid in äquivalenter Dosis) fortgesetzt. Je nach Ursache des Kortisolmangels ist eine längerfristige (teilweise lebenslängliche) Substitution (normale Erhaltungsdosis 20 – 30 mg Hydrocortison pro Tag) notwendig.

3.3.2.5.3 *Prognose*

Die richtige Therapie führt normalerweise zu einer prompten und sehr eindrücklichen klinischen und laborchemischen Besserung. Häufig bleibt die akute Nebenniereninsuffizienz aber unerkannt und damit auch unbehandelt, da die Addison-Krise viele andere Krankheitsbilder vortäuschen kann. Unbehandelt führt die Addison-Krise zu einem zunehmenden Schock, der weder auf Katecholamine noch auf Volumensubstitution adäquat anspricht und letal endet.

Literatur

Bethune, J. E.: The Diagnosis and Treatment of Adrenal Insufficiency. In: De Groot, L. J. et al. (Hrsg.) Endocrinology 2nd ed. Vol. 2, 1989 S. 1647-1659 W. B. Saunders, Philadelphia

Sterm, N. und Tuck, M.: The Adrenal Cortex and Mineralocorticoid Hypertension. In: Lavin, N.: Manual of Endocrinology and Metabolism; 2. Aufl. 1994, S. 111-130, Little, Brown & Co., Boston
Oelkers, W.: Diagnostik der Nebennierenrindeninsuffizienz. Dtsch. Med. Wochenschr. 119 (1994), S. 555-559

3.3.2.6 Hyperkalzämische Krise

Eine Reihe von Erkrankungen geht mit erhöhten Kalziumspiegeln einher (*Tab. 3.14*). Selten aber ist der Kalziumspiegel so hoch, dass sich alleine daraus die Notwendigkeit einer Intensivbehandlung ergibt (hyperkalzämische Krise). Von den in Tab. 3.14 genannten Ursachen führen am häufigsten ein primärer Hyperparathyroidismus oder maligne Tumoren zur hyperkalzämischen Krise.

Endokrine Ursachen	Primärer Hyperparathyreoidismus Hyperthyreose
Malignome	Knochenmetastasen paraneoplastisch
medikamentös	Thiaziddiuretika Vitamin D oder Vitamin A Kalziumgabe Lithiumtherapie
Andere Ursachen	Sarkoidose Immobilisation Morbus Paget Nierenversagen

Tabelle 3.14 Ursachen der Hyperkalzämie

3.3.2.6.1 Klinik

Die hyperkalzämische Krise äußert sich durch Polydipsie, Polyurie und Erbrechen. In der Folge kommt es zu einer Exsikkose mit ausgeprägten neurologischen Symptomatik (Adynamie, Somnolenz und Koma, teilweise aber auch Verwirrtheit und Psychose). Gefährdet ist der Patient vor allem durch Herzrhythmusstörungen (QT-Zeit-Verlängerung) sowie durch eine zunehmende Niereninsuffizienz. Laborchemisch zeigt sich neben der Hyperkalzämie häufig auch eine Hypophosphatämie, eine Erhöhung der alkalischen Phosphatase und der Nierenwerte. Häufig bestehen auch weitere Elektrolytveränderungen.

3.3.2.6.2 Therapie

Unabhängig von der Ursache muss das meist sehr ausgeprägte Flüssigkeitsdefizit ausgeglichen und eine forcierte Diurese erreicht werden. Dabei wird in erster Linie NaCl 0,9 % verwendet, in einem zweiten Schritt kann die Diurese durch Furosemid gesteigert werden. Ist dies wegen Niereninsuffizienz nicht möglich, muss eine Dialyse erwogen werden. Selbstverständlich muss jede weitere Zufuhr von Kalzium unterbunden werden. Durch Bisphosphonate (z. B. Clondronat, Pamidronat) kann die Freisetzung von Kalzium aus dem Knochen wirksam gehemmt werden. Calcitonin, eine weitere therapeutische Option, hemmt die Kalziumfreisetzung aus dem Knochen zwar etwas schneller, aber lange nicht so ausgeprägt. Insbesondere bei Tumorhyperkalzämien oder Vitamin D Intoxikationen können auch Glukokortikoide gegeben werden (z. B. 50 – 100 mg Prednison). Nur sehr selten muss auf das mit sehr viel Nebenwirkungen behaftete Mitomyzin zurückgegriffen werden. Obsolet ist die Gabe von Phosphaten. Abhängig von der Ursache, muss gleichzeitig eine Behandlung der Grunderkrankung eingeleitet werden.

Mit den oben genannten Maßnahmen gelingt es meist den Kalziumspiegel effektiv zu senken, so dass die Prognose häufig von der Grunderkrankung bestimmt wird.

Literatur

Edelson, G. W. und Kleerekoper, M: Hypercalcemic crisis. Med. Clin. N. Am. 79 (1995), S. 79-92

Hehrmann, R.: Die hyperkalzämische Krise. Entgleisung eines vorbestehenden Hyperkalzämie-Syndroms. Fortschr. Med. 114 (1996), S. 118-122

3.3.3 Hämatologie und Onkologie in der Intensivmedizin

(Dr. med. J. Hahn)

Die vorgestellten Krankheitsbilder stellen keine Systematik der Hämatologie und Onkologie dar. Ihre Auswahl orientiert sich an der Wahrscheinlichkeit mit der Patienten mit den dargestellten Symptomen bzw. Diagnosen einer intensivmedizinischen Versorgung zugeführt werden müssen.

Insbesondere im Falle von Tumorpatienten ist die Indikation für eine intensivmedizinische Versorgung eine individuelle, auf die jeweilige Situation des Patienten abgestimmte Entscheidung. Bei sehr weit fortgeschrittenen Tumorleiden und bereits absehbar deutlich reduzierter Lebenserwartung und Lebensqualität sollte die Indikation zur intensivmedizinischen Therapie im Einzelfall sehr genau geprüft werden. Handelt es sich aber um Komplikationen im Rahmen einer, auch palliativen Chemotherapie, so ist die intensivmedizinische Beherrschung dieser Akutprobleme auch bei deutlich eingeschränkter Lebenserwartung durchaus gerechtfertigt, da sich der Erfolg einer Chemotherapie und damit der klinische Nutzen für den Patienten in der Regel erst nach frühestens zehn bis vierzehn Tagen beurteilen lässt. Grundsätzlich steht jedoch die Intensivindikation bei allen Patienten außer Frage, bei denen ein kurativer Therapieansatz besteht, sowie bei allen Komplikationen, die im Rahmen der initialen Diagnostik oder Therapie auftreten, es sei denn, es handelt sich um sehr weit fortgeschrittene Krankheitsstadien.

3.3.3.1 Hämatologie

Die wenigsten hämatologischen Krankheitsbilder, sofern sie nicht durch eine Stammzelltransplantation behandelt werden, bedürfen einer intensivmedizinischen Versorgung. Die hier ausgewählten Krankheitsbilder der aplastischen Anämie, der akuten Leukämien sowie der akuten Hämolyse bedürfen jedoch zumindest einer intensiven medizinischen und pflegerischen Betreuung und in einigen Abschnitten der Therapie auch einer intensivmedizinischen Überwachung.

Aplastische Anämie

Mit der Diagnose **aplastische Anämie** wird ein Krankheitsbild bezeichnet, bei dem es zu einem Abfall aller Werte des peripheren Blutes kommt (**Panzytopenie**), als Ausdruck einer **hämatopoetischen Insuffizienz** des Knochenmarkes. Die Diagnose wird durch die Knochenmarkzytologie und -histologie gestellt. Als typisches Bild findet man ein hypozelluläres Knochenmark ohne Hinweis für einen Stromadefekt des Knochenmarks oder für maligne Zellen. Von einer **schweren aplastischen Anämie** wird gesprochen, wenn mindestens zwei der folgenden drei Kriterien im peripheren Blut erfüllt sind: Granulozyten < 500/µl, Thrombozyten < 20 000/µl oder Retikulozyten < 20 000/µl.
Die aplastische Anämie ist insgesamt eine seltene Erkrankung, für Deutschland wird eine Inzidenz von 3 bis 6 Fälle/1 Mio. Einwohner/Jahr angegeben.
Die möglichen Ursachen für die aplastische Anämie sind in *Tab. 3.15* aufgeführt.

angeborene aplastische Anämien (selten)
- z. B. Fanconi-Anämie

erworbene aplastische Anämien
- idiopathisch (ca. 70 %, Ursache nicht erkennbar)
- ionisierende Strahlung
- toxisch (z. B. Benzol, Pentachlorphenol)
- medikamentös (ca. 20 %, durch Chloramphenicol, nichtsteroidale Entzündungshemmer, Schwermetalle wie Gold, Arsen, Wismut, Quecksilber, Sulfonamide, Anticonvulsiva, etc.)
- postviral (ca. 5 %, durch Parvoviren, Herpesviren, Hepatitisviren)
- in Assoziation mit Autoimmunkrankheiten
- in Assoziation mit Schwangerschaft
- in Assoziation mit paroxysmaler nächtlicher Hämoglobinurie

Tabelle 3.15 Ätiologie der aplastischen Anämie

Die Symptome resultieren aus den Komplikationen, die sich aus dem Abfall der peripheren Blutwerte ergeben. Die zunehmende **Anämie**

führt zu Blässe, Schwäche, Schwindel, Abfall der Leistungsfähigkeit, bis hin zu Belastungsdyspnoe, Tachykardie und Kopfschmerzen.
Durch die **Leuko-** und **Granulozytopenie** steigt vor allem bei Granulozytenwerten unter 500/µl das Infektionsrisiko überproportional an. Neben Fieber und Schüttelfrost als Zeichen einer Allgemeininfektion treten häufig Ulcera an Mundschleimhaut und Zunge auf. Lokal beginnende Infektionen breiten sich meist aufgrund der fehlenden Granulozyten rasch aus und zeigen eine phlegmonöse Verlaufsform. Aufgrund der **Thrombozytopenie** kommt es zu vermehrten Blutungen und Zeichen der hämorrhagischen Diathese mit Nasen- und Zahnfleischbluten, flächigen Hämatomen bereits bei Bagatelltraumen oder punktförmige Einblutungen in der Haut (**Petechien**), vor allem an den abhängigen Extremitäten.
Die Therapie setzt sich aus der initialen supportiven Therapie und der Therapie der Erkrankung zusammen.
Die supportive Therapie zielt zunächst auf die Beherrschung der Symptome und die Infektionsprophylaxe:

Substitution von Blutprodukten

Hier gilt die Regel, dass eine Substitution von Blutprodukten wegen der Gefahr einer **Alloimmunisierung** so sparsam wie möglich erfolgen sollte. Sowohl Thrombozyten als auch Erythrozytenkonzentrate müssen immer mit Leukozytenfilter verabreicht werden, besser noch ist die zusätzliche Bestrahlung der Konserven mit mindestens 25 Gy, sofern dies möglich ist. Auf die Gabe von Verwandtenspenden sollte im Hinblick auf eine mögliche Knochenmarktransplantation (s. unten) bis zur Klärung dieser Frage unbedingt verzichtet werden. Bei Thrombozytenkonzentraten sind Einzelspenderkonzentrate wegen der geringeren Immunisierungsgefahr zu bevorzugen. Substituiert werden sollte immer bei Thrombozytenwerten < 10 000/µl, bei Zeichen der hämorrhagischen Diathese (Petechien oder neu aufgetretene Hämatome) auch bei Werten < 20 000/µl. Bei manifesten Blutungen muss gegebenenfalls auch bei höheren Werten transfundiert werden. Bei prämenopausalen Frauen ist es wichtig während der Phase der Thrombopenie durch die Gabe von Gestagenen (z. B. Orgametril®) das Auftreten einer Regelblutung zu verhindern, da dies andernfalls zu einem massiven Hb-Verlust führen kann.
Die Gabe von Erythrozytenkonzentraten sollte sich an den klinischen Symptomen der Anämie orientieren. Allgemein gilt ein Hb-Wert von

< 8,0 g/dl als Transfusionsindikation. Jedoch sind viele Patienten aufgrund des schleichenden Verlaufes an niedrigere Hb-Werte klinisch gut adaptiert, so dass z. T. erst bei deutlich niedrigeren Hb-Werten eine Substitution erfolgen muss.

Infektionsbekämpfung und Infektionsprophylaxe

Bei Auftreten von Fieber ist unverzüglich eine breite antibiotische Abdeckung erforderlich. Es gelten die gleichen Handlungsmaximen wie bei Auftreten von Fieber in der Neutropenie (s. untenstehender Abschnitt). Schleimhautulcera im Mund und im Analbereich sind häufig durch Herpesviren verursacht und erfordern die Behandlung mit Aciclovir. Die Infektionsprophylaxe beinhaltet bei hospitalisierten Patienten die Durchführung einer **Umkehrisolation**. Zur Prophylaxe von Infektionen mit Bakterien oder Pilzen, die von den Schleimhäuten ausgehen können, wird eine **selektive Darmdekontamination** mit nicht-resorbierbaren Antibiotika und Antimykotika verabreicht. Die Patienten werden zu intensiver Haut- und Schleimhauthygiene angehalten. Wichtig ist auch die Inhalationstherapie und Atemtherapie zur Prophylaxe einer Pneumonie.

Therapie

Die Wahl der Therapie der Erkrankung orientiert sich am Alter des Patienten und an der Verfügbarkeit eines HLA-identischen Knochenmarkspenders in der Familie.
Bei Patienten bis 45 Jahre und einem HLA-identischen Knochenmarkspender in der Familie stellt die Knochenmarktransplantation (KMT) zum frühest möglichen Zeitpunkt die beste Therapie dar. Leider trifft dies nur auf den kleineren Teil der Patienten zu. In allen anderen Fällen ist eine **Immunsuppression** die Therapie der Wahl, bestehend aus der Kombination eines Antiserums gegen Lymphozyten, wahlweise **Antilymphozytenglobulin** (ALG) oder **Antithymozytenglobulin** ATG, mit **Ciclosporin** und **Methylprednisolon**, gegebenenfalls in Kombination mit hämatopoetischen Wachstumsfaktoren.
Unbehandelt führt die aplastische Anämie in ca. 80 % der Fälle innerhalb eines Jahres zum Tode. Die besten Heilungsaussichten bestehen bei frühzeitiger Knochenmarktransplantation mit einer Wahrscheinlichkeit von 70 – 90 % (je nach Alter des Pat.). Allerdings ist das Langzeitüberleben der über 40jährigen nach immunsuppressiver Therapie bes-

ser als nach KMT. Die immunsuppressive Therapie zeigt zwar initiale Ansprechraten von 80 %, jedoch sind nach 10 Jahren nur noch ca. 50 % der Patienten am Leben. Grund dafür sind das spätere Auftreten von Rezidiven der aplastischen Anämie, einer PNH, einer Leukämie (7 % innerhalb von 10 Jahren) oder eines myelodysplastischen Syndroms (**MDS**) (9 % innerhalb von 10 Jahren).

3.3.3.1.1 Physiotherapie bei aplastischer Anämie
(Ursula Gärtner)

Der Behandlungsschwerpunkt ist zunächst die Prophylaxe, um der Entstehung einer Pneumonie entgegenzuwirken. Im Vordergrund stehen dabei die **Inhalations**- und Atemtherapie.
Unter Inhalation ist das Einatmen einer in feinste Tröpfchen zerstäubten Substanz zu verstehen. Es kann sich dabei um eine physiologische Kochsalzlösung oder um Medikamente wie **Bronchospasmolytikum** handeln.
Die Ziele und Möglichkeiten einer **Aerosoltherapie** bestehen in einer Aufweichung und Lösung verkrusteter Bronchialsekrete, einer Wiederherstellung bzw. Erhaltung des Schleimteppichs, der Förderung des Hustenmechanismus sowie der Applikation von Feuchtigkeit und Medikamenten.
Die Voraussetzung für eine effektive Inhalation ist eine entsprechende Anleitung und Kontrolle. Bei der Ausgangsstellung zur Durchführung der Inhalation muss auf eine entspannte Lagerung geachtet werden, nach Möglichkeit mit einer Erhöhung des Oberkörpers auf 45 Grad. Durch taktile Reize am Sternum und Bauch kann die Atembewegung so gelenkt werden, dass eine Atemvertiefung und Sekretmobilisation erreicht werden.
Bei der Wahl der Maßnahmen für die gezielte Atemtherapie ist der Atembefund entscheidend (s. Kap. 2.2.1).
Die Wahl der Maßnahmen ist auch von der Rücksprache mit dem Arzt abhängig, um eine Information über den Patienten und seinen klinischen Symptomen zu erhalten.
Die Hygienevorschriften sind genau zu beachten, die im Kap. 1.2.6 beschrieben sind.

Literatur

Brückner, U.: Atemtherapie bei nicht mehr intubierten, nicht mehr beatmeten Patienten, Krankengymnastik 2/99, S. 214-220
Mang, H.: Atemtherapie, 1992, Schattauer-Verlag

Akute Leukämien
(Dr. med. J. Hahn)

Das Krankheitsbild der **akuten Leukämien** umfasst die Gruppe der **akuten lymphatischen Leukämien** (**ALL**) und der **akuten myeloischen Leukämien** (**AML**). Beiden gemeinsam ist ein rasches und verdrängendes Wachstum unreifer Vorläuferzellen im Knochenmark. Die normale Hämatopoese wird dadurch verdrängt, es kommt zum Abfall der Blutwerte und in den meisten Fällen zum Ausschwemmen großer Mengen unreifer Blutzellen (**Blasten**) in die Blutbahn. Unbehandelt bzw. vor der Ära der Chemotherapie führte die akute Leukämie innerhalb weniger Monate zum Tode. Durch die Möglichkeiten der Chemotherapie, alleine oder in Kombination mit einer autologen oder allogenen Stammzelltransplantation ist die akute Leukämie zu einer heilbaren Erkrankung geworden.
Die Symptome sind initial unspezifisch und ähneln denen der aplastischen Anämie, da sie sich aus der Verdrängung der normalen Blutbildung ergeben. Häufig besteht die Anamnese eines, seit wenigen Wochen beobachteten Leistungsknicks und eine abnorme Müdigkeit, evtl. verbunden mit Inappetenz, Fieber und Nachtschweiß, grippeähnlichen Symptomen oder auch Knochenschmerzen. Die Granulopenie kann zu verzögert abheilenden Wunden oder persistierenden Infektionen führen, die häufig Vorstellungsgrund beim Arzt sind. Aufgrund einer zunehmenden Anämie kann es zu Blässe, Schwindel, Dyspnoe und rascher Erschöpfbarkeit kommen. Die Thrombopenie kann sich durch vermehrte Blutungsbereitschaft insbesondere nach Bagatelltraumen sowie dem gehäuften Auftreten von Nasen- und Zahnfleischbluten bemerkbar machen. Bei der körperlichen Untersuchung lassen sich je nach Subtyp der Leukämie unterschiedliche Befunde erheben: Zeichen der hämorrhagischen Diathese, Lymphknotenschwellungen (insbes. bei ALL und AML M5), Hepatosplenomegalie (insbes. bei ALL, AML M4 und M5), Gingivahyperplasie (AML M5), Hautinfiltrationen oder Mundulcera. Diese müssen aber im Einzelfall nicht nachweisbar sein.

Das Blutbild ist nicht in allen Fällen diagnostisch richtungsweisend. In ca. 40 % der Fälle finden sich normale oder erniedrigte Leukozytenzahlen. Hinweisend sind jedoch eine gleichzeitige Anämie, Thrombopenie und Granulozytopenie. Das Differentialblutbild zeigt typischerweise das Nebeneinander von Blasten und normalen Zellen des peripheren Blutes. Das Fehlen von Reifungsstufen zwischen Blasten und ausdifferenzierten Blutzellen im Differentialblutbild bezeichnet man als **Hiatus leukämicus**. Bei aleukämischen Verlaufsformen (ca. 10 %) gelingt jedoch kein Blastennachweis im Differentialblutbild. Die LDH ist meist erhöht und ist ein wichtiger Marker für die Aktivität der Leukämie, bzw. das Ausmaß des Zellumsatzes.

Die Diagnose wird in der Regel durch die **Knochenmarkzytologie** und **-histologie** gestellt. Hier findet sich meist ein monomorphes Bild blastärer Zellen (definitionsgemäß > 30% Blasten) neben mehr oder weniger noch verbliebener ausreifender Resthämatopoese.

Zur genauen Unterscheidung von prognostisch und therapeutisch wichtigen Untergruppen sind die **zytochemische Analyse**, die **Zytogenetik**, ergänzt um eine **molekularbiologische Diagnostik** sowie die **Immunphänotypisierung** der pathologischen Zellpopulation notwendig.

Die Diagnostik sollte ergänzend EKG, Röntgen Thorax, Sonographie Abdomen, bei älteren Patienten eine Echokardiographie, desweiteren eine Focussuche im HNO-, Zahn-, Kiefer- und Analbereich, bei Frauen auch eine gynäkologische Untersuchung, eine Kontrolle des Augenhintergrundes (retinale Einblutungen, leukämische Infiltrate) sowie insbesondere bei der ALL, AML M4 und M5 eine Liquorpunktion zum Ausschluss oder Nachweis eines ZNS-Befalles umfassen.

Die Häufigkeit der akuten Leukämien insgesamt wird für Deutschland mit 5 Fällen/100.000 Einwohner/Jahr angegeben. Dabei sind im Erwachsenenalter ca. 80 % der Leukämien vom Typ der AML und 20 % vom Typ der ALL. Im Kindesalter verhält es sich genau umgekehrt. Typisch für die AML ist eine steigende Inzidenz mit zunehmendem Lebensalter. So steigt ab dem 65. Lebensjahr die Inzidenz auf 15 Fälle / 100.000 Einwohner/Jahr an.

Als Risikofaktoren für die Entstehung einer akuten Leukämie gelten:

- Strahlenexposition
- Belastung mit Chemikalien (insbes. Benzol)
- vorausgegangene Behandlungen mit Zytostatika (insbesondere bei AML und MDS)

- genetische Faktoren (z. B. Trisomie 21, Fanconi-Anämie, Bloom-Syndrom).

Auf die prognostischen und therapeutischen Besonderheiten der einzelnen Untergruppen soll im Folgenden näher eingegangen werden.

Akute myeloische Leukämie (AML)

Bei der AML tritt ein Reifungsblock und eine maligne Expansion in einer der myeloischen Reifungsreihen auf, meist der granulozytären und/oder monozytären Linie, gelegentlich auch der erythrozytären oder megakaryozytären Linie. Die wichtigste Klassifikation der AML, die **FAB-Klassifikation**, die von der **F**rench – **A**merican – **B**ritish – Cooperative Group 1985 vorgenommen wurde, orientiert sich an der Zuordnung der AML zu einer Reifungsreihe (s. *Tab. 3.16*).
Die Zuordnung der leukämischen Zellen zu einem FAB-Subtyp erfolgt in der Regel mit Hilfe der Morphologie, Zytochemie, Immunzytologie und gegebenenfalls zusätzlich durch zytogenetische oder molekulargenetische Befunde.

Typ	Bezeichnung	Häufigkeit
M0	akute undifferenzierte Leukämie (AUL)	selten
M1	akute unreife Myeloplastenleukämie	20 %
M2	akute Myeloplastenleukämie mit Ausreifung	30 %
M2 Baso	wie M2, jedoch mit Basophilie	
M3	akute Promyelozytenleukämie (APL)	5 %
M4	akute myelomonozytäre Leukämie	30 %
M4 Eo	wie M4, jedoch mit < 5 % abnormen Eosinophilen	
M5	akute Monoblastenleukämie	10 %
M5a	ohne Ausreifung	
M5b	mit Ausreifung	
M6	akute Erythroleukämie	selten
M7	akute Megakaryoblastenleukämie	selten

Tabelle 3.16 FAB-Klassifikation der AML

Neben diesen FAB-Typen der AML gibt es noch einige Sonderformen, die sich nicht in die FAB-Klassifikation einordnen lassen und meist mit einer eher ungünstigen Prognose einhergehen. Hierzu zählen die sekundäre AML nach einem vorausgegangenem MDS, eine neu diagnostizierte AML mit Zeichen der Myelodysplasie, eine biphänotypische Leukämie (Expression sowohl unreifer myeloischer als auch lymphatischer Marker) und eine hypoplastische AML. Häufig finden sich bei diesen Leukämieformen komplexe zytogenetische Aberrationen. Auch bestimmte FAB-Typen der AML gehen gehäuft mit spezifischen zytogenetischen Aberrationen einher. Dabei findet sich die Translokation t(8;21) in ca. 25 % des Subtyps M2, die Inversion inv (16) bei über 90 % des Typs M4Eo und die Translokation t (15;17) bei über 90 % der AML M3. Gleichzeitig dient der Nachweis von zytogenetischen Veränderungen der individuellen Risikoabschätzung des Patienten.
Als **prognostisch günstig** gelten die chromosomalen Aberrationen **t(8;21)**, der **Verlust des Y-Chromosoms** bei männlichen Patienten, **inv(16)** oder **del(16)**, sowie **t(15;17)**. Als durchschnittliches Risiko gilt ein normaler Karyotyp. Andere chromosomale Veränderungen, insbesondere komplexe zytogenetische Aberrationen gelten als **prognostisch ungünstig**.
Mit Hilfe der Immunzytologie lässt sich ein Muster der Oberflächenmarker der malignen Zellen erstellen. Die Mehrzahl der Oberflächenmarker ist nach der CD-Klassifikation (Cluster of Differentiation) numeriert (z. B. CD3 als Marker für T-Zellen, CD14 als Marker für Monozyten oder CD34 als Marker für Stammzellen). Das jeweilige charakteristische Muster dient vor allem dazu, eine minimale Resterkrankung auch unterhalb der zytomorphologischen Nachweisgrenze (< 5 % Blasten im Knochenmark) nach Durchführung einer Therapie zu entdecken. Stehen auch molekulargenetische Marker zur Verfügung, so lassen sich auch diese zu einem noch sensitiveren Nachweis einer minimalen Resterkrankung einsetzen. Der Nachweis einer minimalen Resterkrankung in der Remission geht in den meisten Fällen mit einem erhöhten Rezidivrisiko einher, jedoch kann die Frage nach therapeutischen Konsequenzen aus diesen verfeinerten Nachweistechniken erst durch zukünftige Studienergebnisse beantwortet werden.

Auch klinisch weisen einzelne FAB-Subtypen der AML einige Besonderheiten auf. Hier stellt insbesondere die **AML M3**, die sogenannte **Promyelozytenleukämie** einen Sonderfall dar. Bei ihr kommt es zu ei-

ner Translokation des Gens für den **Retinolsäure-Rezeptor-α** (**RAR α**). Das neu entstandene Fusionsgen wird als **PML/RAR** bezeichnet und lässt sich mit Hilfe spezieller molekulargenetischer Techniken selbst bei Fehlen der zytogenetischen Veränderung t(15;17) nachweisen. Offensichtlich führt diese Mutation zu einem Differenzierungsstop der Zellen, der durch die Gabe von **All-trans-Retinsäure** (**ATRA**) wieder überwunden werden kann. Allerdings kann durch den therapeutischen Einsatz von ATRA allein keine dauerhafte Remission der Erkrankung erzielt werden, so dass gegenwärtig im Rahmen von Studien die bestmögliche Kombination von ATRA und Chemotherapie untersucht wird.
Bisher war bereits die AML M3 mit alleiniger Chemotherapie in bis zu 50 % der Patienten heilbar. Durch die Kombination mit ATRA kommen nach bisherigen Studienergebnissen bis zu 80 % der Patienten in eine dauerhafte Remission der Erkrankung. Eine besondere Komplikation des Subtyps M3 ist eine hämorrhagische Diathese bis hin zur Verbrauchskoagulopathie und Hyperfibrinolyse und einem hohen Risiko zur intrazerebralen Blutung. Durch die Gabe von ATRA in Kombination mit niedrig-dosiertem Heparin und einer aggressiven Substitution von Thrombozyten und Gerinnungsfaktoren kann auch diese Gerinnungsstörung rasch beherrscht und das Risiko der zerebralen Blutung deutlich gesenkt werden.
Allerdings kann sich als wichtigste und gefährlichste Komplikation der ATRA-Therapie das sogenannte ATRA- oder Retinoid-Syndrom einstellen. Die Symptome sind Fieber, Atemnot sowie eine Leakage Symptomatik mit Gewichtszunahme, Pleura- und Perikardergüssen sowie Lungeninfiltraten. Das Auftreten ist häufig mit einem raschen Anstieg der Leukozyten unter ATRA-Therapie assoziiert. Die Gabe von Steroiden zum frühestmöglichen Zeitpunkt ist unbedingt notwendig, da der Verlauf unbehandelt tödlich enden kann.
Da die AML M4 und M5 häufig zu Haut- und Organbeteiligung neigen, muss insbesondere auf einen zerebralen Befall geachtet werden, da in diesem Fall eine ergänzende intrathekale Chemotherapie erfolgen muss. Zum Nachweis bzw. Ausschluss eines ZNS-Befalles ist eine Liquorpunktion mit Zytologie und Immunzytologie der Liquorzellen notwendig.

Die Therapie der AML besteht in allen Fällen aus mehreren Zyklen einer oder verschiedener Polychemotherapien. Die Therapie muss meistens umgehend eingeleitet werden, da bei rasch wachsenden Leukozytenzahlen die Komplikationsrate mit jeder Verzögerung steigt. Gefürchtet ist insbesondere das **Hyperleukozytose-Syndrom**, das bei allen Leukämien bei Zellzahlen > 100.000/µl auftreten kann. Hierbei kann es zu schweren Schädigungen der Organe, insbesondere der Lunge und des Gehirns kommen.

Vor Einleitung der Chemotherapie müssen jedoch zunächst bereits eingetretene Komplikationen beherrscht werden, soweit dies ohne gleichzeitige Behandlung der Grundkrankheit möglich ist. Dies können sein eine Niereninsuffizienz, eine Sepsis oder eine Gerinnungsstörung. Auf die Bedeutung der supportiven Therapie wurde bereits im Abschnitt „Aplastische Anämie“ ausführlich eingegangen. Zur Prophylaxe eines Tumor-Lyse-Syndroms sollte auf ausreichende Wässerung (mindestens 3 l/24 h), Harnalkalisierung und Gabe von Allopurinol geachtet werden. Je nach hämatologischem Zentrum und Teilnahme an laufenden Therapiestudien unterscheiden sich die verwendeten Chemotherapieprotokolle. Allen gemeinsam ist jedoch die Durchführung von mindestens drei Chemotherapiezyklen unter Verwendung von Cytosin-Arabinosid (Alexan®) und einem Anthracyclin-Präparat (Daunorubicin, Idarubicin oder Mitoxantron), gegebenenfalls kombiniert mit weiteren zytostatischen Substanzen. Die Dauer der Chemotherapie beträgt zwischen fünf und zehn Tagen, gefolgt von normalerweise 10 bis 14 Tagen Aplasiedauer bis zur Erholung der Knochenmarksfunktion. Der erste Chemotherapiezyklus wird als **Induktionstherapie** bezeichnet, der das Ziel einer Remissionsinduktion anstrebt. Es folgen meist zwei sogenannte **Konsolidierungszyklen**. Wird das Ziel der **Remissionsinduktion** mit der ersten Therapie nicht erreicht, so ist bei den meisten Protokollen ein intensivierter Zyklus einer sogenannten **Reinduktionstherapie** vorgesehen. Ist ein HLA-identischer Knochenmarkspender in der Familie vorhanden, so sollte bei Patienten unter 60 Jahren und dem Vorliegen von Risikofaktoren für ein Rezidiv der Krankeit frühzeitig, das heißt nach Erreichen einer Vollremission und Durchführung einer Konsolidierungstherapie, eine KMT durchgeführt werden. Dies gilt jedoch nicht für Patienten mit dem Subtyp M3, da hier die Heilungsaussichten mit konventioneller Therapie alleine (s. oben) sehr hoch sind.

Für alle übrigen Subtypen liegen die krankheitsfreien Überlebensraten nach fünf Jahren mit Chemotherapie alleine im Durchschnitt bei 20 – 40 %, nach zusätzlicher autologer KMT bei 40 – 50 % und nach allogener KMT bei 50 – 60 % (s. auch Abschnitt Stammzelltransplantation). Zum

Stellenwert der Erhaltungstherapie im Vergleich zur autologen Transplantation zur Remissionserhaltung müssen die Ergebnisse derzeit noch laufender Studien abgewartet werden.

Akute lymphatische Leukämie (ALL)

In Analogie zur AML ist bei der akuten lymphatischen Leukämie ein maligner Zellklon während eines der Differenzierungsstadien zur lymphatischen Zelle aufgetreten. Dementsprechend orientiert sich die Einteilung der Subklassen der ALL am Differenzierungsgrad der leukämischen Blasten. Diese Einteilung lässt sich wiederum anhand von zytochemischen, immunzytologischen und gegebenenfalls zusätzlichen molekulargenetischen Untersuchungen treffen. Die Morphologie der Blasten ist dabei klinisch von untergeordneter Bedeutung.
Die Einteilung, die sich aufgrund der Zuordnung in die lymphatischen Differenzierungsstadien ergibt ist in *Tab. 3.17* zusammengefasst.

Linie	Charakteristika	Häufigkeit (%)
B-Vorläufer-ALL		
pro-B-ALL	unreifste Form, keine B-Zell-differenzierungsmarker	11
c(common)-ALL	CD10 pos. = **CALLA** (= Common **ALL** Antigen)	51
prä-B-ALL	zytoplasmatisches Immunglobulin positiv	10
Reife B-ALL	membranständiges Immunglobulin positiv	4
T-Linien-ALL	CD3 positiv	24
pro- und prä-T-ALL	unreife Subgruppe	
reife und kortikale T-ALL		

Tabelle 3.17 Immunphänotypische Einteilung der ALL

Aus dieser Einteilung ergeben sich wiederum einige klinische, therapeutische und prognostische Besonderheiten.

Die T-ALL manifestiert sich besonders häufig mit Hautinfiltrationen oder auch einem Mediastinaltumor. Deshalb sollte bei der Diagnose T-ALL unbedingt auch ein CT des Thorax durchgeführt werden. In der Gruppe der B-Vorläufer-ALLs lässt sich in 40 – 50 % der Fälle auch die Translokation t(9;22), entsprechend dem Philadelphia-Chromosom nachweisen. Auf molekularer Ebene entspricht dies dem bcr/abl-Fusionsgen (bcr/abl-Rearrangement). Leider geht diese genetische Veränderung mit einer hohen Rezidivwahrscheinlichkeit und einer schlechten Gesamtprognose der Erkrankung einher, weswegen ihr Nachweis von entscheidender Wichtigkeit für die Wahl der richtigen Therapiestrategie ist.

Die Therapieentscheidung wird zunächst nach der Linienzugehörigkeit der ALL getroffen. Alle T-Linien-ALLs werden nach dem T-ALL-Protokoll behandelt, alle reifen B-ALLs nach dem B-ALL-Protokoll. Bei den B-Vorläufer-ALLs wird zunächst nach Alter des Patienten und Risikofaktoren unterschieden.

Nach dem Standardrisiko-Protokoll werden alle Patienten älter als 50 Jahre behandelt oder Patienten, die jünger als fünfzig Jahre sind, und die alle der folgenden Kriterien erfüllen:

- Prä-B-ALL oder c-ALL
- kein Nachweis eines Philadelphia-Chromosoms
- Zellzahl bei Diagnosestellung < 30.000/µl
- komplette Remission nach Durchführung der Phase I der Induktionstherapie.

Dementsprechend werden alle anderen Patienten, die eines der folgenden Kriterien erfüllen, nach dem Hochrisiko-Protokoll behandelt:

- Nachweis eines Philadelphia-Chromosoms
- pro-B-ALL mit t(4;11)
- Zellzahl bei Diagnosestellung > 30.000/µl
- komplette Remission erst nach Phase II der Induktionstherapie.

Die Therapieprotokolle unterscheiden sich in erster Linie durch ihre Dauer und Intensität der Dosierung der Einzelsubstanzen. Die einzelnen Therapieabschnitte werden, wie bei der AML mit den Begriffen Induktionstherapie, Konsolidations- oder Intensivierungstherapie und Erhaltungstherapie gekennzeichnet. Bei initial hohen Zellzahlen (Leukozyten > 30.000/µl) wird zunächst eine sogenannte Vorphase-Therapie begonnen, bestehend aus Vincristin und Prednisolon. Dadurch wird die Zellzahl reduziert und einem Tumorlyse-Syndrom bei Beginn der eigentlichen Chemotherapie vorgebeugt. Zu Einzelheiten über diese komplizierten und langwierigen Therapieprotokolle, die im Rahmen einer bundesweiten Therapiestudie stets verbessert und aktualisiert werden, sei auf ein Lehrbuch der Hämatologie verwiesen.

Therapeutisch wirksam bei der ALL sind eine ganze Reihe von Substanzen, die in unterschiedlicher zeitlicher Abfolge kombiniert oder einzeln gegeben werden. Dazu zählen Steroide, Vinca-Alkaloide, Methotrexat, Cytosinarabinosid, Cyclophosphamid, Anthracycline, Mercaptopurin, Thioguanin, Asparaginase und Topoisomerase-II-Hemmer. Die Dauer der Therapie beträgt mindestens 4 bis 6 Monate im Falle der B-ALL und kann sich bis zu 30 Monate nach Diagnosestellung erstrecken im Falle der Durchführung einer kompletten Erhaltungstherapie. Auf die Bedeutung der supportiven Therapie wurde bereits im vorangegangenen Abschnitt über die AML hingewiesen. Im Unterschied zur AML hat es sich bei der ALL bewährt zur selektiven Darmdekontamination Cotrimoxazol einzusetzen, da ALL-Patienten besonders disponiert sind, eine Pneumocystis-carinii-Pneumonie zu entwickeln.

Ebenfalls eine Besonderheit der ALL-Therapie ist die Durchführung einer ZNS-Prophylaxe auch bei fehlendem Nachweis eines Liquorbefalles, da vor Durchführung dieser spezifischen Prophylaxe die ZNS-Rezidiv-Rate bei über 30 % lag. Zur ZNS-Prophylaxe wird je nach Protokoll eine regelmäßige intrathekale Chemotherapie oder eine hochdosierte Cytosinarabinosid-Therapie systemisch verbunden mit einer ZNS-Bestrahlung eingesetzt.

Die Prognose der ALL mit Chemotherapie alleine ist generell besser als bei der AML, jedoch muss dies nach Subtyp getrennt betrachtet werden. Die beste Prognose zeigt erwartungsgemäß die Gruppe der Patienten, die nach dem Standardrisiko-Protokoll behandelt werden kann. Hier liegt das krankheitsfreie Überleben bei ca. 50 % mit Chemotherapie alleine. In der Hochrisiko-Gruppe ist mit ca. 30 % zu rechnen, wobei die Patienten mit Philadelphia-positiver ALL lediglich eine Überlebenswahrscheinlichkeit von 10 % nach 3 Jahren aufweisen. Bei dieser Gruppe ist daher auch eine Knochenmarktransplantation vordringlich angezeigt. Sowohl die Subgruppe der T-ALL, als auch der B-ALL zeigen beide wieder mit 45% krankheitsfreies Überleben nach 10 Jahren eine günstige Prognose. Voraussetzung für diese Zahlen ist jeweils die konsequente und möglichst zeitgerechte Durchführung dieser langen und aufwendigen Therapieprotokolle. Grundsätzlich sollte bei allen Hochrisikopatienten eine Knochenmarktransplantation in der ersten Remission angestrebt werden, ansonsten nach Rezidiv in der zweiten Remission (s. Abschnitt Stammzelltransplantation).

Akute Hämolyse

Extravasale Hämolyse
Wärmeantikörper
Hämoglobinopathien
Hereditäre Membrandefekte der Erythrozyten (z, B. Sphärozytose)
Enzymdefekte im Erythrozyten (außer G6PD)
Intravasale Hämolyse
Glucose-6-Phosphat-Dehydrogenase-Mangel (G6PD) im Erythrozyten
Hämolytischer Transfusionszwischenfall
Infektionen (z. B. Malaria)
Paroxysmale Kältehämoglobinurie
Paroxysmale nächtliche Hämoglobinurie (PNH)
Mikroangiopathische hämolytische Anämie (MAHA) ausgelöst durch:
Thrombotisch-thrombozytopenische Purpura (TTP)
Hämolytisch urämisches Syndrom (HUS)
Disseminierte intravasale Gerinnung (DIC)
Gestosen
Chemotherapie mit Mitomycin C
Maligner Hypertonus
Metastasierte Karzinome (insbes. Adenokarzinome des Magens)
Vaskulitiden oder Kollagenosen
Künstliche Herzklappen oder Gefäßprothesen
Nach Nieren- oder Knochenmarktransplantation

Tabelle 3.18 Einteilung und Ursachen von Hämolysen

Bei der akuten Hämolyse kann es aus einer Vielzahl von Gründen und Krankheitsbildern (s. *Tab. 3.18*) zu einem raschen Zerfall größerer Mengen an Erythrozyten kommen. Die Diagnose wird gestellt aufgrund der Konstellation einer Anämie mit Zeichen der erhöhten Erythrozytenproduktion (erhöhte Retikulozyten), des vermehrten Erythrozytenumsatzes (Bilirubinanstieg, erhöhte LDH, vermindertes Haptoglobin) und dem Ausschluss einer Blutung als Ursache des Erythrozytenverlustes. Die Hämolyse kann sowohl intra- als auch extravasal (Sequestration im retikuloendothelialen System) stattfinden. Die meisten Hämolysen haben ihre Ursache in einer vermehrten extravasalen Sequestration, führen jedoch seltener zu intensivmedizinischen Komplikationen. Dagegen verlaufen intravaskuläre Hämolysen häufiger fulminant und können zu lebensbedrohlichen Zustandsbildern führen. In der Regel ist ein hämolytisch bedingter Abfall des Hämatokrits um mehr als 10 % innerhalb von 12 Stunden mit schweren Komplikationen verbunden. Die Symptome einer schweren intravaskulären Hämolyse sind Fieber, Schüttelfrost, Rücken- oder Lendenschmerzen, Blässe, Schweißausbruch, Tachykardie bis hin zu Blutdruckabfall und Schock. Die daraus resultierenden Komplikationen sind im wesentlichen die rasch entstehende Anämie mit der dadurch verminderten Sauerstoff-Transportkapazität (Gefahr von Myokardinfarkt oder Apoplex bei Patienten mit kritischen Gefäßstenosen!), Kreislaufschock, Auftreten einer Verbrauchskoagulopathie (DIC), eines Nierenversagens, einer Pankreatitis oder von zerebralen Komplikationen (Hirnödem). Die Therapie besteht – falls möglich – in der Erkennung und Unterbrechung des zugrundeliegenden Prozesses (z. B. Unterbrechung der Transfusion, Gabe von Steroiden bei immunhämolytischen Prozessen) sowie der symptomatischen Therapie. Hierbei steht die Kreislauftherapie zur Bekämpfung eines Schocks und der Schockfolgen, die Prävention eines akuten Nierenversagens mit Hilfe von Harnalkalisierung (Gabe von Natriumbicarbonat bis zu einem Urin pH von 7 oder höher) und forcierter Diurese sowie die Prophylaxe und Therapie einer Verbrauchskoagulopathie (s. dort) im Vordergrund. Die Transfusionstherapie sollte im Falle autoimmunhämolytischer Anämien so sparsam wie möglich erfolgen und erfordert die Gabe von gewaschenen und gegebenenfalls speziell ausgetesteten Blutkonserven.

3.3.3.2 Hämostasiologie (Hämorrhagische Diathese)

Störungen der Blutgerinnung können als eigenständige Krankheitsbilder oder als Begleitkomplikationen bei einer Reihe von Erkrankungen (z. B. Sepsis, Leberzirrhose) zu schwerwiegenden intensivmedizinischen Problemen führen. Die normale Blutgerinnung erfordert das Zusammenspiel von plasmatischen Faktoren des fibrinbildenden und fibrinolytischen Systems sowie von zellulären Faktoren (Thrombozyten und Endothelien der Gefäßwand). Kommt es zu Störungen im komplexen System und zu einem Ungleichgewicht der einzelnen Faktoren, so resultiert daraus entweder eine vermehrte Blutungs- oder Thromboseneigung.

Thrombozytopenie

Thrombozytopenien bei verminderter Produktion im Knochenmark:

- hereditär (selten):
  z. B. Fanconi-Anämie, Wiskott-Aldrich-Syndrom;
- Knochenmarkserkrankungen:
  Aplastische Anämie, akute Leukämien, Osteomyelofibrose, Vit. B12- oder Folsäuremangel, Myelodysplasien, etc.;
- medikamentös-toxisch:
  Zytostatika, ionisierende Strahlung, Benzol, Alkohol, Östrogene, Goldsalze,Sulfonamide, etc.;
- infektbedingt:
  z. B. HIV-, Hepatitis B und C-, Parvorius-, CMV-Infektion.

Thrombozytopenien bei vermehrtem Verbrauch:

- Hypersplenismus,
- Immunthrombozytopenien:
  z. B. Werlhof, Posttransfusions-, heparininduzierte Thrombozytopenie, thrombozytäre Antikörper;
- Verbrauchskoagulopathie,
- thrombotisch-thrombzytopenische Purpura (TTP) oder hämolytisch-urämisches Syndrom (HUS),
- künstliche Herzklappen oder Gefäßprothesen.

Tabelle 3.19 Einteilung und Ursachen von Thrombozytopenien

Eine Thrombozytopenie (< 150.000/µl) kann entweder durch eine verminderte Synthese (Störung der Knochenmarksfunktion) oder einen vermehrten Verbrauch von Thrombozyten verursacht werden. Ursachen für beide Formen der Thrombozytopenie sind in *Tab. 3.19* zusammengefasst. Zur Abklärung der Ursache einer Thrombozytopenie ist meist eine Knochenmarkpunktion erforderlich. Eine Vermehrung der Megakaryopoese weist auf einen gesteigerten peripheren Verbrauch hin, während eine Verminderung der Megakaryopoese eine Produktionsstörung anzeigt. Klinisches Leitsymptom bei ausgeprägten Thrombozytopenien ist das Auftreten von Petechien, insbesondere an den abhängigen Körperpartien. Bei Thrombozytenzahlen bis 50.000/µl sind in aller Regel keine Zeichen einer hämorrhagischen Diathese zu erwarten. Bei Werten unter 20.000/µl ist jedoch mit Hämorrhagien zu rechnen. Bevorzugt kommt es dann zu Nasenbluten, gastrointestinalen, urogenitalen oder zerebralen Blutungen.

Die Therapie zielt zunächst auf die Beseitigung der ursächlichen Störung, wie z. B. der Gabe von Steroiden bei Immunthrombozytopenien, dem Absetzen von Heparin bei Heparin-induzierter Thrombopenie oder der Einleitung einer Leukämietherapie. Des weiteren müssen zusätzliche Risikofaktoren für eine Blutung beseitigt werden. Dies erfolgt durch die Optimierung der plasmatischen Gerinnung, falls diese ebenfalls pathologische Werte aufweist, der Vermeidung der Bauchpresse (Stuhlregulierung), dem Absetzen oder dem Vermeiden von Acetylsalicylsäure oder anderen Thrombozytenaggregationshemmern, sowie eine medikamentöse Prophylaxe der Menstruationsblutungen bei Frauen. Bei akuten Blutungen sollte durch Thrombozytentransfusionen der Thrombozytenwert auf über 50.000/µl angehoben werden. Bei Thrombozytenwerten < 20.000/µl werden bei Zeichen der hämorrhagischen Diathese auch prophylaktische Thrombozytentransfusionen gegeben. Eine Ausnahme stellt der Morbus Werlhof dar, bei dem die Thrombozytengabe nur bei lebensbedrohlichen Blutungen indiziert ist und die TTP bei der die Thrombozytengabe die intravasale Thrombenbildung verstärkt.

Von Willebrand-Jürgens-Syndrom

Das **Von Willebrand-Jürgens-Syndrom** ist das häufigste angeborene, in seltenen Fällen auch erworbene Blutungsleiden. Es tritt mit einer Häufigkeit von ca. 125 Fällen/1.000.000 Einwohner auf. Die Ursache sind Mutationen im Gen des von Willebrand-Faktors (vWF), die je nach Subtyp autosomal dominant oder autosomal rezessiv vererbt werden. Bei den seltenen erworbenen Störungen handelt es sich um Antikörperbildungen gegen den von Willebrand-Faktor. Die Folgen der quantitativen oder qualitativen Störungen des vWF sind eine gestörte Thrombozytenadhäsion an der Gefäßwand und eine reduzierte Aktivität des Faktor VIII. Die klinischen Symptome hängen vom Schweregrad des Subtyps ab. Es wird unterschieden zwischen drei Typen mit Unterformen. Bei Typ 1 handelt es sich um die milde Form, die sich durch eine verlängerte Blutungszeit auszeichnet und sich klinisch meist nur durch verlängerte Nachblutungen nach Tonsillektomie oder Zahnextraktion bemerkbar macht. Bei Typ 3 handelt es sich um die schwere Form mit starker Blutungsneigung, die auch zu Gelenk- und ausgedehnten Weichteileinblutungen führen kann und bei der bereits bei kleinen Operationen, Zahnextraktionen oder der Menstruation eine Verblutungsgefahr besteht. Diagnostisch wegweisend ist neben der verlängerten Blutungszeit die deutliche Verminderung des Antigens und der Aktivität des von Willebrand-Faktors. Therapeutisch kann in leichten Fällen durch die Gabe von Desmopressin (Minirin®) ein vorübergehender Anstieg des vWF im Serum erzielt werden. In schweren Fällen muss bei Blutungen oder vor geplanter OP ein, mit vWF angereichertes Faktor-VIII-Konzentrat (z. B. Ristofact®) verabreicht werden.

Hämophilie A

Die **Hämophilie A** ist neben dem Von Willebrand-Jürgens-Syndrom eine der häufigsten angeborenen plasmatischen Gerinnungsstörungen und betrifft wegen ihres X-chromosomal rezessiven Erbganges fast ausschließlich Männer. Man rechnet mit einer Inzidenz von 1/10.000 Männern. Frauen sind meist nur Trägerinnen des Gendefektes und nur in den seltensten Fällen auch klinisch erkrankt. Die Genmutation, die in ca. 30% der Erkrankten auch spontan aufgetreten sein kann, führt zu einer Verminderung oder zu einem Verlust der Faktor VIII-Aktivität. Man unterscheidet klinisch folgende Schweregrade:

- Subhämophilie — Faktor-VIII-Aktivität 25 – 50 %
- milde Hämophilie A — Faktor-VIII-Aktivität 5 – 24 %
- mittelschwere Hämophilie A — Faktor-VIII-Aktivität 1 – 4 %
- schwere Hämophilie A — Faktor-VIII-Aktivität < 1%

Bei der mittelschweren Hämophilie A treten Hämatome bereits nach Bagatelltraumen auf, bei der schweren Hämophilie bietet sich das Bild der klassischen Bluterkrankheit mit Verblutungsgefahr bei Bagatelltraumen oder „Eingriffen (Zahnextraktion) und der Destruktion von Gelenken durch wiederholte Einblutungen (insbesondere Knie-, Ellenbogen- und Sprunggelenke).

Diagnostisch wegweisend sind die verlängerte PTT bei normalem Quickwert (Faktoren des extrinsischen Systems normal) und normaler Blutungszeit (Thrombozytenfunktion intakt). Die Diagnose wird durch

den laborchemischen Nachweis einer verminderten Faktor-VIII-Aktivität gestellt.
Die Therapie besteht in der Gabe von rekombinanten Faktor-VIII-Konzentraten (z. B. Rekombinate®) beim Auftreten von Blutungen oder vor geplanten Eingriffen. Bei jungen Patienten mit schwerer Hämophilie A wird auch eine vorbeugende Substitutionstherapie betrieben. Von großer Wichtigkeit ist außerdem eine konsequente Blutungsprophylaxe (keine Thrombozytenaggregationshemmer, keine intramuskulären Injektionen, Vermeidung von Gelenküberlastungen, Meiden unfallträchtiger Aktivitäten). Das Problem der Infektion mit Hepatitis B und HIV durch die Gabe von Faktorenkonzentraten ist seit der Einführung von gentechnisch hergestelltem rekombinantem Faktor VIII glücklicherweise in den Hintergrund getreten.

3.3.3.2.1 Physiotherapie bei Hämophilie

(Ursula Gärtner)

Bei dem Patienten mit einer Hämophilie, der intensivpflichtig ist, stehen wieder die atemtherapeutischen Maßnahmen im Vordergrund, die entsprechend dem Atembefund und nach Rücksprache mit dem Arzt gewählt werden (s. Kap. 2.2.1).
Die von Einblutungen betroffenen Gelenke wie Knie- Ellenbogen- und Sprunggelenke werden mit sanften Techniken behandelt. Vorsichtige passive Bewegungen bis zur Schmerz- und Bewegungsgrenze sowie Piccolo-Traktionen stehen zur Auswahl. Isometrische Anspannungen sind ebenso indiziert.
Da es durch die Einblutungen zur Überwärmung der Gelenke kommt, muss eine milde Kältebehandlung in das Konzept aufgenommen werden.

Verbrauchskoagulopathie

(Dr. med. J. Hahn)

Die **Verbrauchskoagulopathie** oder **Disseminierte intravasale Gerinnung** (DIC) ist eine erworbene Gerinnungsstörung, die sich durch einen erhöhten Umsatz an Thrombozyten, Fibrinogen und Gerinnungsfaktoren auszeichnet. Sie ist immer Folge einer Grundkrankheit und kann bei einer großen Anzahl von Erkrankungen auftreten (s. *Tab. 3.20*). Meist handelt es sich um ein akutes, potentiell lebensbedrohliches Krank

Sepsis (Endotoxineinschwemmung):
vor allem Infektionen durch gramnegative Erreger (Waterhouse-Friederichsen-Syndrom bei Meningokokken-Sepsis);
Tumorkrankheiten:
Lungen-, Pankreas-,Magen-, Prostatakarzinome,
akute Promyelozytenleukämie;
Schockzustände (Störung der Mikrozirkulation):
traumatisch, hämorrhagisch, septisch, kardial;
Geburtshilfe (Einschwemmung von Prothrombinakivatoren):
Fruchtwasserembolie, vorzeitige Plazentalösung, Amnioninfektsyndrom, infizierter Abort, Spätgestosen;
Hämolyse (Freisetzung von partiellen Thromboplastinen aus Erythrozyten):
Fehltransfusionen, Toxine;
Sonstige Ursachen:
Schlangenbisse (thrombinähnliche Enzyme),
Hitzschlag (Endothelschädigung),
extrakorporaler Kreislauf (Gerinnungsaktivierung auf Fremdoberflächen).

Tabelle 3.20 Krankheiten und zugehörige Auslösungsmechanismen, die häufig mit einer Verbrauchskoagulopathie einhergehen

heitsbild, das möglichst frühzeitig erkannt werden muss, um eine adäquate Therapie zu ermöglichen. Daneben gibt es chronische Verlaufsformen, die speziell bei malignen Erkrankungen vorkommen können. Die Verbrauchskoagulopathie läuft in drei Phasen ab:

Phase I: Initial- bzw. Aktivierungsphase mit pathologischer Aktivierung der Gerinnung (Abfall von Thrombozyten und Antithrombin III).

Phase II: Frühe Verbrauchsphase mit fassbarem Defizit der Gerinnung (Weiterem Abfall von Thrombozyten und Antithrombin III, zusätzlich Abfall des Fibrinogen- und Quickwertes und Anstieg der PTT).

Phase III: Späte Verbrauchsphase mit Defibrinierung (massiver Abfall der Gerinnungswerte, Fibrinogen < 1 g/l, Thrombozyten < 30.000/µl, Nachweis von Fibrinogenspaltprodukten, D-Dimeren und Fragmentozyten).

Während die Phasen I und II meist nur durch pathologische Labortests gekennzeichnet sind, treten in der Phase III auch entsprechende klinische Symptome auf mit massiven Zeichen der hämorrhagischen Diathese (Haut- und Schleimhautblutungen, Blutungen aus Stichkanälen, gastrointestinale, urogenitale, pulmonale oder zerebrale Blutungen) und Störungen der Organfunktionen (Nierenversagen, Leberinsuffizienz, ARDS, Koma, Epilepsien) als Ausdruck der multiplen Mikrothrombosen.
Die Mortalität der schweren manifesten DIC ist hoch und wird mit 50 bis 80% angegeben. Zur Vermeidung dieses Krankheitsbildes sollte daher bei allen prädisponierenden Erkrankungen eine niedrigdosierte Heparingabe mit 10.000 bis 15.000 I.E./Tag erfolgen.
Therapeutisch wird in der frühen Phase durch Heparingabe und Antithrombin-III-Substitution eine Reduktion der prokoagulatorischen Aktivität angestrebt. Die Erkennung der zugrundeliegenden Störung und die Unterbrechung des gerinnungsaktivierenden Prozesses sind für den therapeutischen Erfolg von entscheidender Bedeutung. In der Phase II erfolgt die Substitution mit Antithrombin-III, Fibrinogen, Frischplasma- und Thrombozytenkonzentraten zur Stabilisierung der pathologischen Gerinnung. In der Phase III wird entsprechend der klinischen Symptomatik substituiert und therapiert. Heparin ist in dieser Phase kontraindiziert.

3.3.3.3 Onkologie

(Dr. med. J. Hahn)

Bei den ausgewählten Krankheitsbildern aus dem Bereich der Onkologie, die von intensivmedizinischer Bedeutung sind, handelt es sich nicht um eigenständige Krankheitsbilder, sondern vielmehr um Komplikationen oder Probleme, die im Lauf der Tumorerkrankung bzw. der -therapie auftreten können und als „onkologische Notfälle“ akut beherrscht werden müssen.

Fieber in der Neutropenie

Der Begriff der **Neutropenie** wird verwendet bei Leukozytenzahlen < 1.000/µl oder Granulozytenzahlen < 500/µl. Ursache dafür ist in den meisten Fällen eine vorausgegangene Chemotherapie. Jedoch kann eine Neutropenie auch im Rahmen der Grundkrankheit (insbesondere bei

den akuten Leukämien) als Folge der Infiltration des Knochenmarkes mit malignen Zellen auftreten. Lymphatische Systemerkrankungen oder vorausgegangene wiederholte und intensive Chemotherapien bedeuten eine zusätzliche Immunsuppression des neutropenischen Patienten mit der Gefahr besonders schwerwiegender Verläufe.
Jedes Fieber in der Neutropenie ist bis zum Beweis des Gegenteils als bakteriell verursacht anzusehen und muss daher rasch und aggressiv diagnostiziert (Mikrobiologische Kultivierung von Blut, Urin, Sputum und Stuhl, Röntgen Thorax) und breit antibiotisch behandelt werden. Die überwiegende Mehrzahl der Infektionen bei neutropenischen Patienten werden durch Keime verursacht, die den Patienten bereits früher besiedelt haben und aufgrund der gestörten Schleimhautbarrieren und der reduzierten Abwehrlage in der Neutropenie invasiv werden können. Neben der Berücksichtigung der Resistenzlage der vor Ort vorhandenen Klinikkeime ist daher auch die Kenntnis des Keimspektrums des Patienten für eine möglichst effektive empirische Therapie des Fiebers erforderlich. Zur Primärtherapie werden in aller Regel Breitspektrumpenicilline oder Cephalosporine alleine oder in Kombination mit Aminoglykosiden eingesetzt. Kommt es nicht zur Entfieberung innerhalb von 48 Stunden erfolgt ein Wechsel der Antibiotikakombinationen. Bei zusätzlichem Nachweis eines pulmonalen Infiltrates durch das Röntgenbild sollte der frühzeitige Einsatz eines Antimykotikums erfolgen. Bei Fieber, das auf eine empirische antibiotische Therapie nicht anspricht, muss eine Fokussuche durchgeführt werden (Röntgen Nasennebenhöhlen, CT Thorax, Sonographie Abdomen), gegebenenfalls der zentralvenöse Katheter gewechselt oder nach Pilzen oder Viren als Fieberursache gefahndet werden. Trotz intensiver mikrobiologischer Diagnostik gelingt es in ca. 50 % der Episoden nicht einen Erregernachweis zu führen. Man spricht in diesen Fällen von einem **Fieber unklarer Ursache** (fever of unknown origin = FUO). Glücklicherweise sprechen auch Patienten mit FUO in den meisten Fällen auf eine empirische Therapie gut an.
Dank der genannten aggressiven diagnostischen und therapeutischen Strategien bei Fieber in der Neutropenie konnte die Mortalität in den letzten Jahren deutlich reduziert werden. Auf den Stellenwert prophylaktischer Maßnahmen wurde bereits im Abschnitt „Aplastische Anämie“ eingegangen.

Tumor-Lyse-Syndrom

Das Tumor-Lyse-Syndrom tritt auf beim raschen Zerfall großer Mengen an Tumorzellen bei Beginn einer effektiven zytostatischen Therapie eines rasch proliferierenden Tumors (z. B. Akute Leukämien, hochmaligne Lymphome). Es kommt zum vermehrten Anfall harnpflichtiger Substanzen und zum Anstieg von LDH, Phosphat, Kalium und Harnsäure, sowie zum Abfall von Calcium im Blut. Klinisch kann dies zum akuten Nierenversagen oder zu einer Verbrauchskoagulopathie führen und nur schwer vom Krankheitsbild einer Sepsis zu unterscheiden sein. Die wichtigsten Maßnahmen sind die prophylaktische Durchführung einer forcierten Diurese, die Harnalkalisierung und die Gabe von Allopurinol vor Einleitung einer Zytostatikatherapie. Bei Auftreten eines Tumor-Lyse-Syndroms ist eine engmaschige Überwachung und Korrektur des Elektrolythaushaltes und der Gerinnung notwendig. Bei Auftreten eines Nierenversagens sollte frühzeitig der Einsatz der Hämodialyse oder -filtration erfolgen.

Obere Einfluss-Stauung

Durch Tumorkompression oder durch eine tumorbedingte Thrombose der Vena cava superior kann es zum Krankheitsbild der oberen Einflussstauung kommen.
Häufigste Ursache dafür sind Bronchialkarzinome oder Non-Hodgkin-Lymphome. Klinisch imponiert dabei eine ausgeprägte ödematöse Schwellung von Gesicht und Halsweichteilen. Zur effektiven Therapie der zugrundeliegenden Erkrankung ist unbedingt eine Histologiegewinnung vor Therapieeinleitung anzustreben, jedoch kann das Auftreten von Atemnot, neurologischen Störungen oder kardialen Füllungsstörungen zur Einleitung einer Notfalltherapie (Strahlen- oder Chemotherapie) vor der Durchführung weiterer diagnostischer Maßnahmen zwingen.

Rückenmarkkompression

Grundsätzlich kann jede maligne Erkrankung durch pathologische Frakturen der Wirbelsäule im Rahmen einer Knochenmetastasierung oder durch intraspinales Wachstum zu einer Rückenmarkkompression bis hin zur **Querschnittslähmung** führen. Besonders groß ist das Risiko bei Plasmozytomen und bei Tumoren, die bevorzugt in die Wirbelsäule metastasieren und dort osteolytische Metastasen bilden (z. B. Mamma-karzinom, Bronchialkarzinom). Zur Therapie und zum klinischen Management dieser Komplikation sei auf die entsprechenden Abschnitte in den Kapiteln Neurologie und Neurochirurgie verwiesen.

Maligner Perikarderguss

Durch Beteiligung des Peri- oder Myokards kann es in bis zu 15% der Tumorpatienten mit soliden Tumoren zu malignen Perikardergüssen kommen. Bei einem Perikarderguss, der hämodynamisch nicht wirksam wird, ist eine Therapie nicht indiziert. Kommt es aber zur hämodynamischen Einschränkung des Patienten mit klinischer Symptomatik (Dyspnoe, Leistungsminderung, Tachykardie, Hypotonie, Zeichen der Herzinsuffizienz) bis hin zum Auftreten einer Perikardtamponade mit dem Bild eines kardiogenen Schocks muss eine Perikardiozentese durchgeführt werden.

Hyperkalzämie

Hyperkalzämien treten bei ca. 10 bis 20 % der Patienten mit malignen Erkrankungen auf, meist im Rahmen einer ossären Metastasierung. Über 80 % der Patienten mit tumorbedingter Hyperkalzämie leiden an einem Plasmozytom, einem Mammakarzinom, Bronchialkarzinom, Urogenital- oder Kopf-Hals-Tumor. Klinische Leitsymptome sind Übelkeit, Obstipation, starker Durst, Polyurie, Müdigkeit bis hin zu Somnolenz und Koma bei hohen Kalziumwerten.
Hauptkomplikationen sind das Auftreten von Nierensteinen, Magen- und Duodenalulcera sowie von Entzündungen der Bauchspeicheldrüse. Therapeutisch ist auf eine hohe Flüssigkeitszufuhr, kombiniert mit der Gabe von Diuretika zur forcierten Diurese zu achten. Durch die Gabe von Bisphosphonaten (z. B. Pamidronat) kann über eine Hemmung der Osteoklastenaktivität meist eine anhaltende Senkung des Kalziums erzielt werden. Die Gabe von Kortikosteroiden, Calcitonin oder Plicamycin stellen weitere therapeutische Möglichkeiten bei der Hyperkalzämie dar. Bei therapierefraktären Hyperkalzämien und drohender oder bestehender Niereninsuffizienz muss eine Hämodialyse gegen kalziumfreies Dialysat durchgeführt werden.

3.3.3.3.1 Physiotherapie in der Onkologie (Ursula Gärtner)

Die prophylaktischen Maßnahmen zur Pneumonieentstehung sind unter Kap. 3.3.3.1.1 „Aplastische Anämie“ beschrieben.

3.4 NEUROCHIRURGIE

(Dr. med. W. Stummer / Dr. med. G. Fesl)

3.4.1 Besonderheiten der neurochirurgischen Intensivstation

Um das breite Spektrum neurochirurgischer Patienten zu versorgen, ist eine Neurochirurgische Klinik auf die Verfügbarkeit von spezialisierten Intensivbetten angewiesen. Eine wesentliche Aufgabe der neurochirurgischen Intensivstation ist dabei die Überwachung von Patienten in der post-operativen Phase, um rechtzeitig Nachblutungen, eine Hirnschwellung oder Entgleisungen von Herz- oder Lungenfunktionen zu erkennen. Andererseits ist eine längerfristige, spezialisierte Intensivbehandlung in der Regel bei Patienten mit neurochirurgischen Notfällen erforderlich, d. h. nach Schädel-Hirn-Trauma, schwerer Subarachnoidalblutung oder intrakraniellen Blutungen.
Eine neurochirurgische Intensivstation muss über alle Modalitäten zur differenzierten Beatmungs- und Kreislauftherapie verfügen, da neurochirurgische Patienten häufig an kombinierten Störungen des zentralen Nervensystems und von Lunge und Kreislauf leiden. Sie sind auf die vertrauensvolle Zusammenarbeit von Anästhesisten und Neurochirurgen angewiesen, werden aber an manchen Stellen selbständig von Neurochirurgen betreut. An der neurochirurgischen Klinik des Klinikum Großhadern sind von 10 verfügbaren Betten im Schnitt ca. 60 % der Patienten intubiert, wobei 50 % zumindest kurzfristig beatmet werden.
In Hinblick auf die räumliche Aufteilung werden auf einer neurochirurgischen Intensivstation in der Regel nicht mehr als 6 Patienten in einem Saal zusammengelegt. Zunehmend werden die Patienten in räumlich abgetrennten Boxen behandelt. Die Unterbringung der Patienten in kleineren Pflegeeinheiten ist zwar vom pflegerischen Aufwand und Platzbedarf höher, jedoch ist die Gefahr von Kreuzinfektionen geringer. Zudem wird die hohe Belastung von nicht wesentlich bewusstseinsgestörten Patienten reduziert. Es muss allerdings ausreichend Raum eingeplant werden, um den besonderen Bedürfnissen neurochirurgischer Patienten Rechnung zu tragen (Platz für mehrere Therapeuten, Platz für

Rehabilitationsstuhl). Wichtig sind auch ausreichend breite Verkehrswege, da im Vergleich zu anderen Intensivstationen häufiges Transportieren von der Station, z. B. zum Operationssaal, zur Computertomographie oder zur Angiographie erforderlich ist.
Wie auf anderen Intensivstationen überwachen Online-Monitore die Vitalparameter Blutdruck, Herzfrequenz, Temperatur und Sauerstoffsättigung. Auf der neurochirurgischen Intensivstation ist es zudem notwendig, den intrakraniellen Druck, gelegentlich auch das EEG zu überwachen. Falls erforderlich, kann das Monitoring um Kenngrößen der kardialen Funktion, z. B. der Messung des Herzzeitvolumens, erweitert werden.
Trotz der häufigen Gefährdung der Patienten durch gesteigerten Hirndruck, besteht auf der neurochirurgischen Intensivstation, ebenso wie auf Intensivstationen anderer Fachdisziplinen neben der speziellen Physiotherapie, die Notwendigkeit von Atemtherapie, Pneumonie-, Kontraktur- und Thromboseprophylaxe.

3.4.1.1 Grundlagen der Bildgebung

Zerebrale Computertomographie

Während die Herzfunktion beispielsweise anhand des Blutdrucks und des Herzrhythmus, die Lungenfunktion anhand der Sauerstoffsättigung oder der Blutgase und verschiedene andere Organfunktion anhand von Laborwerten überwacht werden können, ist der morphologische Zustand des Gehirns am komatösen oder sedierten Patienten nicht einsehbar. Nur indirekte Methoden, wie die Hirndruckmessung, stehen zur Verfügung, um z. B. das Ausmaß einer Hirnschwellung zu beurteilen. Aus diesem Grund kommt der Beurteilung der zerebralen Computertomographie eine besondere Bedeutung zu. Sie ist ein Verfahren, das in der Lage ist, das Gehirn morphologisch darzustellen und hat den Vorteil der raschen Verfügbarkeit. Im Computertomographen können auch komatöse und beatmete Patienten kontrolliert und gut überwacht ohne Schwierigkeiten rasch untersucht werden.
Bei der zerebralen Computertomographie werden mit Hilfe von rotierenden Röntgenstrahlen und einem angeschlossenen Computer Schichtbilder des Schädels hergestellt. Dabei verhalten sich die verschiedenen Gewebsstrukturen ähnlich wie im Röntgenbild, mit dem Vorteil, dass Weichteile wesentlich besser zur Darstellung kommen. So stellen sich

Abb. 3.21 Computertomographie vom Schädel eines Gesunden

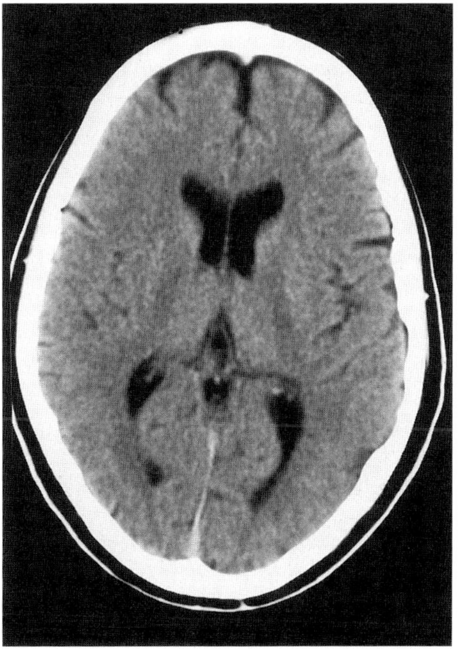

Knochen weiß dar, während sich Luft schwarz darstellt. Hirngewebe nimmt eine Mittelstellung ein und erscheint grau, Liquor dunkel und Blut hell (*Abb. 3.21*). Zur Beschreibung von Strukturen in der zerebralen Computertomographie gibt man ihre Dichte relativ zur Dichte des Hirngewebes an. Da Blut im Gehirn dichter, d. h. weißer zur Darstellung kommt als Hirngewebe, wird es als hyperdens beschrieben. Strukturen, die eine ähnliche Dichte besitzen wie Hirngewebe, werden als isodens beschrieben, während Strukturen wie Liquor oder ödematöses Hirngewebe, die dunkler, d. h. weniger dicht als normales Hirngewebe zur Darstellung kommen, als hypodens beschrieben werden.
Gerade beim neurochirurgischen Notfallpatienten ist die Computertomographie wichtig, da sie rasch Informationen über das Vorliegen einer Hirnschwellung oder einer Blutung liefert.

Magnetresonanztomographie

Die magnetische Resonanz-Tomographie (MRT, MR) oder Kernspin-Resonsanztomographie ist ein bildgebendes Verfahren, bei dem, ähnlich der Computertomographie, Schichtbilder des Körpers gewonnen werden können, dessen Grundlage nicht Röntgenstrahlung sondern Magnetfelder sind. Sie macht sich die Eigenschaft von Wasserstoffatomen im Gewebe zunutze, sich durch Magnetfelder anregen zu lassen, wobei die Wasserstoffkerne mit ihrem Hüllenelektron ebenfalls wie ein Kleinstmagnet wirken. Durch Wegnahme des Magnetfelds geraten die Wasserstoffatome in taumelnde Bewegungen und zeigen ihrerseits eine

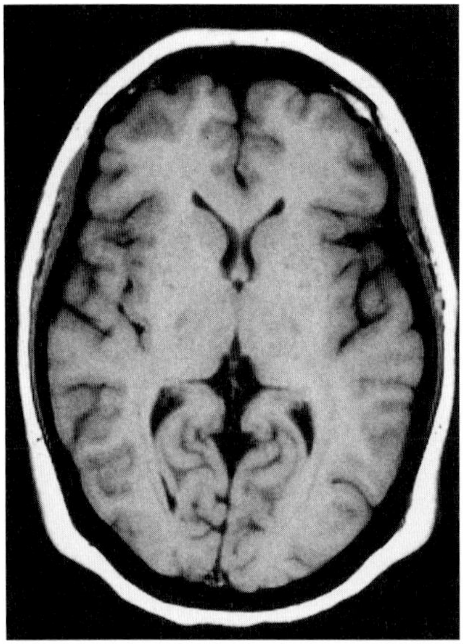

Abb. 3.22 Magnetresonanztomographie Schädel

Magnetwirkung, die durch spezielle Empfänger in ein Bildsignal umgesetzt werden kann. Dabei hängt das Bild des Gewebes wesentlich vom Wasserstoffgehalt des jeweiligen Gewebes ab. Großer Vorteil der Kernspintomographie ist die hohe Detailgenauigkeit für die Beurteilung von Weichteilstrukturen (*Abb. 3.22*). Da Kalk wenig Wasserstoff enthält, kann Knochen nur schlecht dargestellt werden. Auch frisches Blut wird nur schlecht erkannt. Außer für sehr spezielle Fragestellungen ist somit die Kernspintomographie des Schädels bei neurochirurgischen Patienten in erster Linie ein Instrument zur Darstellung von Tumoren und weniger für die Notfalldiagnostik verwertbar. Zudem ist eine Kernspintomographie bei beatmeten Patienten mit einem sehr großen Aufwand verbunden, da nur spezielle Beatmungs- und Überwachungsgeräte Verwendung finden, die den starken Magnetfeldern der Kernspintomographie standhalten können.

Zerebrale Angiographie

Die zerebrale Angiographie hat wesentliche Bedeutung für die Diagnose von Gefäßveränderungen im Gehirn, die zur Blutung führen. Zu solchen Gefäßveränderungen zählen beim typischen neurochirugischen Krankheitsgut in erster Linie die zerebralen Gefäßaneurysmen, die zur Subarachnoidalblutung führen (siehe unten). Zur Erstellung einer Angiographie wird nach Punktion der Femoralarterie in der Leiste ein feiner Katheter bis in die großen Halsschlagadern, und, falls erforderlich, auch weiter vorgeschoben. Durch lokale Injektion eines Kontrastmittels in das Gefäßsystem lassen sich die Arterien und Venen des Kopfes durch eine rasche Abfolge von Röntgenbildern durch den Schädel darstellen. Gebräuchlich sind gegenwärtig Systeme, die vorab eine Leeraufnahme

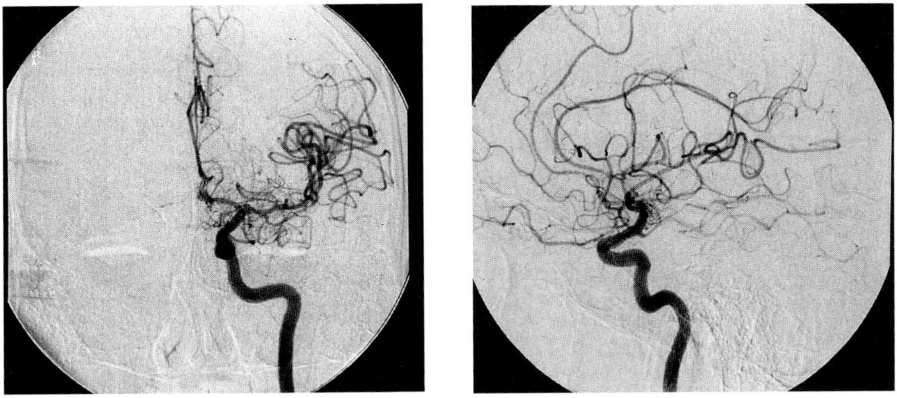

Abb. 3.23 Zerebrale Angiographie

des Schädels speichern, und diese von jeder Schädelaufnahme nach Injektion des Kontrastmittels abziehen. Somit wird die störende Überlagerung durch Knochen eliminiert. Es kommt zu einer verbesserten Darstellung der Details der Gefäßarchitektur und möglicher Gefäßkrankheiten (*Abb. 3.23*).

3.4.1.2 Bewusstseinsstörung und Bewusstlosigkeit

Patienten auf der neurochirurgischen Intensivstation sind häufig von Störungen der Hirnfunktion betroffen, weniger von internistischen oder anästhesiologischen Erkrankungen. Solche Störungen können wenige, isolierte Abschnitte des Gehirns betreffen, z. B. nach einer Hirntumoroperation mit nachfolgender Lähmung einer Gliedmaße oder des Gesichtsnerven. Häufig leiden die Patienten jedoch an einer generalisierten Störung der höheren Hirnfunktionen, deren klinisches Korrelat in einer Beeinträchtigung des Bewusstseins besteht.
Der Begriff „Bewusstsein" umfasst die Fähigkeit eines Menschen, seine Umwelt wahrzunehmen, das Wahrgenommene zu verarbeiten – unter Berücksichtigung seiner Erfahrungen und Erinnerungen – und auf die Umwelt situationsgerecht zu reagieren, z. B. durch gezielte Handlungen oder sprachliche Äußerungen. Hirnbereiche, die mit bewusster Wahrnehmung der Umwelt oder mit der Erzeugung von Sprache und Motorik betraut sind, finden sich in der Großhirnrinde. Sie unterliegen jedoch

der übergeordneten Steuerung durch einen phylogenetisch älteren Hirnabschnitt, der im Hirnstamm lokalisierten Formatio reticularis. Die Formatio reticularis steuert den Schlaf-Wach-Rhythmus und das Wachbewusstsein. Auch als „aufsteigendes, retikuläres, aktivierendes System" (abgekürzt ARAS) bekannt, dient es als Durchtrittsstelle für Signale, die von außen über den Thalamus zum Großhirn gelangen. Je nach Aktivierungsgrad des ARAS ist der Mensch mehr oder minder wach und aufmerksam.

Unter pathologischen Bedingungen kann das ARAS oder seine Verbindungen zur Großhirnrinde beeinträchtigt sein, z. B. durch Blutungen oder einer Infarzierung im Bereich des Hirnstamms oder des Thalamus. Indirekt können raumfordernde Prozesse eine Kompression des Hirnstamms bewirken mit nachfolgender Verschlechterung der Durchblutung. Dadurch kommt es zu Störungen des Bewusstseins. Häufig ist das Bewusstsein beeinträchtigt, wenn nicht nur isolierte Regionen des Gehirns erkrankt sind, sondern die Großhirnrinde in größerem Ausmaße geschädigt wird.

Nicht nur intrakranielle Blutungen, Infarzierungen oder Tumore können Störungen des Bewusstseins hervorrufen. Medikamente (Narkotika, Sedativa) werden genutzt, den Aktivierunsgrad des ARAS aus therapeutischen Gründen zu hemmen, bzw. global die kortikalen Funktionen zu unterdrücken. Globale Störungen können sich auch durch die Einwirkung von Giften ergeben (Alkohol), bei Medikamentenüberdosierung, im Rahmen von metabolischen Entgleisungen (Blutunterzucker, Elektrolytentgleisungen, urämisches Koma, hepatisches Koma), oder bei Entzündungen (Enzephalitiden).

Der Bewusstseinszustand von Patienten lässt sich nicht nur auf die zwei Klassen „bei Bewusstsein" oder „bewusstlos" reduzieren. Bewusstseinstrübungen können sich in unterschiedlichster Ausprägung bemerkbar machen. Ein Patient kann vor sich hin dösen und auf Aufruf die Augen öffnen und mit der Umwelt situationsgerecht Kontakt aufnehmen, um wenig später die Augen wieder zu schließen (Somnolenz), er ist dabei jedoch nicht adäquat wach. Soporöse Patienten öffnen nur auf stärkste Reize (rütteln, Schmerzreize) die Augen, geben nur einzelne Worte oder Laute von sich und befolgen nicht immer Aufforderungen. Als eigentliches Koma wird die Bewusstlosigkeit an sich bezeichnet, jener Zustand, bei dem der Patient auch auf Schmerzreize keine Abwehrbewegungen zeigt oder die Augen öffnet.

Zu bewertende Reaktion	Beobachtete Reaktion	Punktzahl
Augenöffnen	spontan	4
	auf Aufforderung	3
	auf Schmerzreiz	2
	gar nicht	1
Sprachliche Antwort	voll orientiert	5
	unvollständig orientiert, verwirrt	4
	inadäquate sprachliche Äusserung (Worte)	3
	nur unverständliche Laute	2
	keine Laute oder Wörter	1
Beste motorische Reaktion	gezielte Bewegungen auf Aufforderung	6
	gezielte Abwehrbewegungen (auf Schmerzreize)	5
	ungezielte (grobmotorische) Abwehr- und Fluchtbewegungen	4
	Beugesynergismen	3
	Strecksynergismen	2
	keine Bewegungsreaktionen	1
Maximale Punktzahl		15

Tabelle 3.24 Glasgow Coma Scala (GCS). Aus: Freivogel, Motorische Rehabilitation nach Schädelhirntrauma, Pflaum Verlag München

Die nur unscharf definierten Begriffe Koma, Somnolenz und Stupor finden auf der modernen neurochirurgischen Intensivstation heute keine Verwendung mehr. Zur Beschreibung des Bewusstseinszustandes eines Patienten haben sich international gebräuchliche Skalen durchgesetzt. Hier ist v.a. die von Jennett und Teasdale aus Glasgow entwickelte Skala zu nennen, die sogenannte *Glasgow Coma Scale* (GCS, *Tab. 3.24*). Bei der Einschätzung des Bewusstseinszustandes nach der Glasgow Coma Scale werden drei Grundfunktionen des Bewusstseins geprüft - das Augenöffnen, die motorische Reaktion und die Fähigkeit zur sprachlichen Äußerung - und jeweils einem Wert zwischen 1 und 6 Punkten zugeordnet. Beim bewusstseinsklaren Menschen wird der Maximalwert

von 15 Punkten erreicht. Ein Patient, der nur auf Ansprache die Augen öffnet (2 Punkte), auf Aufforderungen den Arm hebt (6 Punkte), und zeitlich desorientiert ist, sich aber adäquat äußert (5 Punkte), erreicht auf der Glasgow Coma Scale 13 Punkte. Wenn sich der gleiche Patient neurologisch verschlechtert und nur noch auf Schmerzreize die Augen öffnet (2 Punkte), auf Schmerzreize ungezielt bewegt (4 Punkte) und einzelne Worte von sich gibt (3 Punkte), erreicht er nur noch einen Wert von 9 Punkten. Ein tiefkomatöser Patient, der auf Schmerzreize weder durch Augenöffnen, durch Bewegungen oder sprachliche Äußerungen reagiert, erreicht nur den Minimalwert von 3 Punkten.
Der große Vorteil der Verwendung der Glasgow Coma Scale besteht in der Einfachheit und Reproduzierbarkeit mit der ein bewusstseinsgetrübter Patient eingeordnet werden kann. Üblicherweise wird auf der neurochirurgischen Intensivstation der Bewusstseinszustand des Patient anhand der Glasgow Coma Scale in stündlichen Abständen geprüft, um rasch eine neurologische Verschlechterung erfassen zu können.
Probleme der Einordnung nach der Glasgow Coma Scale ergeben sich bei beatmungspflichtigen Patienten, die neurologisch überwacht werden müssen. Aufgrund der Intubation sind solche Patienten zumindest leicht sediert. Eine Einschätzung der Fähigkeit zur sprachlichen Äußerung ist wegen der Intubation nicht möglich, wegen der Sedation die Fähigkeit zum Augenöffnen beeinträchtigt. Bei solchen Patienten wird vor allem das Merkmal „motorische Antwort“ als Verlaufsparameter herangezogen.

Hingegen ist die Glasgow Coma Scale wertlos zur Beurteilung von Patienten, die z. B. zur Hirndruckbehandlung oder wegen einer kritischen Beatmungssituation tief analgosediert werden müssen. Bei solchen Patienten müssen andere Parameter herangezogen werden, z. B. der intrakranielle Druck, die Pupillenreaktion und die Pupillenweite (siehe unten).

3.4.1.3 Intrakranieller Druck und intrakranielle Drucksteigerung

Pathophysiologie

Das Gehirn wird von der knöchernen Schädelkapsel umgeben, die nicht elastisch nachgeben kann. Neben dem Gehirn befindet sich innerhalb des Schädels das für die Versorgung des Gehirns erforderliche Blut (ca. 100 ml), neben ca. 120 – 140 ml Liquor cerebrospinalis. Der normale Hirndruck beträgt etwa 5-15 mmHg, entsprechend etwa 5 – 20 cm Wassersäule. Er unterliegt puls- und atmungssynchronen Schwankungen. Auf neurochirurgischen Intensivstationen wird der intrakranielle Druck häufig durch die Kurzform der englischen Bezeichnung „intracranial pressure" mit „ICP" abgekürzt bezeichnet.
Kommt es zur Volumenvermehrung innerhalb des Schädels infolge eines Hirnödems, einer Blutung oder eines Tumors kann zunächst ein Ausgleich auf Kosten des Liquorraums stattfinden. Dabei wird Liquor aus den Liquorräumen des Schädels in die Liquorräume des Rückenmarks verlagert. Reicht diese Verlagerung nicht aus, kommt es zum Anstieg des intrakraniellen Drucks.
Auch kann ein Anstieg des intrakraniellen Druckes dadurch zustandekommen, dass die Liquorzirkulation beeinträchtig wird, z. B. durch die Verlegung der Liquorwege oder einer Beeinträchtigung der Resorption als Folge einer Blutung in die Nervenwasserräume. Unter Normalbedingungen produziert ein erwachsener Mensch in den Plexus chorioidei der Ventrikel pro Tag ca. 600 ml Liquor, die unbehindert zirkulieren und wieder ins Blut rückresorbiert werden müssen.
Bei entsprechender Zunahme des intrakraniellen Drucks kommt es zur Beeinträchtigung der Hirndurchblutung, da der intrakranielle Druck dem systemischen Blutdruck entgegenwirkt. Reicht die Durchblutung nicht aus, kommt es zunächst zur generalisierten Störung der Hirnfunktionen. Fällt die Durchblutung weiter ab, leidet der Strukturstoffwechsel der Hirnzellen und die Zellen sterben (Ischämie).
Der Körper kann einer pathologischen Steigerung des intrakraniellen Druckes mit nachfolgender Drosselung der Hirndurchblutung zu einem bestimmten Grad entgegenwirken, indem er den systemischen Blutdruck anhebt. Dadurch kommt es zu einer Verbesserung des zerebralen Perfusionsdrucks, d. h. der Differenz aus mittleren arteriellen Blutdruck und dem intrazerebralen Druck. Diese Blutdrucksteigerung als Folge

einer Erhöhung des intrakraniellen Drucks, die gleichzeitig mit einer Verlangsamung des Pulses einhergeht, ist unter dem Begriff „Cushing-Reflex" bekannt und wird nach dem Erstbeschreiber benannt, der dieses Phänomen erstmals experimentell nachweisen konnte.
Allerdings sind der Gegenregulation durch Blutdruckerhöhung Grenzen gesetzt. Sobald die Perfusion nicht mehr ausreicht, um das Hirngewebe ausreichend mit Sauerstoff und Nährstoffen zu versorgen, kommt es zur reaktiven Weitstellung der Gefäße als Folge einer Erniedrigung des Gewebs-pH und der Anhäufung von Stoffwechselendprodukten. Physiologische Grundlage dieser Gefäßweitstellung ist der Versuch, die Durchblutung im mangelversorgten Gewebe zu verbessern. Eine Weitstellung der Gefäße führt allerdings zur Vergrößerung des intrakraniellen Blutvolumens und damit zur weiteren Steigerung des intrakraniellen Drucks. In der Situation eines fortschreitenden Hirndruckanstiegs stellt sich ein Circulus vitiosus ein, an dessen Ende die vollkommene Gefäßlähmung mit Anpassung des intrakraniellen Drucks an den systemischen Blutdruck steht. In diesem Endstadium sistiert die Hirndurchblutung vollständig, und es kommt zum irreversiblen Hirntod.
Der erhöhte Hirndruck und seine Behandlung stellt eines der wesentlichen Probleme der neurochirurgischen Intensivmedizin dar. Neben der strukturellen Läsion einzelner Hirnareale bestimmt die Entwicklung und Beherrschung der intrakraniellen Drucksituation häufig darüber, ob ein Patient überlebt. Dies ist unabhängig von der Art der primären Schädigung – sei es durch Trauma, Blutung, Tumor oder Entzündung.

Monitoring

Um einen Patienten bezüglich einer intrakraniellen Drucksteigerung zu überwachen, beziehungsweise eine intrakraniellen Drucksteigerung zu therapieren, bedarf es Verfahren um den intrakraniellen Hirndruck zu beurteilen. Die einfachste Möglichkeit ist die klinische Überwachung.
Stereotype Reaktionsformen des Menschen auf eine Steigerung des intrakraniellen Drucks sind Kopfschmerzen, Übelkeit mit Erbrechen, zunehmende Müdigkeit und Bewusstseinsstörung bis zum Koma. Von dieser Seite hat sich die Überwachung anhand der oben beschriebenen Glasgow Coma Scale bewährt.
Bei fortschreitendem Hirndruck als Folge einer Raumforderung kann es zu Massenverschiebungen des Gehirns kommen. Unter anderem werden Anteile des Hippokampus durch den Tentoriumschlitz verlagert und

zwischen Mittelhirn und Tentorium eingeklemmt. In diesem Stadium der sogenannten Einklemmung kommt es zum Druck auf den zwischen Mittelhirn und Tentorium verlaufenden 3. Hirnnerven, dem Nervus oculomotorius, bei fortschreitender Raumforderung auch zum Druck auf und zur Verlagerung des Mittelhirns. Der Nervus oculomotorius trägt Fasern des parasympathischen Nervensystems, das unter physiologischen Bedingungen zur Engstellung der Pupillen führt, z. B. bei Einstrahlung von Licht in die Pupille. Durch Druck auf den Nervus oculomotorius kommt es zur Funktionsstörung dieses Nerven und als Folge zur Weitstellung der Pupille mit Verlust der Lichtreaktion. Schreitet die Einklemmung fort, so dass der Druck auf das Mittelhirn überwiegt, kommt es zusätzlich zur Entrundung der Pupille. Somit kann Pupillenfunktion und Zustand Hinweise auf die intrakranielle Situation geben. Allerdings finden sich Veränderung der Pupillenform und Lichtreaktion erst im fortgeschrittenen Stadium einer Hirnschwellung mit Massenverlagerung als Ausdruck einer schweren Funktionsstörung.
Da die klinische Beurteilung nur grobe Anhaltspunkte über den tatsächlichen intrakraniellen Druck gibt und häufig wegen Analgesierung und Sedation nicht beurteilbar sind, finden Verfahren der kontinuierlichen intrakraniellen Druckmessung heutzutage standardmäßig Verwendung. Die häufigsten eingesetzten Verfahren sind die *intraventrikuläre* und die *intraparenchymale* Druckmessung.
Bei der intraventrikulären Druckmessung wird über ein Schädelbohrloch ein feiner, ca. 2,5 bis 3 mm im Durchmesser messender, Silikonkatheter in das Lumen des Ventrikels eingeführt. Der Katheter wird an einen mechanoelektrischen Druckwandler angeschlossen, der präzise und ständig den Hirndruck registriert. Besonderer Vorteil der intraventrikulären Druckmessung ist die Möglichkeit zur Therapie des erhöhten intraventrikulären Drucks durch kontrolliertes Ablassen von Liquor. Der daher auch als externe Ventrikeldrainage, abgekürzt EVD, bekannte Ventrikelkatheter wird gemeinhin als „Goldstandard“ der intrakraniellen Druckmessung angesehen.
Als zweites wichtiges Verfahren gewinnt zunehmend die Verwendung von Miniaturdruckwandlern Bedeutung, die als intraparenchymale Druckmess-Sonden direkt in das Hirngewebe über ein kleines Bohrloch eingebracht werden können. Sie werden vor allem dann eingesetzt, wenn aufgrund sehr enger Ventrikel als Folge einer Hirnschwellung ein Ventrikelkatheter nicht eingelegt werden kann. In manchen Zentren

wird diese Form der Druckmessung als Standardverfahren eingesetzt, da die Sonden überall platziert werden können und unter Umständen die Infektionsgefahr geringer ist als bei der externen Ventrikeldrainage.

Therapie des erhöhten intrakraniellen Drucks

Anstiege des intrakraniellen Drucks werden ab 15 mmHg durch allgemeine Maßnahmen, ab 20 mmHg durch eine stufenweise Intensivierung von verschiedenen spezifischen Maßnahmen behandelt.
Zu den Allgemeinmaßnahmen zählt vor allem, den venösen Rückstrom aus dem Schädel zu begünstigen. Dazu wird allgemein empfohlen, den Oberkörper auf 30° hochzulagern und auch sonst die flache Lagerung zu vermeiden, sowie das Vermeiden von Pressen und Husten vor Absaugung oder Bewegungen des Kopfes als Folge eines Trachealreizes bei intubierten Patienten durch ausreichende Analgosedierung. Andere Maßnahmen beinhalten die Optimierung des Sauerstoffangebots, des Blutdrucks zur Sicherung eines ausreichenden Perfusionsdrucks und des Blutzuckers.
Sollte es dennoch bei gefährdeten Patienten zur Zunahme des intrakraniellen Druckes auf Werte über 20 mmHg kommen, werden spezifische Maßnahmen eingesetzt. Hierzu zählt die Analgosedierung und gegebenfalls medikamentöse Muskelrelaxation, um Husten und Pressen zu vermeiden. Raumfordernde Blutungen können chirurgisch entfernt werden. Ein generalisiertes Hirnödem kann durch entwässernde Substanz behandelt werden (Mannit) oder durch Substanzen, die zu einer Gefäßkonstriktion im Gehirn führen (THAM). Dadurch kommt es zur Verminderung des intrakraniellen Drucks infolge einer Verringerung des intrakraniellen Blutvolumens. Ähnlich wirkt die therapeutische Hyperventilation, die zu einen Abfall des Blutkohlendioxiddruckes führt und ebenfalls eine Gefäßkonstriktion im Gehirn zur Folge hat. Die letzte Stufe der medikamentösen Hirndruckbehandlung ist das Barbituratkoma. Barbiturate führen zur Drosselung des Hirnmetabolismus, verringern dadurch den Bedarf an Sauerstoff und Glukose und führen so zum Schutz des Gehirns bei gleichzeitiger Verringerung des intrakraniellen Drucks durch eine Vasokonstriktion mit Erniedrigung des intrakraniellen Blutvolumens.
Nicht allgemein propagiert wird die sogenannte Entlastungstrepanation im Falle einer diffusen Hirnschwellung. Hierzu wird die Schädeldecke

großzügig entfernt und die Dura erweitert, um dem geschwollenen Gehirn Platz zu verschaffen und so den Schädelinnendruck zu senken. Abflussstörungen des Nervenwassers, die ihrerseits zu einer Steigerung des intrakraniellen Drucks beitragen können, werden durch Anlage einer externen Ventrikeldrainage behandelt.
Bei Patienten mit kritischer Hirndruckerhöhung gilt es prinzipiell, physiotherapeutische und physikalisch-therapeutische Maßnahmen auf das nötigste zu beschränken und bei allen Manipulationen auf den intrakraniellen Druck zu achten. Dabei müssen u. a. Maßnahmen vermieden werden, die zu einer Hemmung des venösen Rückflusses aus dem Hirn führen, z. B. das Abknicken des Kopfes oder die Flachlagerung des Patienten. Dies kann zur Steigerung und Dekompensation des Drucks führen. Ebenso gilt es Husten und Pressen zu vermeiden, z. B. durch ausreichende Analgosedierung, vor endotrachealem Absaugen oder Bewegungen des Kopfes (Tubusreiz). Bei einer Veränderung der Höhe des Kopfes in Bezug zum Drucksensor einer vorhandenen externen Ventrikeldrainage kann es zudem zur fehlerhaften Anzeige des intrakraniellen Drucks kommen. Auch kann so ein unkontrolliertes Ablaufen des Liquors erfolgen. Allgemein ist mit intrakraniellen Sonden Vorsicht geboten, da Manipulationen zur Verlagerung oder Diskonnektion mit verheerenden Folgen führen können.

3.4.2 Trauma

3.4.2.1 Schädel-Hirn-Trauma

Verletzungen des Schädels und des Gehirns sind in der Regel Kombinationsverletzungen. Von Bedeutung für die Prognose ist jedoch vor allem die Schwere der Hirnverletzung.

Schädelfrakturen

Frakturen im Bereich des Schädeldachs können als Berstungs- und Biegungsbrüche auftreten. Der Biegungsbruch entsteht durch eine örtlich umschriebene Gewalteinwirkung mit lokaler Fraktur des Knochens. Der Berstungsbruch ist hingegen Folge einer Kompression des gesam-

ten Schädels, der entlang seiner schwächsten Punkte als Folge der Gewalteinwirkung bricht. Schädeldachfrakturen sind per se nicht operationsbedürftig und führen selten zu einer Instabilität des Schädels. Eine Operationsindikation ergibt sich jedoch, wenn Knochenfragmente im Sinne einer Impressionsfraktur unterhalb des Niveaus des übrigen Knochens in den Schädels hineinragen. Durch die Verlagerung kann es zur Druckschädigung des Gehirns kommen. Dringlicher noch ist die operative Versorgung von sogenannten offenen Frakturen des Schädeldachs, bei denen der Weichteilmantel des Schädels einschließlich des darunterliegenden Knochens verletzt ist. Durch die somit offene Verbindung zum Schädelinneren ergibt sich eine erhebliche Infektionsgefahr.
Frakturen der Schädelbasis entstehen in der Regel indirekt durch Gewalteinwirkung am Schädeldach. Betroffen sind daher vor allem Bezirke mit geringer Bruchfestigkeit, z. B. im Bereich der natürlichen Öffnungen der Schädelbasis. Schädelbasisfrakturen sind in der normalen Bildgebung häufig nur schwer auszumachen. Zur Darstellung werden spezielle Verfahren, wie die Feinschichtcomputertomographie, eingesetzt. Indirekte Hinweise auf das Vorliegen einer Schädelbasisfraktur sind das Monokel- bzw. Brillenhämatom durch Unterblutung der Augenlider, bzw. Liquor- oder Blutaustritt aus Nase oder Ohr.

Epidurale Hämatome

Epidurale Hämatome entstehen, wenn es zur Einblutung zwischen Schädelknochen und harter Hirnhaut kommt. Häufig liegt eine Schädelfraktur der Schläfenschuppe mit begleitender Verletzung der Arteria meningea media vor, die unmittelbar unterhalb der Schädelkalotte in der harten Hirnhaut verläuft. Da epidurale Hämatome in der Regel Folge von arteriellen Blutungen sind, bilden sie sich innerhalb von wenigen Stunden aus. Bei einer Vielzahl von Patienten mit epiduralen Hämatomen kann nach einer Schädel-Hirn-Verletzung eine Phase ohne sonderliche neurologische Auffälligkeiten bestehen. Erst mit Verzögerung von 5 bis 8 Stunden kann es durch die zunehmende Raumforderung des epiduralen Hämatoms zur Eintrübung und zum Koma kommen. Die Möglichkeit des Vorliegens eines sogenannten luziden Intervalls muss bei allen Patienten mit Schädel-Hirn-Trauma beachtet werden, kommt jedoch tatsächlich nur in etwa 30% der Fälle mit epiduralem Hämatom vor. Epidurale Hämatome können auch als Folge einer Verletzung der

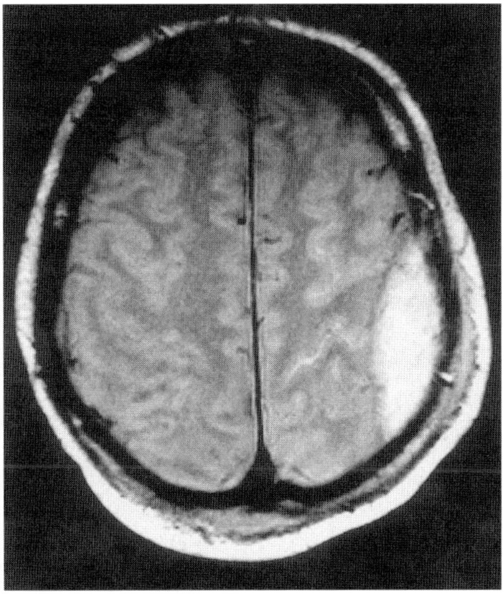

Abb. 3.25 Kernspinbild von epiduralem Hämatom

großen venösen Blutleiter (Sinus venosi) vorkommen, die in der harten Hirnhaut verlaufen, wenn diese infolge einer Fraktur des Schädelknochens verletzt werden.
In der Bildgebung findet man beim epiduralen Hämatom typischerweise eine linsenförmige, blutdichte Raumforderung, die der Schädelinnenseite anliegt und das Gehirn verformt. Die Linsenform ergibt sich, da das Blut die normalerweise der Schädelinnenseite festanliegende Dura unter Druck abdrängt (*Abb. 3.25*).
Die Prognose epiduraler Hämatome ist häufig sehr günstig, sofern keine weitere schwere Gehirnschädigung vorliegt und rasch operiert wird. Operativ wird der Schädelknochen eröffnet, das Hämatom entfernt und der Knochendeckel wieder eingesetzt (osteoplastische Trepanation).

Subdurale Hämatome

Von der Prognose wesentlich ungünstiger als die epiduralen Hämatome stellen sich die akuten subduralen Hämatome dar. Dabei handelt es sich um eine Einblutung in den Raum zwischen der Innenseite der harten Hirnhaut und der, die Hirnoberfläche überziehenden weichen Hirnhaut (Arachnoidea). Als Ursache der Blutung liegt fast immer eine primäre, oberflächliche Verletzung des Gehirns vor, häufig mit einer ausgeprägten Schwellung der betroffenen Hemisphäre. Betroffene Patienten sind meist primär bewusstlos. Aus diesem Grund ist die Prognose des subduralen Hämatoms in der Regel ungünstiger als beim epiduralen Hämatom. Durch die Raumforderung und Druckwirkung des subduralen Hämatoms auf das übrige Gehirn besteht in der Regel die Indikation zur neurochirurgischen Notoperation. Dabei wird in der Regel über der be-

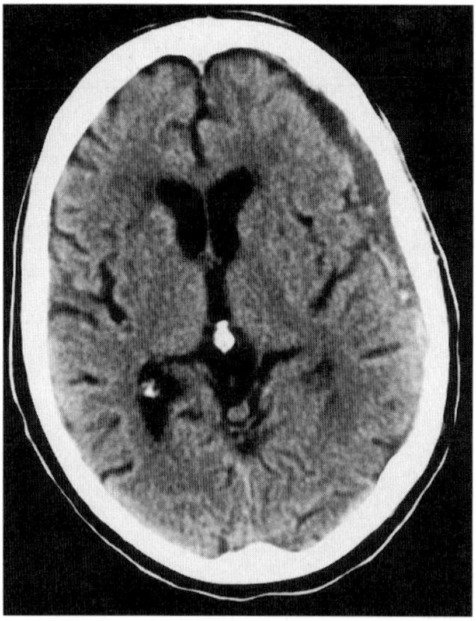

Abb. 3.26 Chronisch-subdurales Hämatom

troffenen Hemisphäre der Knochen großflächig entfernt (osteoklastische Trepanation) und die Dura durch Einnaht von autologer Fascia lata oder anderen Materialien erweitert (Duraerweiterungsplastik). Dadurch wird der zu erwartenden oder bestehenden Schwellungsreaktion der verletzten Hirnhemisphäre Rechnung getragen.
Computertomographisch stellt sich das akute subdurale Hämatom als konvex-konkave, der Schädelinnenseite anliegenden Raumforderung dar. Im Gegensatz zum linsenförmigen epiduralen Hämatom kann sich das Blut ohne großen Widerstand über der Gehirnoberfläche ausdehnen. Daraus erklärt sich die typische Form.
In der Prognose eindeutig vom akuten subduralen Hämatom abzugrenzen ist das chronisch subdurale Hämatom. Dieses tritt meist bei älteren Menschen mit einer Hirnatrophie auf und ist die Folge von einer leichten Einblutung in den Subduralraum aus Brückenvenen als Folge eines Minimaltraumas, wie dem Anstoßen des Kopfes. Im Verlauf von Wochen bis Monaten kommt es zur langsamen Vergrößerung des Hämatoms bis es klinische Symptome, z. B. eine Hemiparese, verursacht. Computertomographisch handelt es sich ebenfalls um eine der Kalotteninnenseite anliegende Raumforderung. Allerdings zeigt es meist eine Dichte, die geringer ist als Hirngewebe (*Abb. 3.26*). Zur Therapie wird das Hämatom über ein bis zwei Bohrlöcher mit einer temporären Drainage behandelt.

Kontusionen und intraparenchymale Blutungen

Neben Blutungen in die Hüllräume des Gehirns kann es auch zur Einblutung in das Hirngewebe selber kommen. Sie wird durch eine Zerreißung von Blutgefäßen verursacht als Folge der während des Traumas

auftretenden Scherkräfte in der Hirnsubstanz. Je nach Größe der Blutung werden Kontusionen oder Prellherde als intraparenchymale Blutungen beschrieben, wenn ihre Größe ca. 25 cm^3 überschreitet. Computertomographisch stellen sich Kontusionen als hypodense, d. h. ödematöse Herde, teilweise mit hyperdenser Einblutung dar.
Während Kontusionen nicht operativ therapiert werden können, ergibt sich gelegentlich die Notwendigkeit der Operation von intraparenchymalen Hämatomen. Dies ist dann der Fall, wenn der intrakranielle Druck trotz Hirndrucktherapie nicht unter 20 mmHg gesenkt werden kann, oder die Einblutung eine ausgeprägte Mittellinienverlagerung verursacht. Die Indikation hierzu ist in jedem Falle streng zu stellen, da die Operation des intrakraniellen Hämatoms ein zusätzliches Gewebstrauma in einem ohnehin geschädigten Hirnareal nach sich ziehen kann.

Traumatisches Hirnödem

Weniger als die lokalen, durch chirurgische Therapie gut behandelbaren Läsionen wie das epidurale oder das subdurale Hämatom ist das traumatische Hirnödem maßgeblich für die Prognose von Schädel-Hirn-Trauma Patienten verantwortlich. Allgemein gesprochen handelt es sich um eine pathologische Flüssigkeitseinlagerung mit Volumenvermehrung des Hirngewebes als Reaktion auf eine Hirnschädigung. Aufgrund der eingeschränkten räumlichen Verhältnisse des knöchernen Schädels ist die Konsequenz dieser Volumenzunahme eine Hirndrucksteigerung, die sekundär zur Verringerung der Durchblutung führt und das Gehirn weiter schädigt.
Eines der Hauptziele der neurochirurgischen Intensivbehandlung von Schädel-Hirn-Trauma Patienten ist daher, diese sekundären Schäden durch die Ausbildung eines Hirnödems und nachfolgend durch Hirndruckerhöhung möglichst gering zu halten.
Pathophysiologisch lassen sich zwei Formen des Hirnödems unterscheiden. Das vasogene Hirnödem wird durch eine Störung der Blut-Hirn-Schranke, die durch die Gefäße gebildet wird, verursacht – daher der Name. Es kommt dabei zu einer Freisetzung von Flüssigkeit aus dem Blut in den extrazellulären Raum des Gehirns, der die sonst intakten Hirnzellen umgibt. Das vasogene Hirnödem ist die Hauptödemform nach Schädel-Hirn-Trauma; es wird jedoch auch bei Tumoren und Abszessen gefunden.

Werden die Zellen an sich geschädigt, z. B. im Rahmen eines Hirninfarktes, kommt es zum sogenannten *zytotoxischen Hirnödem*. Eine mangelhafte oder fehlenden Sauerstoffversorgung der Zellen führt zum Energiemangel und dadurch zur Zellschwellung, da die Regulationsmechanismen des Zellvolumens zusammenbrechen. Im Rahmen einer Entgleisung des intrakraniellen Druckes als Folge eines Schädel-Hirn-Traumas durch Blutungen oder vasogenem Ödem kann es durch die nachfolgende Minderdurchblutung zum Sauerstoffmangel und neben dem vasogenen Hirnödem auch zur Ausbildung eines zytotoxischen Hirnödems kommen.
Die Therapie des posttraumatischen Hirnödems entspricht der o.a. Therapie des erhöhten intrakraniellen Drucks, da das Hirnödem keine durch eine Operation therapierbare Läsion darstellt.

Klassifikation des Schädel-Hirn-Traumas

Es ist die Hauptaufgabe einer Klassifizierung des Schädel-Hirn-Traumas, die Prognose von Schädel-Hirn-Trauma Patienten frühzeitig definieren zu können, zudem frühzeitig therapeutische Entscheidungen, z. B. über die Anlage einer externen Ventrikeldrainage, zu fällen. Verschiedene Klassifikationen seien an dieser Stelle genannt, um etwas Klarheit in die teils herrschende Begriffsvielfalt zu bringen.
Im klinischen Alltag werden häufig noch die Begriffe Commotio (Hirnerschütterung), Contusio (Hirnprellung) und Compressio (Hirnschwellung) verwendet, haben jedoch international heute an Bedeutung verloren. Vorrangig wird heute die Glasgow Coma Scale (abgekürzt GCS) zur Einteilung der Schwere des Schädel-Hirn-Traumas benutzt. Zur Beurteilung wird mehrheitlich der niedrigste, innerhalb von 48 Stunden nach dem Trauma erreichte Wert verwendet. Die Einteilung erfolgt gemäß *Tab. 3.27*.
Häufig gestaltet sich bei Patienten mit Schädel-Hirn-Trauma die Einord-

GCS 3 – 8:	schweres Schädel-Hirn-Trauma
GCS 9 – 12:	mittelschweres Schädel-Hirn-Trauma
GCS 13 – 15:	leichtes Schädel-Hirn-Trauma

Tabelle 3.27 Schweregrade des SHT

nung nach der Glasgow-Coma-Scale problematisch, da die initial bewusstlosen Patienten frühzeitig sediert und intubiert werden müssen, und somit nicht genau beurteilbar sind. Wegen der Sorge, durch unkontrolliertes Wachwerden den Hirndruck ungünstig zu beeinflussen, ist man allgemein mit der Rücknahme der Sedation zur Beurteilung in dieser Situation besonders zurückhaltend. Aufgrund dieser Problematik hat sich in den letzten Jahren eine Klassifikation des Schädel-Hirn-Traumas nach Marshall et al. (1989) durchgesetzt, die sich auf den computertomographischen Befund der Patienten stützt und von der Notwendigkeit der Beurteilung des Bewusstseinszustands unabhängig ist. Dadurch wird die Einordnung auch von beatmeten und analgosedierten Patienten möglich.

3.4.2.2 Verletzungen von Wirbelsäule und Rückenmark

Wie das Gehirn, ist auch das Rückenmark in seiner ganzen Länge durch Knochen und Bänder wirksam gegen äußere Gewalteinwirkungen geschützt. Es bedarf daher einer erheblichen Gewalteinwirkung um eine Rückenmarksverletzung hervorzurufen, z. B. im Rahmen eines Verkehrsunfalls, der wohl häufigsten Ursache, oder bei Stürzen aus großer Höhe.

In der Regel liegen allen Rückenmarksverletzungen knöcherne Verletzungen zugrunde, zum Teil einhergehend mit Verletzungen des Bandapparats. Einteilung und operative Versorgung der verschiedenen Formen der Wirbelsäulenfrakturen sind jedoch nicht Aufgabe der neurochirurgischen Intensivtherapie und sollen an dieser Stelle nicht näher erörtert werden. Im Rahmen der neurochirurgischen Intensivtherapie steht hingegen die Versorgung der durch die Wirbelsäulenverletzung bedingten neurologischen Funktionsausfälle und der mit diesen einhergehenden Komplikationen im Vordergrund.

Klinisch lassen sich drei Schweregrade der Rückenmarksverletzung unterscheiden. Die Rückenmarkserschütterung oder *Commotio spinalis* ist eine vorübergehende Funktionsstörung des Rückenmarks, die keine bleibenden Funktionsausfälle oder morphologische Veränderungen nach sich zieht. Die Rückenmarksprellung oder *Contusio spinalis* führt zu einem lokalen, morphologisch nachweisbaren Schaden und geht mit neurologischen Funktionseinbußen einher, die teilweise rückbildungs-

fähig sind. Als schwerste Form der spinalen Verletzung hat die Rückenmarkszerreißung keine gute Prognose, da die Nervenbahnen unwiederbringlich durchtrennt sind.
Wesentlich für die Akutbehandlung, mehr noch für Prognose und Rehabilitation von Patienten mit Rückenmarksverletzungen, ist die Höhe des Wirbelsäulensegments, auf dem die Läsion stattgefunden hat. Dabei treten unterhalb des Verletzungsniveaus – je nach Grad der Schädigung – verschiedene Funktionsausfälle auf, die komplett oder inkomplett nachweisbar sein können. Betroffen sind nicht nur motorische oder sensible Funktionen, sondern auch vegetative Regulationsbahnen, die den Gefäßtonus aufrechterhalten, aber auch die Tätigkeit der inneren Organe, sowie die Blasen- und Mastdarmfunktionen steuern.
Von motorischer Seite besteht häufig eine zunächst schlaffe, dann spastische Lähmung der Segmente unterhalb der verletzten Höhe und eine inkomplette Lähmung auf Höhe der Läsion. Lähmungen der Beine können somit bei Verletzungen in nahezu jeder Höhe des Spinalkanals auftreten, während mit Lähmungen im Bereich der Arme erst ab einer Läsion im Bereich der unteren Halswirbelsäule zu rechnen ist. Einschränkungen der Atmung sind zu erwarten, wenn die Interkostalmuskulatur, die aus dem thorakalen Rückenmark versorgt wird, betroffen ist. Kommt auch ein Schaden des Nervus phrenicus hinzu, der über die Zervikalwurzeln 3 bis 5 versorgt wird, kommt es zu schwersten Störungen der Atmung. Läsionen oberhalb von C4 führen wegen des Fehlens der Bauch- und Brustatmung in der Regel schon am Unfallort zum Tode. Kardiovaskuläre Entgleisungen sind bei Schäden oberhalb der mittleren Brustwirbelsäule zu erwarten. Schäden in dieser Höhe bewirken einen Verlust der Sympathikusfunktionen. Dies kann es zur Weitstellung der Gefäße mit Versackung von Blut und damit zu erheblichen Kreislaufkrisen führen. In dem Initialstadium, der Phase des *spinalen Schocks*, der durch den Verlust des Muskeltonus, der Reflexe und des Gefäßtonus bedingt ist, liegen zudem schwere Störungen der Blasen- und Darmfunktionen vor.
Durch die schlaffe Blasenlähmung („Überlaufblase") besteht in dieser Phase das erhebliche Risiko eines Urogenitalinfekts. Erst im späteren Verlauf entwickelt die Blase eine Eigendynamik mit der Fähigkeit, nach äußerer Reizung sich selbständig zu entleeren. Seitens der Verdauung besteht regelmäßig eine Subileus- oder Ileussymptomatik, die sich im weiteren Verlauf wieder normalisiert.

Prinzipien der Intensivbehandlung von querschnittsverletzten Patienten

Nach der operativen Akutversorgung des akut querschnittsgelähmten Patienten, muss dieser in der Phase des spinalen Schocks auf der Intensivstation überwacht und behandelt werden. Unter anderem ist es die Aufgabe der Intensivtherapie, die labile Kreislaufsituation zu beherrschen. Zudem besteht die Notwendigkeit der Überwachung und Optimierung der Atmung. Dies ist besonders wichtig, da wegen der häufig eingeschränkten Spontanatmung und der schlechten Kreislaufregulation querschnittsgelähmte Patienten durch Lungenödem, Atelektasen und Pneumonien gefährdet sind, die es gilt, rechtzeitig zu erkennen und zu beherrschen. Die möglichen Störungen der vegetativen Funktionen können zur Ausbildung eines Ileus, zu Stressulcera oder zu schweren Harnwegsinfekten führen. Durch die Immobilität besteht zudem ein hohes Risiko von Thrombosen mit Thrombembolien, ebenso die Gefahr der Ausbildung von Dekubitalulzera.

Neben der medikamentösen Behandlung und der Infusionstherapie wird daher frühzeitig mit der Physiotherapie und physikalischen Maßnahmen begonnen. Diese sollten dazu beitragen, die Beweglichkeit gelähmter Gelenke zu erhalten, nicht gelähmte Muskulatur zu kräftigen und die Atemhilfsmuskulatur anzuregen. Der Patient sollte zur Dekubitusprophylaxe im Zweistundenrhythmus gelagert werden. Eine intensive Physiotherapie und frühzeitige Mobilisierung ist darauf ausgerichtet, Thrombosen zu vermeiden und die pulmonale Situation zu optimieren. Falls eine längerfristige Immobilisation wegen einer spinalen Instabilität unvermeidlich ist – die bald operativ korrigiert werden sollte – sind baldmöglichst Rotationsbetten einzusetzen.

Dabei müssen Physiotherapeuten, wie jeder andere, der mit der Behandlung des akut querschnittsgelähmten Patienten betraut ist, wissen, um welche Art der Verletzung es sich handelt, ob die Wirbelsäulenverletzung stabil ist und ob und wie der Patient mobilisiert werden darf.

Mit der Stabilisierung der vegetativen Funktionen, d. h. der Gefäßregulation und der Darmperistaltik, überwindet der Querschnittsgelähmte die Phase des spinalen Schocks. Die Langzeitbehandlung der Betroffenen erfordert spezielle Zentren. Ziel der Langzeitbehandlung ist die Hinführung zur Rehabilitation und schließlich die Resozialisierung.

3.4.2.3 Subarachnoidalblutung

Bei der Subarachnoidalblutung findet eine Blutung in die liquorhaltigen Hüllräume des Gehirns statt (*Abb. 3.28*). Als häufigste Ursache einer solchen Subarachnoidalblutung findet sich in der Regel ein Aneurysma, d. h. eine Aussackung aus einem der großen, das Gehirn versorgenden Gefäße im Bereich des Circulus arteriosus Willisi (*Abb. 3.29*). Aneurysmen haben meist eine sack- oder beerenförmige Gestalt und können

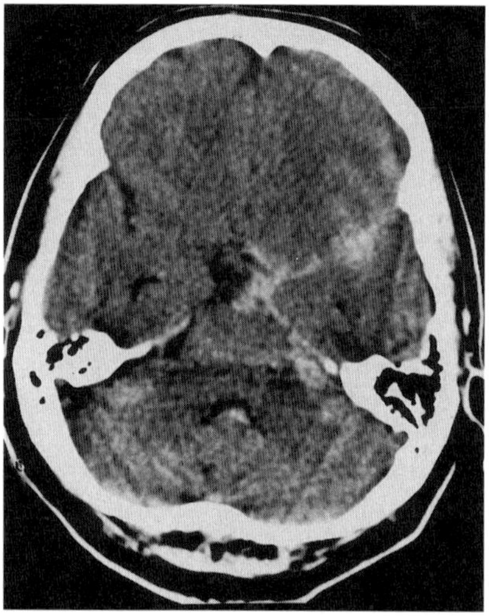

Abb. 3.28 Blutung in die liquorhaltigen Hüllräume des Gehirns

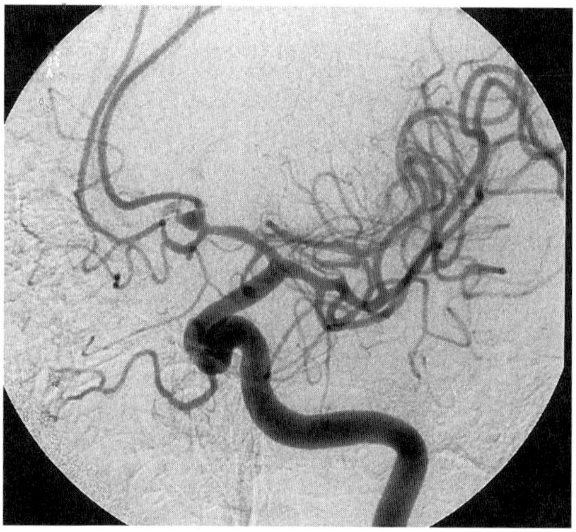

Abb. 3.29 Darstellung eines Aneurysmas

stecknadelkopf- bis pflaumengroß zur Darstellung kommen. Als Ursache der Entstehung und langsamen Vergrößerung dieser Aussackungen werden angeborene Gefäßwandschwächen diskutiert. Durch lokale Störungen im Aufbau der Gefäßwand kommt es unter Einwirkung des pulsierenden Blutdrucks zur aneurysmatischen Ausstülpung, die über Jahre an Größe zunimmt. Dabei verdünnt sich die Wand der wachsenden Aussackung solange, bis sie dem Blutdruck nachgibt, und es zur plötzlichen Blutung in den Subarachnoidalraum kommt. Klinisches Korrelat der Aneurysmablutung ist der akut einschießende Kopfschmerz im

Nacken- und Hinterkopfbereich. Dieser wird von den Patienten als Vernichtungskopfschmerz empfunden. Je nach Ausprägung der Blutung können die Symptome vom reinen Kopfschmerz, ohne oder mit Paresen und Hirnnervenausfällen, über die Bewusstseinstrübung bis zum tiefen Koma reichen. Gelegentlich wird ein Aneurysma nicht durch dessen Ruptur mit Blutung, sondern aufgrund seiner Größe mit Druckwirkung auf angrenzende Strukturen auffällig. Selten können sich in großen Aneurysmen kleine Thromben bilden, die abgehen und zu Thrombembolien im Gehirn führen.

Patienten, die eine Subarachnoidalblutung erleiden, sind jedoch nicht nur durch das Blutungsereignis gefährdet. Jederzeit kann eine Zweitblutung aus dem bereits rupturierten Aneurysma auftreten, die in der Regel schwerer verläuft als die Erstblutung und viel häufiger tödlich ausgeht. Zudem führt die Einblutung in die Liquorräume des Gehirns zur Störung der Zirkulation und der Resorption des Nervenwassers. Dadurch kommt es zum Liquorstau und zur Entwicklung eines sogenannten Frühhydrozephalus, der zur intrakraniellen Drucksteigerung und zur Bewusstseinstörung bei Patienten mit Subarachnoidalblutung beitragen kann. Als schwerwiegendste Komplikation nach Subarachnoidalblutung kommt es häufig zum Vasospasmus. Diese schwere Störung ist die Folge des Einwirkens von Blutabbauprodukten im Subarachnoidalraum auf die in diesem Bereich verlaufenden Hirnarterien. Die Folge ist ein Gefäßkrampf, der zur Minderdurchblutung des Gehirns führt. In schweren Fällen kann der Vasospasmus, wenn er nicht beherrscht wird, Hirninfarkte auslösen. Der Hauptzeitpunkt seines Auftretens besteht etwa zwischen dem 4. und 8. Tag nach der Blutung. Vasospasmus und Rezidivblutung sind die Haupttodesursachen bei der Subarachnoidalblutung.

Auch bei der Subarachnoidalblutung bedient man sich einer Gradierung, die als Hilfestellung zur Entscheidung über die Therapie und Prognose herangezogen wird. Weit verbreitet ist dabei die Einteilung des Schweregrades nach Hunt und Hess (*Tab. 3.30*).

Aufgrund der teils subjektiven und damit uneinheitlichen Deutung der Begriffe, die in der Skala nach Hunt und Hess Verwendung finden, wird zunehmend die Skala nach der World Federation of Neurological Surgeons eingesetzt (WFNS Skala). Auch sie unterscheidet 5 Schweregrade, richtet sich aber nach der Glasgow Coma Scale (GCS) zur unzweideutigen Zuordnung der Schwere des Bildes (*Tab. 3.31*).

Grad 0:	symptomfrei
Grad I:	leichte Kopfschmerzen und Nackensteife, keine neurologischen Ausfälle bis auf Hirnnervenausfälle
Grad II:	starke Kopfschmerzen und Nackensteife, keine neurologischen Ausfälle bis auf Hirnnervenausfälle
Grad III:	Schläfrigkeit, Desorientiertheit, leichtes fokales neurologisches Defizit
Grad IV:	Bewusstlosigkeit, mäßiges bis schweres neurologisches Defizit
Grad V:	tiefe Bewusstlosigkeit, Streckkrämpfe

Tabelle 3.30 Schweregrade der Subarachnoidalblutung nach Hunt und Hess

GCS		WFNS Grad
15		I
13 – 14	ohne neurologisches Defizit	II
13 – 14	mit neurologischem Defizit	III
7 – 12		IV
3 – 6		V

Tabelle 3.31 Schweregrade der Subarachnoidalblutung: Einteilung nach der World Federation of Neurological Surgeons (WFNS)

Seltener als die Blutung aus einem Aneurysma können Angiome oder Tumore für eine Subarachnoidalblutung verantwortlich sein. Auch kann bei Patienten mit Schädel-Hirn-Trauma eine mehr oder minder ausgeprägte Subarachnoidalblutung nachweisbar sein, die in der Regel durch Blutungen aus oberflächlichen Kontusionsherden in den Subarachnoidalraum entstehen.

Therapie

Wesentliche Ziele der Behandlung der Subarachnoidalblutung sind die Verhinderung einer Zweitblutung, die Beherrschung des Vasospasmus und die Behandlung eines möglicherweise auftretenden Hydrozephalus. Der sicherste Weg, die Rezidivblutung zu verhindern, ist die Operation mit Ausschaltung des Aneurysmas. Dabei wird auf den Hals des Aneurysmas ein kleiner Titanclip aufgebracht, der das Aneurysma aus dem Kreislauf ausschaltet. In letzter Zeit setzen sich zunehmend endovaskuläre Verfahren durch, bei denen angiographisch feine Platinspiralen in den Bauch des Aneurysma eingebracht werden, wodurch das Aneurysma thrombosiert und ebenfalls aus dem Kreislauf ausgeschaltet wird (*Coiling*).
In der Praxis wird die Skala nach Hunt und Hess, sofern noch verwendet, und die WFNS Skala direkt herangezogen, um den günstigsten Zeitpunkt der Behandlung des Patienten zu bestimmten, z. B. den Zeitpunkt der Operation. Eine Frühoperation in den ersten 3 Tagen nach der Blutung hat den Vorteil, dass das Aneurysma ausgeschaltet wird und somit nicht mehr bluten kann. Darüberhinaus kann der Vasospasmus besser therapiert werden, wenn das Aneurysma geklippt ist. Neben der Verabreichung von Kalziumantagonisten (Nimodipine) wird nämlich zur Therapie der Blutdruck auf hohe Werte angehoben (*hypertensive-hypervolämische Therapie*), da so mehr Blut durch die spastischen Gefäße ins Gehirn gelangt. Die Frühoperation hat jedoch den Nachteil, dass das ohnehin durch die Blutung belastete Gehirn weiter strapaziert wird.
Durch eine Spätoperation kann sich der Patient von der initialen Subarachnoidalblutung zunächst erholen. Allerdings besteht das Risiko einer Zweitblutung. Auch kann der Vasospasmus nur eingeschränkt durch eine Blutdruckerhöhung behandelt werden wegen der Gefahr der Reruptur des Aneurysmas.
In der Praxis werden Patienten im Stadium I bis III nach Hunt und Hess oder WFNS in der Frühphase, d. h. innerhalb der ersten 72 Stunden nach der Blutung, Patienten mit einer Grad IV und V Blutung in der Regel erst nach 8 bis 10 Tagen operiert. Aufgrund des Vasospasmus hat sich gezeigt, dass die Sterblichkeit bei Operationen zwischen dem 4. und 8 Tag nach der Blutung besonders hoch ist.
Die Behandlung des Frühhydrozephalus, sofern dieser zur Bewusstseinstrübung beiträgt, erfolgt durch Anlage einer externen Ventrikeldrainage. Dabei muss unbedingt darauf geachtet werden, dass Liquor

nicht unkontrolliert abläuft und ein intrakranieller Unterdruck auftritt, da dieser eine Reruptur des Aneurysmas provozieren kann.
Sofern das rupturierte Aneurysma ausgeschaltet werden kann, und die Komplikationen der Subarachnoidalblutung beherrscht werden, ist die Prognose zumindest für Patienten mit Aneurysmablutungen der guten klinischen Grade (Grad I bis III) ausgezeichnet.
In Hinblick auf die Physiotherapie bei Aneurysmapatienten ist es essentiell, bei ungeklipptem Aneurysma Blutdruckspitzen zu vermeiden, ebenso die Provokation von Husten, wenn der Patient intubiert ist. Sollte eine externe Ventrikeldrainage angelegt sein, so darf gerade bei diesen Patienten durch unsachgemäßes Verstellen des Bettes nicht unkontrolliert Liquor abfließen, da es zum intrakraniellen Druckabfall kommen kann. Dadurch kann eine erneute Aneurysmablutung ausgelöst werden.
In der Phase des Vasospasmus darf umgekehrt der Patient nicht unkritisch aufgesetzt oder mobilisiert werden, da ein Blutdruckabfall bei unter Umständen kritischer Restdurchblutung eine Ischämie herbeiführen kann.

3.4.2.4 Spontane intrakranielle Hämatome

Der Krankheitsverlauf bei Patienten mit spontanen intrakraniellen Hämatomen ist häufig besonders langwierig.
Häufigste Ursachen von intrakraniellen Hämatomen ist die Hypertonie mit arteriosklerotischen Gefäßveränderungen, die eine Gefäßruptur bedingen und in der Regel zur ausgedehnten Stammganglienblutung führen (*Abb. 3.32*). Dennoch ist der Hypertonus nicht die einzige Ursache von intrakraniellen Hämatomen. Aneurysmen, Angiome, Tumore und Gerinnungsstörungen können ebenfalls zu intrazerebralen Blutungen führen. Es gilt, diese Ursachen zu finden und spezifisch zu behandeln, da es sonst zu weiteren Blutungen kommen kann.
Die Prognose der intrakraniellen Blutungen hängt von der Lokalisation der Blutung, ihrer Größe, dem Alter der Patienten und der bestehenden Vorerkrankung ab. Die Prognose von Patienten mit hypertensiven Massenblutungen leidet besonders darunter, dass die Gefäße dieser Patienten allgemein geschädigt und die Kompensationsmechanismen des Gehirns besonders eingeschränkt sind. Auch ist der Allgemeinzustand der meist alten Patienten schlecht.
Eine intrazerebrale Massenblutung führt durch zweierlei Mechanismen

Abb. 3.32 Intrakranielle Blutung

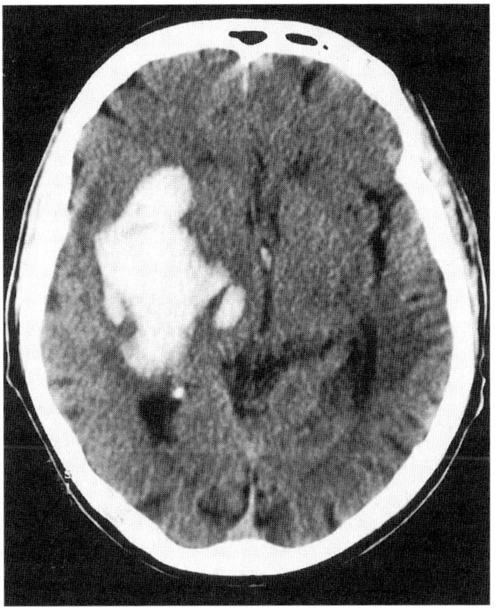

zur Schädigung des Gehirns. An Ort und Stelle führt die Blutung zur Zerstörung des Gewebes. Andererseits kann sie durch ihre Raumforderung zur Steigerung der intrakraniellen Drucks und zur Einklemmung führen.

Aus therapeutischer Sicht muss die Indikation zur chirurgischen Hämatomausräumung sorgfältig abgewogen werden. Durch den operativen Zugang kann es zur zusätzlichen Schädigung des Gehirns kommen, wodurch eine potentielle Erholung gestörter Funktionen im Hämatombereich noch weiter erschwert wird. Ansonsten erfolgt die Behandlung konservativ unter Einsatz einer medikamentösen Hirndruckbehandlung, Thromboseprophylaxe, Physiotherapie und frühzeitiger Mobilisierung, sofern der Blutung kein Gefäßprozess (Aneurysma, Angiom) zugrundeliegt.

3.5 NEUROLOGIE

(Dr. med. M. Liebetrau / Dr. med. M. Dichgans / Dr. med.G.F.Hamann)

3.5.1 Allgemeines bei Patienten mit neurologischen Krankheitsbildern

Neurologische Krankheitsbilder, insbesondere Notfälle des zentralen und peripheren Nervensystems, spielen in der Intensivmedizin eine wichtige Rolle. Neurologische Krankheitsbilder haben neben den allgemeinen intensivmedizinischen Symptomen häufig Probleme, die einer speziellen Therapie bedürfen. Eine Intubation kann, neben der respiratorischen Insuffizienz häufig auch wegen fokal-neurologischer Defizite, z. B. aufgrund einer schweren Schluckstörung notwendig werden. In der neurologischen Intensivmedizin sind daher regelmäßig Aspirationspneumonien zu beobachten. Die Entwöhnung vom Respirator (weaning) wird ebenfalls durch Schluckstörungen oder Bewusstseinsstörungen häufig verlängert und erschwert, so dass auf der neurologischen Intensivstation die Patienten zum Teil recht lange beatmet werden müssen. In einigen Fällen kann eine Tracheotomie notwendig werden, damit die Patienten nicht länger von der künstlichen Beatmung abhängig sind. Aus diesen Gründen ist es wichtig, bei allen Patienten mit neurologischem Krankheitsbild frühzeitige intensive Atemtherapie durchzuführen.

Durch die Schädigung des zentralen oder peripheren Nervensystems treten fokal-neurologische Symptome auf. Diese reichen von Hirnnervenparesen, über Hemiparesen bis hin zur Tetraplegie. Deshalb ist es gerade bei neurologischen Patienten auf der Intensivstation wichtig, frühzeitig intensive Physiotherapie einzusetzen.

Zu den auf einer neurologischen Intensivstation anzutreffenden Krankheitsbildern gehören neben den unklaren Bewusstseinsstörungen in erster Linie Schädigungen des zentralen Nervensystems wie Schlaganfälle, Hirnhautentzündungen, Rückenmarkssyndrome, sowie Entzugssyndrome. Krankheitsbilder, die das periphere Nervensystem betreffen, sind unter anderem die Myasthenia gravis und das Guillain-Barré-Syndrom.

3.5.1.1 Bewusstseinsstörungen, Koma und Hirntod

Akute Bewusstseinsstörungen sind Ausdruck eines schweren Krankheitsbildes, das rasches Handeln notwendig und auf die Bedrohlichkeit der jeweiligen Situation aufmerksam macht. Die Ursachen der Bewusstseinsstörungen sind vielfältig. Wichtig ist es die Ursache rasch zu finden, um die entsprechenden Therapien einleiten zu können. Bewusstseinsstörungen können metabolisch (z. B. Hypoglykämie, Hyperglykämie), durch primär zerebrale Schädigungen (z. B. intrazerebrale Blutung, Basilaristhrombose, epileptische Anfälle, Meningitis), aber auch auf Grund sekundärer Schädigungen des ZNS (z. B. nach Reanimation) auftreten. Bewusstseinsstörungen können aber auch eine psychogene Ursache haben. Die Bewusstseinsstörungen werden nach der Stärke ihrer Ausprägung in einzelne Untergruppen eingeteilt, die von der Somnolenz über den Sopor bis zum Koma reichen. Bei der Somnolenz wirken die Patienten schläfrig, sind aber jederzeit erweckbar und während dieser Phasen auch meist kooperativ. Im Sopor sind die Patienten kurzzeitig erweckbar, jedoch nur durch Hilfe von starken Außenreizen. Koma bedeutet Bewusstlosigkeit, d. h. Fehlen von bewusstem Erleben. Im Koma sind die Patienten auch durch starke Außenreize nicht erweckbar, die Augen sind geschlossen. Das Koma wird wiederum in vier Schweregrade unterteilt. Im Koma Grad I werden auf Schmerzreize gezielte Abwehrbewegungen durchgeführt, im Koma Grad II kommt es zu ungezielten Abwehrbewegungen. Im Koma Grad III werden keine Abwehrbewegungen mehr durchgeführt, dafür kommt es zu reizinduzierten Automatismen, im Koma Grad IV fehlt jegliche motorische Reaktion, der Muskeltonus ist schlaff. Die Glasgow-Coma-Scale, die regelmässig von Notärzten und Neurochirurgen verwendet wird, ist ausführlich im neurochirurgischen Kapitel (s. S. 269) aufgeführt.
Die Prognose des Komas ist abhängig von der Ursache, sowie von der Dauer der Bewusstseinsstörung. Wichtig ist hierbei die Zeit vom Beginn der Bewusstseineintrübung bis zum Einsetzen der adäquaten Therapie. Bei einer Basilaristhrombose (s. Kap. 3.5.2.1) muss die entsprechende Therapie maximal sechs Stunden nach Symptombeginn begonnen haben, da sonst mit irreversiblen Schädigungen gerechnet werden muss.
Auf Intensivstationen wird man leider immer wieder mit dem Problem des Hirntodes konfrontiert. Dieser sogenannte dissoziierte Tod liegt vor, wenn durch zwei unabhängige Ärzte der Ausfall jeglicher Gehirnfunk-

tion über 12 – 24 h nachgewiesen wird. Zu den technischen Hilfsuntersuchungen, die den Totalausfall nachweisen können, gehören das Nulllinien-EEG, der extra- und transkranielle Doppler, sowie die konventionelle Angiographie (zerebraler Zirkulationsstillstand). Bei festgestelltem Hirntod ist stets eine Organspende zu erwägen.

3.5.1.2 Intrakranielle Drucksteigerung

Die intrakranielle Drucksteigerung ist die häufigste intensivmedizinische Komplikation einer akuten Hirngewebsschädigung und soll deshalb ausführlich an dieser Stelle beschrieben werden.
Durch ein sich ausbildendes Hirnödem kann die primäre neurologische Erkrankung sekundär verschlechtert und die Prognose des Patienten entscheidend beeinflusst werden. Ein Hirnödem ist durch eine vermehrte Flüssigkeitsansammlung im Hirngewebe charakterisiert und äußert sich in einer Volumenzunahme des Parenchyms. Durch die begrenzte Ausdehnungsmöglichkeit des Gehirns im Schädelinneren kommt es bei zunehmendem Ödem zu einer exponentiellen Zunahme des intrakraniellen Drucks. Zum einen führt vermehrte Flüssigkeitsaufnahme in geschädigte Zellen zu einem zellulären (zytotoxischen) Ödem, zum anderen wird durch eine gestörte Blut-Hirnschranke (vasogenes Ödem) das Hirnödem durch Flüssigkeitseintritt aus dem Gefäßsystem vergrössert. Bei den meisten intrakraniellen Drucksteigerungen liegt eine Kombination aus beiden Mechanismen vor.
Als Ursache eines Ödems kommen verschiedenste Auslöser in Frage:

- akute große ischämische Infarkte
- intrazerebrale Blutungen
- Sinusvenenthrombosen
- Subarachnoidalblutungen
- globale Hypoxie (z. B. nach Reanimationen)
- Traumata
- Meningitiden
- Enzephalitiden
- Abszesse
- Hirntumoren.

Eine intrakranielle Drucksteigerung muss intensiv überwacht und ggf. einer entsprechenden Therapie zugeführt werden. Klinisch äußert sich der erhöhte Druck durch Kopfschmerzen, Übelkeit, Erbrechen und gele-

gentlich auch Verwirrtheit. Bei weiterem Voranschreiten tritt eine zunehmende Vigilanzminderung ein, die von einer Somnolenz über den Sopor bis zum Koma reichen kann. Bei einer Dekompensation einer intrakraniellen Drucksteigerung kommt es aufgrund einer diffusen Hirnschwellung oder einer lokalen Raumforderung zu Einklemmungssyndromen, die unbehandelt mit dem Leben nicht vereinbar sind. Grund hierfür ist eine Druckeinwirkung auf lebenswichtige Zentren im Hirnstamm, so dass diese ausfallen. Klinisch äußern sich die Einklemmungssyndrome mit weiten, entrundeten und nicht auf Licht reagierenden Pupillen, Beuge- und Strecksynergismen, sowie Störungen vegetativer Funktionen (Herzfrequenz, Blutdruck, Temperatur).
Aus diesen Gründen ist es notwendig, hirndruckgefährdete Patienten intensiv zu überwachen. Ein wichtiges Beurteilungskriterium für den ansteigenden Druck ist das klinische Erscheinungsbild des Patienten. Bei zunehmenden Kopfschmerzen, Übelkeit und Erbrechen, sowie progredienter Vigilanzminderung muss bei entsprechender Grunderkrankung an Hirndruck gedacht werden. Des weiteren ist die craniale Computertomographie zur Beurteilung des Ödems im Verlauf von Bedeutung. Deshalb sollten in den ersten Tagen bei akuter ZNS-Schädigung und zu erwartendem Ödem, vor allem bei klinisch schlecht beurteilbaren Patienten (z. B. bei Intubation und Analgosedierung), ggf. tägliche Computertomographien durchgeführt werden, um die Progredienz beurteilen zu können.
Um den erhöhten intrakraniellen Druck genau messen zu können, stehen invasive Verfahren zur Verfügung, die mittels eines in die Seitenventrikel eingeführten Katheters (externe Liquordrainage), bzw. eine auf die Hirnoberfläche implantierte Messsonde (epidurale Drucksonde), den Hirndruck genau darstellen können. Die Indikation zur Anlage sollte bei erhöhtem Druck großzügig gestellt werden.

Therapie

In der Therapie des Hirnödems gibt es Basismaßnahmen sowie eine spezielle nicht-operative und operative Therapie. In diesem Abschnitt sollen nur die Basismaßnahmen, sowie die nicht-operativen Möglichkeiten beschrieben werden. Die operativen Möglichkeiten werden im neurochirurgischen Abschnitt behandelt.
Zu den Basismaßnahmen gehören, neben einer Normothermie (Temp.

< 37,5 °C), ausgeglichenen Elektrolyten und einem normalen Blutzuckerspiegel, auch eine ausreichende Blut-Oxygenierung. Diese wird notfalls durch eine Intubation und künstliche Beatmung sichergestellt. Ferner muss für einen ausreichenden Blutdruck gesorgt werden, da die Hirndurchblutung in gewisser Weise vom arteriellen Blutdruck abhängt. Eine Orientierungsmöglichkeit stellt der cerebrale Perfusionsdruck dar, der sich aus der Differenz von arteriellem Mitteldruck und gemessenem Hirndruck errechnet.

Der Oberkörper sollte etwa 15 – 30° hoch gelagert werden, der Kopf und die Halswirbelsäule sollten nicht seitlich abgeknickt sein, um eine mögliche Kompression der Jugularvenen (Erhöhung des intrakraniellen Drucks) zu vermeiden.

Die Patienten sollten schmerzfrei sein, damit durch Stress und motorische Unruhe der Hirndruck nicht unnötig gesteigert wird. Gegebenenfalls müssen die Patienten sediert und evtl. intubiert werden. Durch eine Muskelrelaxierung kann bei intubierten und analgosedierten Patienten zusätzlich ein schützender Effekt erzielt werden, da die Spitzen des Hirndrucks bei Husten des Patienten, sowie durch pflegerische Maßnahmen am Patienten abgeschwächt werden können.

Die Möglichkeiten der speziellen Hirndrucktherapie sind bis heute beschränkt, und die Indikation zur Einleitung dieser Maßnahmen muss von Fall zu Fall neu entschieden werden.

Zu den speziellen Therapien gehören medikamentöse und nicht-medikamentöse Maßnahmen. Nicht-medikamentöse Therapien, die den Hirndruck senken können, sind die Hyperventilation durch eine kontrollierte Beatmung. Diese Maßnahme ist in der Anfangsphase durch den verminderten CO_2-Gehalt im Blut und der hieraus bedingten Vasokonstriktion sehr effektiv. Langfristig ist sie aber nicht wirksam, und es besteht die Gefahr eines Rebounds, d. h. einer abrupten und heftigen Zunahme des Ödems, bei Absetzen der Therapie. Ein vielversprechender Ansatz ist möglicherweise die Hypothermie. Insbesondere bei großen ischämischen Infarkten und Hirnblutungen zeichnet sich ein protektiver Effekt ab.

Zusätzlich können Medikamente zur Senkung eines erhöhten intrakraniellen Druckes verabreicht werden, die an unterschiedlichen Pathomechanismen angreifen. Zur akuten Senkung des Hirndrucks kann Mannit 20 % i.v., Glycerol 10 % i.v., Sorbit 40 % i.v., sowie Glycerol 40 % p. o. verabreicht werden. Diese Medikamente führen über eine Zunahme der Osmolarität im Blut zu einem unspezifischen Flüssigkeitsentzug im Gewebe und somit zu einer Abnahme des Ödems. Bei akuten Einklemmungssyndromen sind diese Medikamente Mittel der Wahl und müssen zur Überbrückung vor einer evtl. Operation gegeben werden. Zur langfristigen Drucksenkung werden Hypnotika, wie Thiopental (Trapanal) oder Propofol (Disoprivan) verabreicht. Durch eine Senkung des Stoffwechsels und somit des intrakraniellen Blutvolumens kommt es zu einer Senkung des Hirndrucks. Der Einsatz von Steroiden zur Senkung des erhöhten intrakraniellen Drucks bleibt bestimmten Erkrankungen vorbehalten: Durch eine Stabilisierung und Abdichtung der Blut-Hirn-Schranke werden Steroide nur bei vasogenem Ödem, wie dies bei Metastasen, Hirntumoren und Abszessen der Fall ist, verabreicht. Eine Wirkung beim Hirninfarkt oder Blutung konnte nicht nachgewiesen werden.

Prognose

Die Prognose der intrakraniellen Drucksteigerung hängt entscheidend von der Grunderkrankung ab, die sowohl das Ausmaß, als auch den zeitlichen Verlauf des Hirnödems bestimmt. Bei malignen Grunderkrankungen ist von einem chronisch zunehmenden Ödem auszugehen und die Prognose somit als schlecht zu beurteilen. Bei cerebralen Ischämien, bei denen ein zunehmendes Hirnödem über etwa vier Tage zu erwarten ist, kann es aufgrund der Drucksteigerung zu einer sekundären Verschlechterung kommen. Kommt es zu Einklemmungssyndromen ist, falls sie überlebt werden, mit Defektzuständen zu rechnen.

3.5.1.3 Critical illness Polyneuropathy (CIP)

Die Critical illness Polyneuropathy ist keine primäre neurologische Erkrankung, sondern tritt sekundäre als Folge von schweren intensivmedizinischen Erkrankungen auf. In den meisten Fällen geht eine schwere Sepsis mit Multiorganversagen voraus. Aber auch eine lange intensivstationäre Behandlung mit lange dauernder künstlicher Beatmung kann zu diesem Krankheitsbild führen. Bei der Critical illness Polyneuropathy kommt es zu neuro-muskulären Veränderungen. Die Patienten zeigen unterschiedlich schwere generalisierte Lähmungen, die häufig mit einer Beteiligung der Atemmuskulatur einhergehen. Klinisch-neurologisch stehen distal betonte Lähmungen der Extremitäten

im Vordergrund, die bis zur Tetraplegie reichen können. Bei deutlich ausgeprägter Muskelatrophie sind die Muskeleigenreflexe meist nicht erhältlich. Sensibilitätsstörungen liegen regelmäßig vor. In manchen Fällen wird dieses Krankheitsbild erst diagnostiziert, wenn mehrere Versuche, den Patienten von der Beatmungsmaschine zu entwöhnen, fehlgeschlagen sind, da bei schweren Verlaufsformen die Atemmuskulatur mitbetroffen ist.
Die Diagnose wird durch die Elektroneuro- und Elektromyographie gesichert, in der sich neben den Zeichen der aktiven Denervierung oft auch Regenerationszeichen nachweisen lassen. Da diesem Krankheitsbild erst in letzter Zeit Aufmerksamkeit geschenkt wurde, lässt sich über die Langzeitprognose derzeit keine definitive Aussage treffen.

3.5.2 Häufig vorkommende Krankheitsbilder in der neurologischen Intensivmedizin

In diesem Abschnitt sollen häufig vorkommende Krankheitsbilder, die einer intensivmedizinischen Behandlung bedürfen, beschrieben werden. Der Aufbau der einzelnen Kapitel gliedert sich dabei nach Ätiologie, Klinik, Diagnostik, Therapie und Verlauf.

3.5.2.1. Zerebrale Ischämien

Ein ischämischer Schlaganfall ist ein durch eine zerebrale Mangeldurchblutung hervorgerufenes Krankheitsbild unterschiedlicher Ätiologie. Pro Jahr sind etwa 200000 Patienten in Deutschland betroffen. Die Inzidenz beträgt 150/100000. Er ist die dritthäufigste Todesursache weltweit. Männer sind etwas häufiger als Frauen betroffen. Für das weitere Vorgehen bei einer zerebralen Ischämie sind die Lokalisation und die Ätiologie wichtige Voraussetzungen.

Ätiologie

Die meisten Schlaganfälle (85 %) sind durch eine Durchblutungsstörung bedingt. Diese zerebralen Ischämien sind zu 80 % durch makroangiopathische Veränderungen und zu 20 % durch mikroangiopathische Veränderungen verursacht. *Tab.3.33* gibt einen Überblick über die pathogenetisch orientierte Einteilung der zerebralen Ischämien:

	Makroangiopathie		**Mikroangiopathie**
	Territorialinfarkt	Grenzzoneninfarkt	
Bildgebung	Infarkt im Versorgungsgebiet einer oder mehrerer Arterien (z. B. A. cerebri media (MCA), anterior (ACA) oder posterior (PCA)) oder des Kleinhirns (A. cerebelli inferior posterior (PICA), inferior anterior (AICA) oder A. cerebelli superior (SCA) mit typischerweise keilförmiger Darstellung.	Infarkt **zwischen** zwei Versorgungsgebieten: z. B. zwischen A. cerebri media und A. cerebri anterior, bzw. zwischen A. cerebri media und A. cerebri posterior.	Diffuse Hypodensitäten, meist periventrikulär, sowie lakunäre Infarkte in den Stammganglien, dem Hirnstamm und im Marklager.
Pathogenese	Meist embolischer Verschluss einer dieser Gefäßstrombahnen, entweder durch arterioarterielle oder kardiale Embolie, selten thrombotischer Verschluss.	Meist hämodynamisch wirksame Stenose der A.cerebri interna (ACI) derselben Seite.	Verschluss kleiner Endstromarterien der Hirngefäße bei Arteriosklerose.

Tabelle 3.33 Einteilung der zerebralen Ischämien

Eine besondere Unterform stellt die transitorische ischämische Attacke (TIA) dar. Dieses Krankheitsbild zeigt eine komplette Rückbildung der

Symptomatik innerhalb von 24 Stunden, ohne in der Bildgebung einen pathologischen Befund zu zeigen und gilt als Vorbote von nachfolgend auftretenden Schlaganfällen.

Klinik

Die Klinik richtet sich nach dem betroffenen Gefäßgebiet der einzelnen Hirnarterien. Deshalb werden die Symptome im folgenden für die entsprechenden Gefäße einzeln dargestellt.

A. cerebri media (MCA): Dies ist das am häufigsten betroffene Strombahngebiet aller cerebralen Ischämien (etwa 70 %). Es kommt zu einer plötzlich auftretenden brachiofazial betonten Hemiparese der Gegenseite. Das Bein zeigt regelmäßig eine geringere Parese als der Arm auf der betroffenen Seite. Hinzu kommen oft sensible Ausfälle auf der Seite der Parese. Häufig ist bei den Patienten eine Hemianopsie auf der Seite der Parese zu beobachten. Sprachstörungen im Sinne einer motorischen, sensorischen, bzw. globalen Aphasie treten regelmäßig bei Beteiligung der dominanten Hemisphäre auf. Bei Beteiligung der nicht-dominanten Hemisphäre findet sich häufig ein Hemineglect.
Bei großen Infarkten im Gebiet der MCA kommt es zu einer Kopf- und Blickwendung zum Infarkt hin. Dies weist auf eine raumfordernde Wirkung des Infarktes (Schwellung).

A. cerebri anterior (ACA): Ein isolierter Infarkt im Strombahngebiet der A. cerebri anterior ist in etwa 5 % der Schlaganfälle zu beobachten. Die Symptome sind nicht so regelmäßig ausgeprägt wie bei Infarkten der A. cerebri media. Wenn Paresen auftreten, ist häufig das Bein der kontralateralen Seite am stärksten betroffen. Meist stehen aber neuropsychologische Ausfälle im Vordergrund (Verlangsamung, Antriebslosigkeit, Affektverflachung, distanzloses Verhalten). In einigen Fällen ist ein pathologisches Greifen der kontralateralen Hand zu beobachten. Die Patienten sind dann unfähig in die Hand genommene Gegenstände wieder loszulassen („gripping hand syndrome“).

A. cerebri posterior (PCA): Bei Beteiligung dieses Gefäßes (etwa 10% der Fälle) kommt es regelmäßig zu einer homonymen Hemianopsie zur Gegenseite. Bei beidseitiger Läsion unter Umständen zu einer kortikalen Blindheit. Die Patienten berichten gelegentlich über optische Halluzinationen. Hinzu kann eine Anosognosie kommen. Da der Thalamus von einem Gefäßast der A. cerebri posterior mitversorgt wird, kann es zu Symptomen einer Thalamusschädigung kommen, wie z. B. Störungen der Tiefensensibilität oder einer Hyperpathie der Extremitäten.

Kleinhirninfarkte (A. cerebelli inferior posterior (PICA), A. cerebelli inferior anterior (AICA) oder A. cerebelli superior (SCA): Bei den relativ selten auftretenden Kleinhirninfarkten kommt es zu einer ipsilateralen Koordinationsstörung mit Ataxie, Dysmetrie und gelegentlich Dysarthrie. Bei beidseitigen Kleinhirninfarkten kann die neurologische Symptomatik wiederum abgeschwächt sein.

Basilaristhrombose: Die sehr seltene, aber oft akut und dramatisch verlaufende Basilaristhrombose äußert sich schon initial mit einer deutlichen Bewusstseinsstörung, die rasch bis zum Koma fortschreiten kann. Die Patienten wirken im Akutstadium bei verminderter Vigilanz unruhig und sind meist nicht mehr kontaktfähig. Hinzu kommt meist eine Tetraparese mit beidseits positivem Babinski, sowie Hirnstammsymptomen unterschiedlicher Ausprägung. Die Pupillen können bei fortgeschrittenem Koma weit und nicht lichtreagibel sein.

Mikroangiopathien: Typisch sind kleinere Schlaganfälle in der Vorgeschichte mit nur geringen Ausfällen, die sich gut zurückgebildet haben. Häufig liegt ausschließlich ein motorischer oder sensibler Ausfall vor. Für die Intensivmedizin ist dieses Krankheitsbild von untergeordneter Bedeutung.

Diagnostik

Nach der Anamnese und der körperlichen Untersuchung kann meist schon der Verdacht auf das betroffene Strombahngebiet geäußert werden. Als Grundlage für die weitere Behandlung ist jedoch eine kraniale Computertomographie (CCT) unabdingbare Voraussetzung, zumal eine intrakranielle Blutung nur durch die CCT sicher von einer ischämischen Durchblutungsstörung unterschieden werden kann. Eine Blutung kann durch die CCT sofort nach Auftreten der Symptomatik durch den direkten Blutnachweis ausgeschlossen werden. Die zerebrale Ischämie hingegen ist erst nach einer gewissen Latenz zu erkennen. Die sogenannten ischämischen Frühzeichen sind nach etwa 60 Minuten zu erkennen (schlechte Abgrenzbarkeit der Mark-Rinden-Grenze, bei Mediainfarkten: schlecht abgrenzbare Stammganglien). Im Kleinhirn und dem Hirnstamm sind zu dieser Zeit meist noch keine Veränderungen zu erkennen. Nach 6 bis 12 Stunden tritt eine deutliche Dichteminderung im Bereich des Infarktes ein, die sich im weiteren Verlauf noch deutlicher demarkiert. Als Zusatzuntersuchung ist eine Kernspintomographie mit Diffusionsgewichtung sinnvoll, da die Infarkte mit dieser Methode schon früher als in der Computertomographie in voller Ausprägung zu erkennen sind. Diese Zusatzuntersuchung ist aber derzeit nur in wenigen Kliniken möglich. Zur weiteren Diagnostik werden die extra- und intrakraniellen Gefäße mittels Doppler- und Duplexsonographie untersucht, um relevante Stenosen oder Verschlüsse nachzuweisen. Bei Verdacht auf ein embolisches Infarktgeschehen wird eine transthorakale, sowie transösophageale Echokardiographie durchgeführt, um eine kardiale Emboliequelle auszuschließen oder nachzuweisen. Zur weiteren Diagnostik gehören ein EKG, ein LZ-EKG, Röntgen-Thorax, sowie eine ausführliche Labordiagnostik um relevante Gerinnungsstörungen zu entdecken. Einen Sonderfall stellt die akut lebensbedrohliche Basilaristhrombose dar, die eine sofortige Intervention erfordert. Hier ist die sofortige Durchführung einer zerebralen Angiographie notwendig, um den Verschluss der A. basilaris zu sichern und über den liegenden Katheter eine lokale Lyse durchzuführen (s. u.).

Therapie

In der Akuttherapie des Hirninfarktes stehen derzeit nur wenige therapeutische Maßnahmen zur Verfügung. Eine wichtige medikamentöse Maßnahme ist nach Ausschluss einer intrakraniellen Blutung und bei begründetem Verdacht auf eine Emboliequelle, die Vollheparinisierung. Diese wird durchgeführt, um einer erneuten Embolie vorzubeugen und um wieder eröffnete Gefäße offenzuhalten. Verschlossene Gefäße können jedoch mit dieser Maßnahme nicht wieder eröffnet werden. Hierzu steht für ausgewählte Patienten in speziellen Zentren eine Thrombolysetherapie zur Verfügung. Diese Therapie ist zur Zeit in Deutschland noch nicht zugelassen, jedoch in den Vereinigten Staaten. Die Zulassung in Europa ist aber in naher Zukunft denkbar. Patienten mit einem Mediainfarkt, bei denen in der Computertomographie nur geringe frische Ischämiezeichen vorliegen („kleiner als 1/3 des Versorgungsgebietes der A.cerebri media“), können innerhalb von drei Stunden nach Beginn der Symptomatik mit einem Thrombolysemedikament (rt-PA) behandelt werden. Überlappend wird eine Vollheparinisierung durchgeführt, um

die wieder eröffneten Gefäße offenzuhalten. Diese Therapie kann jedoch gravierende Nebenwirkungen, wie intrakranielle Einblutungen hervorrufen, weshalb sie derzeit auf spezielle Zentren beschränkt bleiben sollte. Neuroprotektiva, d. h. Medikamente, die in der Akutphase gegeben werden können, um das Infarktareal zu verkleinern, stehen in der Erprobung und stellen noch keine Standardmedikation dar. Patienten mit hochgradigen Stenosen der halszuführenden Gefäße können von einer hypertensiven und hämodilatatorischen Therapie profitieren, wodurch die zerebrale Durchblutung verbessert wird. Zur Sekundärprophylaxe, d. h. zur Langzeittherapie, kann je nach Befunden eine Thrombozytenaggregationshemmung mit ASS oder Clopidotel durchgeführt werden, falls eine kardiale Embolie ausgeschlossen wurde. Andernfalls, bzw. bei Vorhofflimmern, das mit einem deutlichen erhöhten Reinfarktrisiko einhergeht, wird häufig eine Markumarisierung eingeleitet. Bei hochgradigen Stenosen der A. carotis interna wird bei fehlenden Kontraindikationen eine Thrombendatherektomie (TEA), d. h. Ausschälung der Arterie durchgeführt.
Für zwei Formen der Hirninfarkte stehen besondere Therapieformen zur Verfügung:

Maligner Mediainfarkt: Hierbei handelt es sich um einen großen Hemisphäreninfarkt, meist mit Einbeziehung der A. cerebri anterior. Durch den massiven Gewebsuntergang kommt es häufig zu einer vorübergehenden Schwellung mit Verlagerung der Mittellinienstrukturen. Ist der Hirndruck durch konservative Maßnahmen, wie Sedierung, Hyperventilation, Behandlung mit Mannit und Glycerin, sowie Relaxation und Oberkörperhochlagerung von 30° nicht zu beherrschen, kann eine Hemikraniotomie, d. h. Entfernung des Knochendeckels auf der betroffenen Seite, durchgeführt werden, um den Hirndruck zu senken. Der Knochendeckel kann dann in der Regel später wieder eingesetzt werden.

Basilaristhrombose: Dieses akute Krankheitsbild wird ohne entsprechende Therapie nur selten überlebt. Wie bereits erwähnt, besteht die Möglichkeit mittels eines Katheters in die A. basilaris zu gelangen, um dort eine lokale Thrombolyse (z. B. mit rt-PA) durchzuführen. Trotz dieser Therapie ist mit Defektsyndromen zu rechnen und eine vollständige Wiederherstellung (restitutio ad integrum) ist nur selten zu erwarten.

3.5.2.2 Intrakranielle Blutungen

Intrakranielle Blutungen werden unterteilt in intrazerebrale Blutungen und Subarachnoidalblutungen, sowie in epidurale und subdurale Hämatome (s. Neurochirurgie S. 276 ff). In diesem Kapitel sollen v. a. die intrazerebralen Massenblutungen besprochen werden.

Intrazerebrale Massenblutung

Die häufigste intrakranielle Blutung ist die hypertone Massenblutung. Dabei kommt es zu einer akuten Einblutung in das Hirnparenchym. Diese Form tritt bei etwa 15% aller Schlaganfallpatienten auf. Der Altersgipfel liegt etwa bei 60 bis 70 Jahren.

Ätiologie

In etwa 70 % der Fälle liegt eine Hypertonie unklarer Ätiologie vor. Häufig ist diese Hypertonie nicht oder nur ungenügend mit Antihypertensiva eingestellt. In seltenen Fällen liegt ein symptomatischer Bluthochdruck vor (z. B. Phäochromozytom, renaler Hochdruck, Aortenisthmusstenose). Typischerweise ist die Blutung in den Stammganglien lokalisiert mit Beteiligung der Capsula interna. Deutlich seltener sind die Lobärblutungen oder eine infratentorielle Blutung.

Klinik

Die Symptomatik setzt wie bei den ischämischen Schlaganfällen akut ein und ist von diesen klinisch nur schwer zu unterscheiden. Typischerweise kommt es zu einer hochgradigen Hemiparese durch die Beteiligung der Capsula interna, in der die Pyramidenbahn verläuft. Aphasie, Hemianopsie und Hemineglect können zusätzlich vorliegen. Bei zunächst schlaffem Muskeltonus kommt es meist zu einer raschen Ausbildung einer Spastik. An Allgemeinsymptomen sind häufiger als bei der Ischämie Kopfschmerzen, Übelkeit und Erbrechen zu beobachten. Diese Symptome sind jedoch für die intrakranielle Blutung nicht beweisend.

Diagnostik

In der Diagnostik ist die kranielle Computertomographie wegweisend. Nur durch sie kann eine intrazerebrale Blutung sicher nachgewiesen werden. Das sich hyperdens darstellende Blut kann bereits unmittelbar

nach Symptombeginn nachgewiesen werden. Somit kann eine sichere Unterscheidung zur zerebralen Ischämie getroffen werden. Um den Blutungsherd entwickelt sich anschließend ein perifokales Ödem, das zunächst lokal raumfordernd wirkt. Eine kranielle Kernspintomographie ist bei atypisch lokalisierten Blutungsherden oder fehlender Hypertonie indiziert, um ein Angiom, eine AV-Malformation, eine Durafistel, einen Tumor oder einen hämorrhagisch transformierte Ischämie nachzuweisen oder auszuschließen. Bei Verdacht auf ein Angiom oder AV-Malformation ist eine zerebrale Angiographie notwendig, da sich hieraus eventuelle therapeutische Konsequenzen ergeben.
Im Verlauf wird die Computertomographie wiederholt, um eine mögliche Zunahme des Hirnödems zu erkennen und therapeutisch handeln zu können. Ein Maximum des Hirnödems ist etwa am vierten bis fünften Tag nach Symptombeginn zu erwarten. Bei atypisch lokalisierten Blutungen ist es sinnvoll, die Kernspintomographie nach etwa 8 – 12 Wochen zu wiederholen, nachdem die Blutung weitgehend resorbiert ist, um nach einer Malformation zu suchen.

Therapie

Der Blutdruck muss engmaschig überwacht werden. Hierzu bietet sich eine kontinuierliche Blutdruckmessung mittels intraarteriell gelegenem Katheter an. Der systolische Maximalwert sollte abhängig von den Vorwerten des Patienten gemacht werden und in der Regel kleiner als 160 mmHg sein. Der diastolische Wert sollte kleiner als 110 mmHg gehalten werden. Zur Thromboseprophylaxe wird low-dose Heparin verabreicht, Thrombozytenaggregationshemmer sind kontraindiziert. Bei Gerinnungsstörungen, z. B. bei Markumarpatienten, ist dies zu korrigieren.
Ob eine intrakranielle Blutung operativ angegangen werden muss, ist eine Einzelfallentscheidung. Eine Vorgehensweise ist, dass raumfordernde Blutungen, die mehr als 5cm im Durchmesser betragen und die mit einer deutlichen initialen Bewusstseinsstörung einher gehen, operativ angegangen werden. Bei tief liegenden Blutungen wird die OP-Indikation strenger gestellt, da durch die Operation zusätzliche Läsionen im Gehirn gesetzt werden. Falls die Blutung mit einem Ventrikeleinbruch einhergeht, kommt es häufig zu einer sekundären Liquorabflussstörung mit Ventrikelaufstau und zunehmendem Hirndruck. In diesem Fall ist in der Regel eine temporäre Liquordrainage mit Ableitung nach außen not-

wendig. Bei langfristiger Liquorabflussstörung ist dann eine Shuntimplantation indiziert.

Prognose

Die Prognose ist bei kleinen Stammganglienblutungen ohne Ventrikeleinbruch als gut zu betrachten, da es bei der Blutung nicht direkt zu einer Zerstörung des Gehirngewebes, wie bei der Ischämie kommt, sondern eher zu einer Verdrängung des Gewebes, so dass bei Resorption der Blutung das betroffene Gewebe eher wieder Funktionen übernehmen kann. Bei großen Blutungen, die häufig mit einem Ventrikeleinbruch einhergehen, sowie Blutungen in der hinteren Schädelgrube ist die Letalität mit etwa 80 % sehr hoch und die Prognose als sehr schlecht anzusehen.

3.5.2.3 Sinusvenenthrombose (SVT)

Die Sinusvenenthrombosen entstehen durch Verlegung eines zerebralvenösen Abflusses. Der Schweregrad des Krankheitsbildes hängt entscheidend von der Lokalisation und vom Ausmaß der Thrombose, sowie von der Kollateralisierung ab. So kann eine Sinusvenenthrombose in einigen Fällen klinisch kaum auffällig sein, in anderen Fällen so fulminant verlaufen, dass eine Intensivbehandlung notwendig wird. Genaue Zahlen zur Häufigkeit der Sinusvenenthrombosen fehlen, ebenso wie genaue Zahlen zur Letalität, da diese Krankheit in der Vergangenheit zu selten diagnostiziert wurde. Auch heute wird dieses Krankheitsbild vermutlich noch oft übersehen, da die Symptomatik und Ausprägung sehr variabel sind.

Ätiologie

Die Ursache der SVT ist nicht genau bekannt. Neben angeborenen Gerinnungsstörungen können verschiedene Faktoren beitragen: Häufig sind junge Frauen betroffen, gehäuft treten SVT in der zweiten Hälfte der Schwangerschaft, sowie postpartal auf. Weitere Assoziationen bestehen mit der Einnahme von Ovulationshemmern, allgemeinen Infektionskrankheiten, Kachexie und Adipositas.

Klinik

Die Symptomatik der Sinusvenenthrombose setzt meist akut bis subakut mit Kopfschmerzen, Übelkeit und Erbrechen ein. Der weitere Verlauf kann sehr vielgestaltig sein und hängt entscheidend vom Ausmaß und von der Lokalisation der Thrombose ab. Da vorwiegend die Hirnrinde von der venösen Abflussbehinderung betroffen ist, sind epileptische Anfälle häufig das erste Symptom. Im weiteren Verlauf können sich über Tage fokal-neurologische Defizite, Psychosen, Verwirrtheitszustände und Vigilanzstörungen jeden Grades entwickeln. Vigilanzstörungen, die einen schweren Verlauf mit ansteigendem Hirndruck signalisieren, müssen auf der Intensivstation behandelt werden. In etwa einem Drittel aller Fälle kommt es zu intrazerebralen Blutungen.

Diagnostik

Wichtig ist, dass bei entsprechenden Symptomen an die Sinusvenenthrombose gedacht wird. Der Nachweis kann in einigen Fällen durch die kraniale Computertomographie mit Gabe von Kontrastmittel erfolgen (empty triangle sign). Meist ist zur Diagnosesicherung jedoch eine Kernspintomographie (sog. MR-Angiographie) notwendig. Eine konventionelle Angiographie, die früher zur Diagnosesicherung gefordert wurde, ist heute nur noch bei zweifelhaften Befunden notwendig.

Therapie

Therapie der Wahl ist derzeit die Vollheparinisierung. Diese wird auch dann fortgeführt, wenn im CT Einblutungen zu erkennen sind. Die Antikoagulation ist zwar nicht in der Lage vorhandene Thrombosen aufzulösen, ein Fortschreiten der Thromben kann jedoch verhindert werden. Die Heparinisierung sollte für mindestens drei Wochen durchgeführt werden. Danach sollte eine Markumarisierung für ca. 6 Monate erfolgen. Epileptische Anfälle können mit Phenytoin behandelt werden. Erhöhter Hirndruck wird auf der Intensivstation nach den oben genannten Richtlinien behandelt.

Verlauf

Früher wurde die Prognose meist als ungünstig gesehen. Dies lag aber sicherlich daran, dass nur die schweren Verlaufsformen als Sinusvenenthrombosen erkannt wurden. Neue Erkenntnisse zeigen, dass die Prognose wesentlich günstiger ist. Die Letalität beträgt etwa 5 %. Eine Untersuchung zeigte, dass 90 % der Patienten ohne intrazerebrale Blutung und etwa 70 % der Patienten mit intrazerebraler Blutung wieder arbeitsfähig werden.

3.5.2.4 Meningitiden und Enzephalitiden

Akute entzündliche Krankheiten des ZNS führen häufig zur Intensivpflichtigkeit. Neben den intrakraniellen Abszessen unterscheidet man in der Regel zwischen Meningitiden (Entzündung der Hirnhäute), sowie Enzephalitiden (Entzündungen des Gehirns selbst). Je nach Erreger kann man ferner zwischen eitrigen, bakteriellen Meningitiden, viralen (nicht eitrigen) und tuberkulösen Meningitiden unterscheiden. Besonders die bakteriellen Formen werden durch eine Liquorabflussstörung intensivpflichtig.

Bakterielle Meningitis

Bakterielle Meningitiden können perakut verlaufen und innerhalb weniger Stunden nach Symptombeginn zum Tode führen. Deshalb ist schon bei Verdacht eine sofortige Diagnostik und Therapie einzuleiten. Die Bakterien können sowohl hämatogen, als auch fortgeleitet, z. B. durch einen Fokus im Mittelohr, an die Gehirnhäute gelangen. Die Symptomatik beginnt meist mit einem Prodromalstadium von wenigen Stunden oder Tagen. In diesem Stadium kann die Meningitis klinisch nicht von einem gewöhnlichen grippalen Infekt unterschieden werden. Die Patienten fühlen sich matt, klagen über Kopf- und Gliederschmerzen und haben Fieber. Mit Ausbruch der vollen Symptomatik entwickeln die Patienten heftigste Kopfschmerzen mit Nackensteifigkeit. Das Bewusstsein ist gemindert, manche Patienten sind agitiert. Die Bewusstseinsstörung kann innerhalb weniger Stunden bis zum Koma fortschreiten.

Zur Diagnosesicherung ist die Untersuchung des Nervenwassers notwendig. Bei bewusstseinsklaren Patienten kann sofort Liquor abgenommen werden. Bei bewusstseinsgeminderten Patienten muss vor der Liquorpunktion eine kraniale Computertomographie zum Ausschluss einer drohenden Einklemmung durchgeführt werden. Falls es zu Verzögerungen in der Diagnostik kommen sollte (z. B. CCT nicht verfügbar) muss mit der Antibiose schon vor Gewinnung des Nervenwassers begonnen werden, da eine Zeitverzögerung nicht hingenommen werden

kann. Die Antibiose besteht meist aus einer zweifach- oder dreifach Kombination, um möglichst viele, der in Frage kommenden Keime abzudecken.
Bei einer fortgeleiteten Meningitis mit nachweisbarem Entzündungsherd (z. B. Stirnhöhle, Siebbein, Mastoid, Mittelohr) sollte der Herd operativ ausgeräumt werden, da es nur auf diesem Weg zu einer Ausheilung der Erkrankung kommen kann. Eine Komplikation einer bestimmten Form der bakteriellen Meningitis (der Meningokokken-Meningitis) ist das Waterhouse-Friedrichsen-Syndrom. Bei dieser seltenen, aber häufig tödlich verlaufenden Krankheit, kommt es unter Entgleisung der Gerinnung zu einer Sepsis. Die Patienten versterben im fulminanten septischen Schock.
Eine weitere Komplikation der Meningitis ist die Liquorabflussbehinderung mit Ausbildung eines Hydrozephalus. Dabei kommt es zu einer Erweiterung der Seitenventrikel. Dies kann temporär durch eine Ableitung des Nervenwassers durch eine externe Liquordrainage behandelt werden. Bei fortbestehender Liquorabflussstörung wird ein ventrikuloperitonealer Shunt implantiert.
Der Verlauf der bakteriellen Meningitis ist entscheidend von dem Beginn einer adäquaten antibiotischen Therapie abhängig. Setzt eine zweckmäßige Behandlung prompt ein, haben die Patienten in der Regel eine gute Prognose. Allgemeine Beschwerden, wie Konzentrationsschwierigkeiten, können jedoch noch Monate nach Abklingen der akuten Phase bestehen bleiben.
Eine Sonderform der bakteriellen Meningitis ist die **Meningitis tuberculosa.** Die tuberkulöse Meningitis ist hierzulande eine seltene Krankheit. Sie wird im allgemeinen nicht oder zu spät diagnostiziert. Die Krankheit setzt meist mit einem wochenlangen Prodromalstadium ein. Da die tuberkulöse Meningitis typischerweise die Hirnbasis ergreift, treten als erste Symptome Hirnnervenlähmungen und spinale Wurzelsymptome auf. Unbehandelt ist der Verlauf chronisch progredient. In diesen Fällen bei Entwicklung eines Hydrozephalus occlusus oder einer Querschnittslähmung kann eine tuberkulöse Meningitis auf der Intensivstation behandelt werden.

Virale Meningitis

Unter diesem Oberbegriff wird eine Vielzahl von heterogenen Krankheiten zusammengefasst. Meist werden diese Meningitiden durch Viren

verursacht. Verläuft die Meningitis akut, ist die Prognose meist gut. Der meningitische Krankheitszustand ist ähnlich der eitrigen Meningitis, nur sind die Symptome in der Regel deutlich schwächer ausgeprägt. Eine Bewusstseinstrübung fehlt in der Regel. Die akuten Symptome klingen nach einigen Tagen wieder ab. Als Erreger kommen verschieden Viren in Frage. Zu diesen gehören die Echo-, Coxsackie- sowie das Mumps-Virus. Eine spezielle Behandlung ist nicht notwendig.
Die chronisch lymphozytäre Meningitis hingegen zeigt einen ungünstigeren Verlauf. Die Ursache bleibt häufig ungeklärt. In einigen Fällen kann als Ursache eine Toxoplasmose oder eine Zystizerkose ausgemacht werden. Die Beschwerden und Symptome entwickeln sich schleichend. Hirnnervenlähmungen und enzephalitische Symptome treten häufig auf. Heilt die Erkrankung aus, muss man mit Defekten rechnen, letale Verläufe kommen vor.

Enzephalitis

Die meisten Enzephalitiden werden durch Viren verursacht. Meist bleiben sie nicht nur auf das Hirnparenchym beschränkt, sondern greifen auch auf die Hirnhäute über und werden dann als Meningoenzephalitis bezeichnet. Ein Erregernachweis gelingt nur etwa in 20 % der Fälle. Der Krankheitsverlauf reicht von zwei Wochen bis zu mehreren Monaten. Als wichtigster Erreger ist das Herpes simplex Virus (HSV), neben Arboviren und Masernviren zu nennen. Bei der Herpes-simplex Enzephalitis ist der Temporallappen betroffen, demzufolge kommt es nach einem unspezifischen Prodromalstadium häufig zu fokalen epileptischen Anfällen, sowie zu Wernicke-Aphasien. Unbehandelt verlief die HSV-Enzephalitis früher bis zu 70 % tödlich. Dank virostatischer Therapie konnte die Letalität jedoch deutlich gesenkt werden. Deshalb ist bereits der klinische Verdacht einer HSV-Enzephalitis ausreichend um mit der Therapie zu beginnen, zumal die Prognose entscheidend vom frühen Beginn der Therapie abhängig ist. Die Diagnose einer Herpes-simplex Enzephalitis wird durch die Kombination aus Klinik, Liquor- und EEG-Befund, sowie die Kernspintomographie gesichert. Die Prognose hängt unter anderem vom Behandlungsbeginn ab, dennoch wird mit einer Defektheilung in mehr als 50 % der Fälle gerechnet.
Darüber hinaus gibt es eine Vielzahl von Enzephalitiserregern, unter anderem den Früh-Sommer-Meningoenzephalitis (FSME)-Virus, den LCM (lymphozytäre Choriomeningitis)-Virus, Masern-, Mumps- und Rö-

telnvirus, der Tollwutvirus, sowie das "human immundeficiency virus" (HIV), die hier nicht im Detail besprochen werden sollen.
Von den durch direkten Erregerbefall verursachten Enzephalitiden abzugrenzen sind alle postinfektiösen Formen. Sie treten 1 – 2 Wochen nach einem Infekt, wie z. B. Masern, auf. Diese postinfektiösen Enzephalitiden beginnen mit Fieber und multiplen neurologischen Ausfällen, denen multifokale perivenöse entzündliche Entmarkungsherde zugrunde liegen. Wahrscheinlich sind autoimmunologische Vorgänge an diesem Prozess beteiligt. Eine gesicherte Therapie gibt es bisher nicht. Defektheilungen sind häufig.

3.5.2.5 Epilepsien

Epilepsien sind häufige Krankheiten. Es wird davon ausgegangen, dass etwa 0,5 % aller Menschen mindestens einmal im Leben einen epileptischen Anfall erleiden. Eine Epilepsie liegt dann vor, wenn Anfälle wiederholt auftreten. Es wird zwischen fokalen und generalisierten Anfällen unterschieden. Bei den ersten ist das Bewusstsein in der Regel erhalten, und es kommt zu unterschiedlichen Symptomen, wie z. B. zu Kloni der Extremitäten oder zu oralen Automatismen. Bei den generalisierten Anfällen oder Grand-mal Anfällen, die auch durch einen fokalen Anfall eingeleitet werden können, ist der Patient bewusstlos. Typischerweise verläuft der Anfall in mehreren Stadien. Im ersten, dem „tonischen" Stadium, werden die Beine überstreckt, und es kommt zum Sturz, bei dem sich die Patienten z. T. schwer verletzen können. Der Körper wird aufgrund einer Apnoe zyanotisch. Nach etwa 30 Sekunden setzt die Atmung wieder ein, und es folgt das „klonische" Stadium für etwa zwei Minuten. Im Anschluss an den Anfall verfallen die Kranken in einen Terminalschlaf, der Minuten bis Stunden dauert. Grosse Anfälle sind in der Regel selbst limitierend. Ein Grand-mal Anfall ist trotz des bedrohlichen Aussehens kein lebensgefährliches Krankheitsbild und macht für sich allein keinen intensiv-stationären Aufenthalt notwendig. Gefährlich ist, wenn die Patienten in einen Status epileptikus gelangen, d. h. eine Reihe von Anfällen hintereinander, ohne zwischendurch das Bewusstsein wieder zu erlangen. Dieser Status muss durchbrochen werden, da es durch eine Sauerstoffmangelversorgung zu dauerhaften Schäden kommen kann. Initial wird Diazepam (Valium, alternativ Midazolam (Dormicum)) als Rektiole oder i.v. verabreicht. Kann der Status trotz mehrmaliger Benzodiazepin-Gaben nicht durchbrochen werden, ist die Durchbrechung des Status auf der Intensivstation durch tiefe Narkose mit Intubation durchzuführen. Die Narkose wird üblicherweise mit Thiopental (Trapanal) so tief durchgeführt bis im EEG, für jeweils wenige Sekunden andauernd, eine Null-Linie abgeleitet werden kann ("Burst and suppression"). Unter ausreichender anfallsprophylaktischer Therapie, z. B. mit Phenytoin, kann die Sedierung mit Trapanal relativ rasch (innerhalb von Stunden bis Tagen) beendet werden. Alternativ wird als Hypnotikum Propofol (Disoprivan) verwendet, das mit einer deutlich kürzeren Halbwertszeit eine bessere Steuerbarkeit besitzt.

3.5.2.6 Myasthenia gravis

Die Myasthenia gravis ist eine Autoimmunerkrankung mit Antikörpern gegen den postsynaptischen Acetylcholinrezeptor (ACH-R) an der neuromuskulären Endplatte. Die Erkrankungsgipfel liegen zwischen dem 20 und 40. Lebensjahr und nach dem 60. Lebensjahr, bei einer Prävalenz von 7:100.000.

Ätiologie

Die Ätiologie der Myasthenie ist ungeklärt. Diskutiert werden der V.a. eine genetische Disposition und ein vorausgegangener Virusinfekt, der durch Bildung von kreuzreagierenden Antikörpern zur Muskelschwäche führt. In ca. 65 % der Fälle ist die Myasthenie mit Veränderungen des Thymusgewebes verbunden (Thymushyperplasie, Thymom).

Klinik

Die charakteristische Klinik besteht aus einer belastungsabhängigen Schwäche und Ermüdbarkeit der Willkürmuskulatur. Im Tagesverlauf ist regelmässig eine Verschlechterung der Symptomatik zu beobachten. Die Schwäche betrifft vorwiegend die proximale Muskulatur. Häufig ist diese Schwäche mit einer Ptose, Doppelbildern, einer Dysarthrie sowie Schluckstörungen kombiniert. Die okuläre Beteiligung kann auch isoliert auftreten, man spricht dann von okulärer Myasthenie. Diese hat eine eher günstige Prognose.
Im Verlauf der generalisierten Myasthenie kommt es häufig zu Fluktuationen der Beschwerden. Die Beschwerden können durch Infektionen in ihrem Verlauf verstärkt werden. Aber auch Stress und Medika-

mente können die Symptomatik verschlechtern. *Tab. 3.34* zeigt die klinischen Verlaufsformen nach Ossermann und Jenkins 1971.

Stadium	Form und Häufigkeit	Klinik	Prognose/Ansprechen auf CHE-Hemmer
I	Okulär, 15 – 20 %	Ptose und Augenmuskelparesen mit Doppelbildern. In 40 % Generalisierung	Prognose: gut Ansprechen: schlecht
II a,b	Leicht und schwer generalisiert, ca. 55 %	Okuläre und bulbäre Symptomatik mit Ermüdbarkeit der Skelettmuskulatur, Aussparung der Atemmuskulatur	Prognose: mäßig Ansprechen: gut
III	Akute, schwer und generalisiert, ca. 10 %	Akute und schnell progrediente Schwäche der okulären bulbären, der Extremitäten- sowie der Atemmuskulatur	Prognose: schlecht, hohe Mortalität Ansprechen: mäßig
IV	Chronisch, schwer und generalisiert, ca. 10 %	Chronische Verlaufsform aus den ersten 3 Typen	Prognose: schlecht Ansprechen: schlecht, hohe Therapieresistenz

Tabelle 3.34 Skala nach Ossermann und Jenkins bei Myasthenie

Diagnostik

Die Diagnose Myasthenie ist klinisch anhand der Anamnese und des Untersuchungsbefundes zu stellen. Als hilfreich haben sich zur Diagnosenstellung und zur Verlaufskontrolle Provokationstests erwiesen. Hierzu gehören der Simpson-Test (belastungsabhängige Ptose beim längeren Blick nach oben) und der Tensilon-Test. Beim Tensilon-Test werden 10 mg Tensilon (Edrophoniumchlorid) i. v. gespritzt und beobachtet, ob es zu einer Besserung der myasthenen Symptome (in der Regel innerhalb von einer Minute) kommt. Der Tensilon-Test sollte jedoch nur auf Intensivstationen durchgeführt werden, und die Indikationsstellung zu diesem Test muss streng gestellt werden, da es bei ihm zu Bradykardien und Asystolien kommen kann und Todesfälle beschrieben worden sind. Zur Verlaufsuntersuchung hat sich ein standardisiertes Schema nach Besinger bewährt, indem die Extremitäten- und Atemmuskulatur, sowie die okuläre und bulbäre Symptomatik überprüft werden (*Tab. 3.35*).

Test	**0 Punkte**	**1 Punkt**	**2 Punkte**	**3 Punkte**
Armvorhalten 90°, stehend	> 180 sec.	60 – 80 sec.	10 – 60 sec.	< 10 sec.
Beinvorhalten 45°, liegend	> 100 sec.	30 – 100 sec.	5 – 30 sec.	< 5 sec.
Kopfheben 45°, Rückenlage	> 90 sec.	30 – 90 sec.	5 – 30 sec.	< 5 sec.
Vitalkapazität	Männer > 4 l Frauen > 3 l	Männer: 2,5 – 4 l Frauen: 2,0 – 3 l	Männer: 1,5 – 2,5 l Frauen 1,2 – 2,0 l	Männer: < 1,5 l Frauen: < 1,2 l
Kauen , Schlucken	Normal	Ermüdbar	Verschlucken	Nicht möglich
Doppelbilder bei Seitwärtsblick	> 60 sec.	10 – 60 sec.	0 – 10 sec.	Spontane Doppelbilder

Tabelle 3.35 Besinger Score (Besinger et al. 1981)

Auswertung: 0 Punkte: Keine myasthene Symptomatik, < 7 Punkte geringe, 8-11 mäßige und >11 Punkte schwere Beeinträchtigung

Therapie

Die symptomatische Therapie erfolgt mit dem Acetylcholinesterasehemmer Pyridostigmin (Mestinon), der zu einer Erhöhung der Acetylcholinkonzentration im synaptischen Spalt führt. Hierdurch lässt sich rasch eine Besserung des Zustandes erreichen. Bei sich rasch verschlechternder Symptomatik, sowie einer Vitalkapazität von unter einem Liter wird die Indikation zur intensivmedizinischen Überwachung gestellt. Die zuvor meist orale Gabe des Acetylcholinesterasehemmers sollte dann wegen der besseren Steuerbarkeit auf intravenöse Gabe umgestellt und den Bedürfnissen des Patienten angepasst werden. Die Indikation zur Intubation ist wegen der Gefahr von Sekundärkomplikationen, wie Pneumonien, großzügig zu stellen. Langfristig sollte bei progredientem Verlauf und falls nach einem Jahr keine Spontanremission erfolgt, eine Thymektomie überlegt werden, da der Thymus in der Pathophysiologie der Myasthenie eine wichtige Rolle spielt. Ein nachgewiesenes Thymom stellt eine absolute Operationsindikation dar. In 75 % der Fälle wird durch eine Thymektomie eine Besserung erzielt. Als Langzeittherapie hat sich die Gabe von immunsuppresiven Medikamenten bewährt. Hierzu gehören die Steroide und das Immunsuppresivum Azathioprin. Bei Versagen der immunsuppresiven Therapie, sowie bei schweren Verläufen, kann die Gabe von Immunglobulinen, sowie alternativ eine Plasmapherese als weitere Möglichkeit angewendet werden.

Verlauf

Abgesehen von seltenen foudroyanten Verläufen ist die Myasthenie langsam progredient. Die Letalität der Erkrankung wird mit 20 % angegeben.

3.5.2.7 Guillain-Barré-Syndrom

Die akute Polyradikuloneuritis Guillain-Barré ist ein seltene Erkrankung, die ausschließlich das periphere Nervensystem betrifft (Variante Müller-Fisher-Syndrom mit Beteiligung der Hirnnerven). Die Häufigkeit beträgt 2/100.000, das männliche Geschlecht scheint zu überwiegen. Trotz des seltenen Auftretens ist dieses Krankheitsbild auf neurologischen Intensivstationen, auch wegen des zum Teil recht langwierigen Verlaufes, regelmäßig anzutreffen.

Ätiologie

Die Ursache ist unbekannt. Häufig geht ein Infekt dem Guillain-Barré - Syndrom voraus. Wahrscheinlich durch immunologisch vermittelte Reaktionen kommt es zu einer entzündlichen Infiltration der Nervenwurzeln, Demyelinisierung und zum sekundären Untergang von Ganglien- und Nervenzellen.

Klinik

Es finden sich symmetrisch aufsteigende, meist an den Beinen beginnende, schlaffe Lähmungen. Die Hirnnerven können ebenfalls beteiligt sein. Sensibilitätsstörungen sind meist geringer ausgeprägt als die Paresen. Betreffen die Lähmungen die Atemmuskulatur, kann eine intensivmedizinische Betreuung wegen respiratorischer Insuffizienz notwendig werden. Um den Grad der Ateminsuffizienz im Verlauf beurteilen zu können, hat sich die Messung der Vitalkapazität bewährt. Sinkt diese unter 1l sollte die Indikation zur Intubation großzügig gestellt werden, auch um sekundären Komplikationen, wie Aspirationspneumonien vorzubeugen. Bei etwa 60 – 80 % der Patienten findet sich eine Beteiligung des autonomen Nervensystems. Diese kann sich als Ruhetachy-, oder Bradykardie und als Störung der Blutdruckregulation äußern. Zusätzlich können Blasenentleerungsstörungen auftreten. Lebensbedrohlich sind schwere Arrythmien, die zum plötzlichen Herzstillstand führen können. Tödliche Ausgänge sind bei bis zu 7 % der Patienten beschrieben.

Diagnostik

Die Konstellation von rasch aufsteigenden schlaffen Lähmungen mit nur geringer sensibler Beteiligung im Anschluss an einen Infekt legt die Verdachtsdiagnose eines Guillain-Barré-Syndroms nahe. Die Muskeleigenreflexe sind in aller Regel erloschen. Gesichert wird die Diagnose durch die Liquoruntersuchung, die typischerweise das Bild der „zytoalbuminären Dissoziation" zeigt (hohes Eiweiß, niedrige Zellzahl) und die Messung der Nervenleitgeschwindigkeit (verzögerte F-Wellen, verlängerte distal motorische Latenzen). Elektromyographisch findet sich häufig Spontanaktivität.

Therapie

Aufgrund der oben beschriebenen Komplikationen sollten die Patienten bei Mitbeteiligung der Atemmuskulatur sowie beginnenden autonomen Störungen auf einer neurologischen Intensivstation aufgenommen werden. Die Indikation zur Intubation muss rechtzeitig gestellt werden. Wichtig sind regelmäßige Kontrollen der Vitalkapazität. Alle beatmeten Patienten bedürfen einer invasiven arteriellen kontinuierlichen Blutdruckmessung. Bei medikamentös nicht beherrschbaren Bradykardien muss ein temporärer Schrittmacher gelegt werden.

Das Guillain-Barré-Syndrom wird mit intravenös verabreichten Immunglobulinen behandelt. Alternativ kann eine Plasmapherese durchgeführt werden.

Prognose

Die Prognose des Guillain-Barré-Syndroms ist in der Regel gut. In den meisten Fällen bilden sich die Paresen langsam aber vollständig zurück. Der Krankheitsverlauf ist z. T. langwierig und hängt entscheidend von den Komplikationen ab (siehe oben).

3.5.2.8 Querschnittssyndrome

Querschnittssyndrome können sich sehr unterschiedlich äußern, je nachdem in welcher Höhe die Läsion liegt, welche Strukturen im Querschnitt des Rückenmarkes betroffen sind und welche Ursache dem Querschnitt zugrunde liegt. Querschnittssyndrome können unterteilt werden in den spinalen Schock, das komplette Querschnittsyndrom, das A. spinalis-anterior-Syndrom, das zentromedulläre Syndrom, das Brown-Séquard-Syndrom und das Konus-Kauda-Syndrom.

Syndrom	**Parese**	**MER**	**Babinski**	**Sensibilität**	**Blasenstörung**
Spinaler Schock	Plegie	keine	negativ	aufgehoben	Aton
Kompletter Querschnitt	Tetra-/ Paraplegie	gesteigert	positiv	aufgehoben	Reflexblase
A. spinalis ant.	Tetra-/ Paraparese	positiv	positiv	vermindert für Schmerz + Temp.	eventuell
zentromedullär	Tetraparese	positiv	positiv	vermindert für Tiefensensibil.	
Brown-Séquard	Hemiparese	positiv	pos. ipsilat.	Tiefens. ipsilat. Schmerz/Temp. kontralateral vermindert	gelegentlich
Konus-Kauda	Paraplegie	keine	keine	aufgehoben	autonom

Tabelle 3.36

Spinaler Schock

Der spinale Schock ist ein akut auftretendes Krankheitsbild unterschiedlicher Ursache (insbesondere traumatisch, ischämisch, spinale Blutungen, Myelitis transversa). Es kommt zu einem Querschnitt auf Höhe der Läsion mit einem Ausfall sowohl der willkürlichen, als auch der reflektorischen Motorik. Der Muskeltonus ist schlaff. Die Sensibilität und die autonomen Funktionen unterhalb der Läsion sind erloschen. Auch bei einem nicht vollständigen Funktionsausfall aller Rückenmarksbahnen ist meist aufgrund eines sich entwickelnden Ödems ein vollständiger Funktionsausfall vorhanden. In allen Fällen kommt es zu einer atonen Überlaufblase mit fehlendem Harndrang. Bei hohem Querschnitt ist die Atemmuskulatur beteiligt, deshalb stellen Läsionen oberhalb von C4 wegen der eintretenden Zwerchfellparese eine lebensbedrohliche Situation dar. Zusätzlich kann eine Anhidrose vorliegen, welche zu einer gefährlichen Hyperthermie führen kann. Der Ausfall sämtlicher sensibler Qualitäten, sowie eine Vasoparalyse führen häufig zu Dekubitalulzerationen, weshalb die Dekubitusprophylaxe bei diesen Patienten besonders wichtig ist.
Als Ursache für den spinalen Schock findet sich häufig eine traumatisch bedingte Rückenmarksschädigung. Durchblutungsstörungen im Rükkenmark können zu einem ausgedehntem Rückenmarksinfarkt führen, der das Bild eines spinalen Schocks bietet. Spinale Blutungen oder eine Myelitis transversa sind eher seltene Ursachen. Der Zustand des spinalen Schocks kann drei bis sechs Wochen, bei Komplikationen auch länger dauern. Der spinale Schock endet mit der Rückkehr der Muskeleigenreflexe, die dann gesteigert sind und geht anschließend häufig in ein komplettes Querschnittssyndrom über.
Ist der spinale Schock traumatisch bedingt wird möglichst rasch mit einer intravenösen Gabe von Steroiden in ultrahohen Dosen begonnen, um dem Ödem und damit weiteren Schäden entgegenzuwirken. Bei Wirbelsäulenverletzungen ist häufig eine neurochirurgische Operation notwendig. Wichtig ist die Überprüfung der Blasenfunktion, der Mastdarmfunktion, Überwachung der Temperatur- und Blutdruckregulationsstörungen.

Kompletter Querschnitt

Das komplette Querschnittsyndrom tritt meist als Restzustand eines spinalen Schocks auf. Durch eine Läsion des gesamten Rückenmarksquerschnitts treten die typischen Symptome auf, die abhängig von der Höhe der Schädigung sind. Die initial schlaffe Lähmung wird zu einer spastischen Parese mit einer Hyperreflexie. Der Babinski-Reflex kann spontan oder schon bei leichter Berührung der Fußsohle positiv sein. Der komplette Sensibilitätsverlust bleibt bestehen. Es kommt zur Ausbildung von spinalen Automatismen mit Reflexsynergien. Diese werden durch Reize oder Muskeldehnung ausgelöst. Es kommt zu meist symmetrischer ruckartiger Beugung in den Hüft-, Knie- und Ellenbogengelenken. Die Blase nimmt insoweit wieder Funktion auf, dass es zu einer sogenannten Reflexblase kommt: Bei fehlendem Harndrang kommt es zu unwillkürlichen regelmäßigen Blasenentleerungen bei geringer Blasenfüllung. Die Schweißsekretion, der Gefäßtonus der Haut, sowie die Sexualfunktionen bleiben gestört.
Chronische Rückenmarksläsionen können ebenfalls in einem kompletten Querschnittssyndrom münden. Als Ursache finden sich in erster Linie Tumoren, Metastasen oder z. B. die Multiple Sklerose.

Konus- und Kauda-Syndrom

Das Konus- und Kauda-Syndrom führt in der Regel nicht zur Intensivpflichtigkeit, soll aber an dieser Stelle der Vollständigkeit halber erwähnt werden.
Bei dem Konus-Syndrom liegt eine Schädigung des Conus medullaris in Höhe des ersten Lendenwirbelkörpers vor. Neben einer typischen Reihosenanästhesie, bei der Sensibilitätsausfälle perianal, sowie an den Oberschenkelinnenseiten vorliegen, kommt es zu Miktions-, Defäkations- und Sexualfunktionsstörungen. Der Analreflex und der Bulbokavernosusreflex sind erloschen, der Analsphinkter ist schlaff. Bei dem Kauda-Syndrom, bei dem die Fasern der Cauda equina (unterhalb L1) betroffen sind, kommt es zu schlaffen atrophischen Paraparesen mit Areflexie in den betroffenen Muskeln. Zusätzlich finden sich radikuläre Sensibilitätsstörungen in den Beinen. Ein isoliertes Konus-Syndrom ist selten und kann bei intramedullär, das heißt bei im Rückenmark gelegenen Tumoren auftreten. Häufig liegt eine Kombination aus Konus- und Kauda-Syndrom vor. Meist wird diese Symptomatik durch spinale

Tumoren oder Metastasen verursacht. Bei diesem Krankheitsbild ist rasches Handeln angezeigt, um bleibenden Ausfällen vorzubeugen. Mittels spinaler Computer- oder Kernspintomographie kann der Ort der Schädigung identifiziert und ein eventuell neurochirurgisches Vorgehen geplant werden.

A.-spinalis-anterior-Syndrom

Das A.-spinalis-anterior-Syndrom wird durch eine ventrale Schädigung des Rückenmarks verursacht. Im ventralen Rückenmark verlaufen die Bahnen für die Motorik, sowie die sensiblen Bahnen für Schmerz- und Temperatur. Bei dieser Schädigung findet sich unterhalb der Läsion eine spastische Para- oder Tetraparese und eine dissoziierte Sensibilitätsstörung. Typischerweise kommt es zu einem beidseitigem Verlust des Schmerz- und Temperaturempfindens bei erhaltener Berührungsempfindung. Regelmäßig ist eine Blasen- sowie Sexualfunktionsstörung zu beobachten.
Das A.-spinalis-anterior-Syndrom wird durch eine Ischämie verursacht. Die A. spinalis anterior versorgt das ventrale Rückenmark und wird kaum durch Kollateralen versorgt. So kommt es bei einem akuten Verschluss dieser Arterie zu einem plötzlichen Auftreten dieser charakteristischen Symptomatik. Gesichert wird die Diagnose durch die Kernspintomographie, sowie evtl. durch eine spinale Angiographie. Therapeutisch ist neben einer Vollheparinisierung, eine eventuelle selektive lokale Lysetherapie zu erwägen.
Bei einem langsamen Verschluss dieses Gefäßes, z. B. durch einen raumfordernden Prozess, kann die Symptomatik auch subakut oder chronisch auftreten. Besonders in diesen Fällen ist es wichtig, die Ursache durch bildgebende Verfahren rasch zu sichern, um die notwendigen therapeutischen Maßnahmen, wie z. B. operative Entlastung, einleiten zu können.

Zentromedulläres Syndrom

Das zentromedulläre Syndrom wird, wie der Name schon sagt, durch eine zentrale Schädigung des Rückenmarks verursacht. Neben einer segmental begrenzten dissoziierten Sensibilitätsstörung, d. h. Aufhebung des Schmerz- und Temperaturempfindens auf Läsionshöhe, findet sich eine ebenfalls auf die Läsionshöhe begrenzte schlaffe Parese. Meist bestehen im Bereich der Paresen zusätzlich trophische Störung. Gelegent-

lich tritt eine spastische Parese unterhalb der Läsion auf, wobei die Arme durch die Anordnung der Bahnen meist stärker betroffen sind als die Beine.
Als Ursache findet sich häufig eine Syringomyelie (zystische Erweiterung des Zentralkanals) ausgehend von der Medulla oblongata meist unklarer Ätiologie, sowie selten intramedulläre, d. h. in der Nähe des Zentralkanals, gelegene Tumoren, Ischämien oder Blutungen.

Brown-Séquard-Syndrom

Das Brown-Séquard-Syndrom stellt eine halbseitige Schädigung des Rückenmarks dar. Das klassische Bild besteht aus

1. einer ipsilateralen spastischen Hemiparese mit gesteigerten Muskeleigenreflexen und positivem Babinski
2. einer ipsilateralen Störung der Tiefensensibilität
3. einer kontralateralen dissoziierten Empfindungsstörung mit Aufhebung der Schmerz- und Temperaturempfindung.

Häufig ist die Schädigung nicht streng auf eine Seite begrenzt. Dann wird eine asymmetrische Tetraparese beobachtet, Störung der Berührungsempfindung auf der plegischen Seite, sowie Aufhebung des Schmerz- und Temperaturempfindens auf der schwächer gelähmten Seite.
Diese dissoziierte Sensibilitätsstörung kommt dadurch zustande, dass auf der Höhe der Läsion die Fasern für Schmerz- und Temperaturempfinden schon auf die kontralaterale Seite gewechselt haben, im Gegensatz zu den Fasern für Berührung, Tiefensensibilität und der motorischen Bahnen. Als Ursache des seltenen Brown-Séquard-Syndroms kommen penetrierende Verletzungen, sowie eine Kompression des Rükkenmarks beispielsweise durch Tumoren in Frage.

3.5.2.9 Delir und Wernicke-Enzephalopathie

Das Delir und die Wernicke-Enzephalopathie sind häufig Alkoholfolgekrankheiten und nicht selten durch Elektrolyt- und vegetative Entgleisungen lebensgefährlich. Das Delir hat eine Prävalenz von ungefähr 35/100000. Auf Intensivstationen ist das Delir ein häufiges Krankheitsbild. Nach Literaturangaben entwickeln bis zu 25% der Patienten während der intensivmedizinischen Behandlung ein Delir.

Ätiologie

An erster Stelle steht der Alkoholmissbrauch. Aber auch eine Vielzahl anderer Ursachen kommt für das nicht-alkoholbedingte Delir in Frage. Hierzu zählen: Medikamentenentzug, Intoxikationen (z. B. Halluzinogene, Opiate, Schwermetalle, Kohlenmonoxid, Medikamente wie z. B. Antidepressiva), metabolische Enzephalopathien, entzündliche ZNS-Prozesse, intrakranielle Tumoren, postoperative Zustände, Epilepsien und andere.
Die Wernicke-Enzephalopathie ist Folge eines Mangels an Thiamin (Vitamin B1) und kann durch rechtzeitige Substitution meist gut therapiert werden.

Klinik

Die Klinik des Delirs kann sehr variieren. Meist geht dem Delir das Prädelir voraus: Leitsymptome sind Bewusstseins-, Aufmerksamkeitsstörungen häufig kombiniert mit Veränderungen des Schlaf-/Wachrhythmus. Hinzu kommen vegetative Symptome (vermehrtes Schwitzen, Tremor, Tachykardie, Hypertonie). Die Symptomatik im Entzug entwickelt sich häufig rasch etwa 24 – 72 Stunden nach der letzten Alkoholzufuhr. Geht das Prädelir in das Delirium tremens über, kommt es zu einer deutlichen Zunahme der psychotischen Symptome, sowie zu einer vegetativen Entgleisung, was häufig die Überwachung auf Intensivstationen notwendig macht.
Eine Komplikation des chronischen Alkoholmissbrauchs ist die Wernicke-Enzephalopathie, bestehend aus der klinischen Trias aus Verwirrtheit, Okulomotorikstörung und Gangataxie, die auf einen Mangel an Vitamin B1 beruht.

Diagnostik

Die Diagnose des Delirs wird klinisch gestellt. Wichtig ist eine genaue Eigen- und Fremdanamnese (Alkoholabusus), sowie der klinische Befund im Verlauf. Im Alkoholentzugdelir besteht ein stark erhöhtes Risiko für epileptische Anfälle (Alkoholentzugsanfälle).

Therapie

An erster Stelle sollte die Ermittlung und Therapie der Ursache stehen. Das Alkohol-Entzugs-Syndrom wird mit Clomethiazol oral, bzw. Diazepam (p.o./i.v.) behandelt. Bei im Vordergrund stehenden psychotischen Symptomen sollte die Therapie zusätzlich mit Haloperidol erfolgen. Im Vollbild des Delirium tremens muss der Patient auf Intensivstation verlegt werden und sollte mit Clomethiazol intravenös, bzw. Diazepam i.v. therapiert werden. Die Indikation zur Intubation sollte großzügig gestellt werden. Bei der Wernicke-Enzephalopathie ist es wichtig, rechtzeitig hoch dosiert Thiamin zu verabreichen, um ein Fortschreiten der Erkrankung bis zum Koma oder Tod zu verhindern.

3.5.3 Neurologische Defektsyndrome

Neurologische Defektsyndrome können die Folge schwerer Erkrankungen des Zentralnervensystems sein. Es wird zwischen vier verschiedenen Defektsyndromen unterschieden, die Einordnung eines Defektzustandes in eines dieser Syndrome kann aber Schwierigkeiten bereiten, da zwischen diesen Formen auch Überlappungen vorliegen können. Für die Prognose und die weitere Betreuung des Patienten ist jedoch eine Differenzierung notwendig.

3.5.3.1 Apallisches Syndrom

Das apallische Syndrom wird synonym verwendet mit dem Begriff „Persistierender vegetativer Zustand". Klinisch imponiert das Krankheitsbild durch das Fehlen jeglicher Reaktionen und verbaler Äußerungen. Die Patienten sind wach und haben die Augen geöffnet. Der Schlaf-Wach Rhythmus ist häufig erhalten. Der Hirnstamm ist in seiner Funktion meist nicht beeinträchtigt. Pathophysiologisch liegt ein Fehlen jeglicher kortikaler Aktivität zu Grunde, aber auch eine Deafferenzierung wichtiger Bahnen im subkortikalen Marklager oder Hirnstamm kann dieses Bild hervorrufen. Ursächlich kommen verschiedene Erkrankungen in Frage, die in dieses Krankheitsbild münden. Zu den häufigsten Ursachen gehören ein hypoxischer Hirnschaden nach Atem- oder Herzkreislaufstillstand sowie ein schweres Schädel-Hirn-Trauma. Seltenere Ursachen sind Enzephalitiden oder metabolische Störungen. Die Prognose hängt von der Art der Schädigung ab. Die Diagnose eines apallischen Syndroms kann frühestens vier Wochen nach Krankheitsbeginn gestellt werden. Entscheidend ist jedoch, wann ein apallisches Syndrom irreversibel ist. Bei dem nicht traumatischen persistierenden vegetativen Zustand ist mit einem irreversiblen Zustand nach etwa drei Monaten zu rechnen, bei den traumatischen Ursachen kann jedoch von einer Irreversibilität frühestens nach 12 Monaten ausgegangen werden. Die Lebenserwartung im apallischen Syndrom beträgt etwa 2 bis 5 Jahre.

3.5.3.2 Locked in-Syndrom

Das Locked in-Syndrom unterscheidet sich wesentlich von den anderen neurologischen Defektzuständen. „Locked in“ bedeutet soviel wie „eingeschlossen sein“, d. h. die Patienten sind bei vollem Bewusstsein, sind aber auf Grund einer Unterbrechung efferenter Bahnen nicht in der Lage sich adäquat verständlich zu machen. Dieses Bild kann mit einem Querschnitt auf höchstem pontinen Niveau verglichen werden. Morphologisch besteht eine bilaterale Schädigung in der ventralen Brücke mit einer Unterbrechung der motorischen Bahnen bei meist erhaltenen sensiblen Bahnen. Klinisch ist das Locked in-Syndrom durch das Fehlen jeglicher willkürlicher motorischer Bewegungen charakterisiert. Die Patienten können weder reden, noch schlucken. Die Spontanatmung ist häufig erhalten, sie kann jedoch von den Patienten häufig nicht willkürlich beeinflusst werden. Die einzige Möglichkeit, sich mit der Umwelt verständlich zu machen, besteht aus vertikalen Augenbewegungen, d. h. nur durch Blickbewegungen nach oben oder nach unten ist der Patient in der Lage sich mitzuteilen. Die Diagnose des Locked in-Syndroms ist z. T. schwierig zu stellen. Die Patienten werden fälschlicherweise als komatös diagnostiziert, sind aber bei vollem Bewusstsein. Deshalb ist es wichtig, bei Hirnstammprozessen jeglicher Art an die Möglichkeit des Locked in-Syndroms zu denken und nach Funktionen des Großhirns zu suchen. Die häufigste Ursache ist die Basilaristhrombose, aber auch Blutungen, Tumoren und Enzephalitiden, die die Brücke betreffen, können dieses Krankheitsbild hervorrufen. Die Prognose ist in der Regel schlecht, die Lebenserwartung variiert, es wurden Patienten beschrieben, die ein Locked in-Syndrom 27 Jahre überlebt haben.

3.5.3.3 Akinetischer Mutismus

Bei dem akinetischen Mutismus ist das Bewusstsein erhalten. Dieses Krankheitsbild ist vergleichbar mit einer schwersten Antriebsstörung. Die Patienten sind in der Lage mit den Augen zu fixieren, liegen aber antriebs- und bewegungslos im Bett. Klinisch sind die Patienten wach, haben aber häufig die Augen geschlossen. Auf Schmerzreize sind häufig keine Abwehrbewegungen zu erzielen. Die spontanen Bewegungen sind deutlich reduziert. Sprachliche Äußerungen sind selten. Die häufigste Ursache ist ein fortgeschrittener Hydrozephalus, aber ebenso können bilaterale Frontalhirndefekte, sowie bilaterale Läsionen im Stammganglienbereich zu diesem Syndrom führen. Die Prognose ist abhängig von der zu Grunde liegenden Ursache. Bei Behandlung eines Hydrozephalus kann eine volle Wiederherstellung erfolgen. Bei ausgedehnten bilateralen Frontalhirnläsionen ist die Prognose allerdings als eher schlecht anzusehen.

3.5.3.4 Hypersomnie

Die Hypersomnie geht mit einem stark erhöhten Schlafbedürfnis einher. Die Patienten sind jederzeit erweckbar, schlafen jedoch rasch wieder ein. Während sie wach sind, sind sie auch kommunikationsfähig, allerdings oft begleitet von einer Amnesie. Die Patienten schlafen während alltäglicher Verrichtungen, z. B. Essen, ein. Dieses Syndrom tritt meist bei bilateralen paramedianen Thalamusläsionen auf. Diese können durch Ischämien, Blutungen oder Tumoren bedingt sein. Die Prognose der Hypersomnie ist im Gegensatz zu den anderen neurologischen Defektsyndromen eher günstig, selten dauert die Hypersomnie länger als ein Jahr. Aufmerksamkeitsstörungen, Apathien, sowie psychomotorische Verlangsamungen bleiben häufig zurück.

Literatur

Adams, R. D.; Victor, M.; Ropper, A. H.: Principles of Neurology, 6th edition, 1997, McGraw Hill Companies New York

Brandt, T.; Dichgans, J.; Diener, H.C.: Therapie und Verlauf neurologischer Erkrankungen, 3., überarb. Auflage 1998, Kohlhammer Verlag, Stuttgart

Duus, P.: Neurologisch-topische Diagnostik, 5.Auflage 1990, Georg Thieme Verlag, Stuttgart

Hacke, W: Neuro Critical Care, 1st edition, 1994, Springer-Verlag Berlin, Heidelberg

Hufschmidt, A.; Lücking, C. H: Neurologie compact, Leitlinien für Klinik und Praxis, 2.Auflage 1999, Georg Thieme Verlag, Stuttgart
Klingelhöfer, J.; Spranger, M: Klinikleitfaden Neurologie/Psychiatrie, 1. Auflage 1997, Gustav Fischer Verlag Ulm, Stuttgart, Jena, Lübeck
Ropper, A. H.: Neurological and Neurosurgical Intensive Care, 3rd edition, 1993, Raven Press New York
Stöhr, M.; Brandt, T.; Einhäupl, K. M.: Neurologische Syndrome in der Intensivmedizin, 2. Auflage 1998, Kohlhammer Verlag Stuttgart
Warlow, C. P.; Dennis, M. S.; van Gijn, J.; Hankey, G. J.; Sandercock, P. A. G.; Bamford, J. M.; Wardlaw, J.: Stroke: A practical guide to management, 1. Auflage 1996, Blackwell Wissenschaftsverlag Berlin

3.5.4 Spezielle physiotherapeutische Maßnahmen in der Neurologie und Neurochirurgie

(Birgit Jaspersen)

3.5.4.1 Einleitung

Die Erhaltung von Vitalfunktionen (im Sinne von Pneumonie- und Thromboseprophylaxe) und die gezielte, frühzeitig einsetzende Physiotherapie ebnen dem Patienten den Weg in die Frührehabilitation oder Rehabilitation.

Von ärztlicher Seite wird der jeweilige Rahmen in Hinsicht auf Belastbarkeit und Mobilisation festgesetzt (Blutdruck, Puls und Hirndruckgrenzen gelten hier vor allem als Parameter). Da sich der Zustand des Patienten stündlich verändern kann, muss sich der Therapeut vor jeder Behandlung neu über den Zustand des Patienten informieren.

Effiziente Behandlung und übersichtlicher Therapieverlauf erfordern eine detaillierte Befunderhebung. Beurteilt werden abhängig von Diagnose und Zustand:

- Atmung
- Bewusstseinszustand (d. h. wach, somnolent orientiert, somnolent desorientiert, soporös, komatös)

– Orientierung in den Qualitäten
  zur Person
  zeitlich
  örtlich
  situativ
  in vollorientiert, teilorientiert und desorientiert
– Tonussituation
– Willkürmotorik
– Gelenkbeweglichkeit
– Oberflächen- und Tiefensensibilität, Schmerz- und Temperaturempfinden
– Koordination
– Hirnnerven
– Sprache
– Hautdurchblutung und -beschaffenheit.

3.5.4.2 Critical Illness Polyneuropathy (CIP)

Schwerpunkte der Befunderhebung:

- Atmung,
- Tonuslage:
  Der Tonus ist hypoton.
- Willkürmotorik:
  Die häufig reduzierte Willkürmotorik wird über den Muskelstatus quantifiziert.
- Gelenkstatus:
  Bei der CIP ist auf Erhalten der freien Gelenkbeweglichkeit zu achten. Der Beobachtung, dass Dehnstellungen von Muskellängen und neuromeningealen Strukturen für den Patienten äußerst schmerzhaft sein können, muss Rechnung getragen werden.
- Oberflächen- und Tiefensensibilität:
  Für die Planung des Behandlungskonzeptes ist regelmäßig die Sensibilität zu prüfen. In der Reinnervationsphase kommt es häufig zu Hyperpathien.
- Hautdurchblutung und -beschaffenheit:
  Nicht selten sind dystrophische Störungen, so dass Wärme-/Kälteanwendungen nur appliziert werden dürfen, wenn es dem zu behandelnden Areal möglich ist, sich dem thermischen Reiz zu adaptieren.

Auf sorgfältige Lagerung muss geachtet werden, d. h. der Patient liegt z. B. auf einer faltenfreien Unterlage. Alle hin- und wegführenden Kabel und Schläuche sind so angelegt, dass sie keine Druckläsionen verursachen. Die Lagerung wird alle 2-3 Stunden gewechselt. Besonders die knochenprominenten Körperstellen werden abgepolstert und regelmäßig auf Druckläsionen untersucht.
- Osteoporose- und Thromboseprophylaxe.

Physiotherapeutische Maßnahmen

Zur Atmung: s. Kap. 2.2.1.

Zur Beeinflussung des Muskeltonus

- Anregen der Kontraktion der paretischen Muskulatur, s. Kap. 2.2.6. Bei Anwendung von thermischen und manuellen Stimulationstechniken sind die Befunde von Sensibilitätsprüfung und Hautbeschaffenheit zu beachten.
- Erhalten der Muskelelastizität
- Erhalten der Muskelkraft der nicht paretischen Muskulatur.

Zur Gelenkbeweglichkeit

- passives, bzw. assistives Bewegen der Extremitäten in alle Richtungen. Das Bewegen erfolgt mit wechselnden Drehpunkten, um eine schmerzhafte Weichteildehnung zu vermeiden und trotzdem die volle Gelenkbeweglichkeit zu erhalten.
- schmerzfreie Lagerung in aktuellen Ruhestellungen.

Zum Oberflächen- und Tiefensensibilitätsbefund: s. Kap. 2.2.6.

Zur Osteoporoseprophylaxe: Therapie auf dem Stehbrett s. Kap. 2.2.6.1.

Literatur

Hacke;W.: Neurologische Intensivmedizin 1988; perimed Fachbuch Verlagsgesellschaft Erlangen

Liebenstund, I.: Physiotherapie Band 11, Neurologie 1998; Thieme Verlag Stuttgart

3.5.4.3 Zerebrale Ischämien und Blutungen

Schwerpunkte der Befunderhebung

- Atmung:
  Bei der Atemtherapie mit Patienten mit ungeklipptem Aneurysma ist unbedingt die Provokation von Pressen und Husten zu vermeiden. Ist eine externe Ventrikeldrainage angelegt, darf das Kopfteil des Bettes nicht ohne Anpassung der Drainage höherverstellt werden (siehe Kap. 3.4.2.3, 3.4.1.3 und 3.5.2.2).
- Orientierung:
  Zur Beurteilung der Orientierung wird der Patient zu Zeit, Ort und Person befragt. Desweiteren soll er zwei Bewegungsaufträge nachvollziehen können, z. B. Augen schließen, Zunge herausstrekken.
- Bewusstseinslage:
  Bei bewusstlosen und sedierten Patienten sollte unbedingt während der physiotherapeutischen Behandlung eine ständige Monitorkontrolle stattfinden, um auf Blutdruckspitzen oder Blutdruckabfall reagieren zu können.

Ashworth - Spastik - Skala

Name: .... Geb.dat. ....

Diagnose: ....

Untersucher: ....

Untersucht wird die Muskelspannung im Bereich von Hüft-, Knie- und oberem Sprunggelenk durch passive Flexion - Extension

	Datum	Datum	Datum	Datum	Datum
re. Hüftgelenk					
re. Kniegelenk					
re.ob. Sprunggelenk					
re. Schultergelenk					
re. Ellbogengelenk					
re. Handgelenk					
Summe der Punkte:					
li.Hüftgelenk					
li. Kniegelenk					
li.ob. Sprunggelenk					
li. Schultergelenk					
li. Ellbogengelenk					
li.Handgelenk					
Summe der Punkte:					

Tabelle 3.37 Ashworth-Spastik-Skala

- Tonuslage:
  Die Tonuslage variiert vom ersten Tag zwischen hypoton und hyperton. Eine Quantifizierung kann nach der Ashworth Scala (*Tab. 3.37*) vorgenommen werden:
  Der Patient liegt in Rückenlage. Getestet wird die schnelle, passive Bewegung in Flexion-Extension. Der Test wird in der Gelenkmittelstellung begonnen und in fünf Stufen unterteilt :

  0 = kein Tonusanstieg;
  1 = leichter Tonusanstieg bei praktisch vollem Bewegungsausmaß, ebenso wiederholt auftretender Klonus;
  2 = deutlicher Tonusanstieg bei ungefähr 80 % des Bewegungsausmaßes;
  3 = starker Tonusanstieg, bei der passiven Bewegung weniger als 15% des normalen Bewegungsausmaßes;
  4 = kein Bewegungsspiel bei schneller, passiver Bewegung möglich. Ist das Gelenk vollständig kontrakt, wird dies als nicht testbar vermerkt.

- Willkürmotorik:
  Die Beurteilung der Willkürmotorik erfolgt durch aktives Ausführen der bei der Tonusprüfung passiv vollzogenen Bewegungsabläufe.
- Gelenkbeweglichkeit.
- Sensibilität:
  Für die effiziente Behandlungsplanung empfiehlt sich eine genaue Prüfung der Oberflächen- und Tiefensensibilität.
- Hirnnerven:
  Abhängig vom betroffenen Hirnareal kann es zusätzlich zu Hirnnervenläsionen kommen, die in die physiotherapeutische Behandlung miteinbezogen werden sollten. Meist betroffen sind die Hirnnerven

  III N. oculomotorius
  IV N. trochlearis
  V N. trigeminus
  VI N. abducens
  VII N. facialis
  IX N. glossopharyngeus
  X N. vagus

XI N. accessorius
XII N. hypoglossus.

- Koordination:
  Die Koordination wird über den Finger-Nase-Versuch und verlängerten Knie-Hacke-Versuch getestet, wobei die Ataxie immer im Verhältnis zur Muskelschwäche beurteilt werden sollte.
- Hemianopsie:
  Im Befund und für den weiteren Behandlungsverlauf ist festzuhalten, ob eine Hemianopsie
  – nicht vorhanden
  – partiell vorhanden oder
  – komplett vorhanden ist.
  In der fortgeschrittenen Rehabilitation wird dem Patienten beigebracht, sich trotz seines Gesichtsfeldausfalls zu orientieren.
- Neglect:
  Wie bei der Hemianopsie wird im Befund festgestellt, ob ein Neglect
  – nicht vorhanden
  – partiell vorhanden (d. h. in einer Modalität) oder
  – komplett vorhanden ist.
- Aphasie:
  Eine eventuell vorhandene Aphasie wird befundet als
  – komplett
  – teilbetroffen, d. h. einzelne Wörter sind möglich, aber keine Sätze,
  – leicht betroffen, d. h. bestimmte Wörter fehlen.

  Die Definition der Aphasie ist beschrieben in Kap. 2.2.8.
- Dysarthrie:
  Als Dysarthrie bezeichnet man Störungen der Artikulation beim Sprechen.
  Eine Dysarthrie wird befundet in
  – leicht verständlich
  – schwer verständlich oder
  – nicht vorhanden (es liegt keine Dysarthrie vor).

Physiotherapeutische Maßnahmen

- zur Atmung: s. Kap. 2.2.1
- zur Bewusstseinslage:

Beim bewusstseinsgestörten Patienten muss in jeder Therapieeinheit besonders seine Belastbarkeit berücksichtigt werden. Oft empfiehlt es sich, die Behandlungen in kürzere Abschnitte, dafür mehrmals täglich zu gliedern.

- Zur Orientierung:
  Um dem Patienten die Orientierung zu erleichtern, sollten die Zeitpunkte von Therapie, Visite, Mahlzeiten gleichgehalten werden. Es sollten möglichst wenig Therapeutenwechsel stattfinden.
- Zur Beeinflussung des Muskeltonus:
  Lagerung

  Lagerung von Patienten mit intrakraniellem Druck oder Gefahr der intrakranieller Drucksteigerung (s. Kap. 3.5.4.8, 3.4.1.3, 3.4.2.3 und 3.5.2.2).
  Grundsätzlich soll der Patient gerade im Bett liegen, um eine bessere Raum- und Körperorientierung vermittelt zu bekommen. Besonders bei Patienten mit gestörter Tiefensensibilität sind Bettgitter erforderlich und werden auch von Seite des Patienten als Sicherheit angenommen.
  Infusionen und Blutdruckmanschetten sollten möglichst auf der gesunden Seite angelegt werden.
  Auch wenn es aus Gründen weiterer Gefäßverschlüsse nötig ist, den Blutdruck auf der hemiparetischen oder -plegischen Seite zu messen, sollte darauf geachtet werden, dass die Manschette nur kurzzeitig anliegt und den Arm komprimiert.

Um dem Patienten von Anfang an eine möglichst intensive sensorische Stimulation zu ermöglichen, steht der Nachttisch auf der betroffenen Seite, der Patient wird von der betroffenen Seite von Ärzten, Therapeuten, Pflegern und Besuchern angesprochen und behandelt.

Lagerung des Patienten in Rückenlage

- Das Kopfteil ist flachgestellt, der Kopf liegt auf einem Kissen.
- Der betroffene Arm wird auf ein großes Kissen gelagert. Der gesamte Arm ist von der Scapula bis zu den Fingern so unterlagert, dass ein Gefälle vom Handgelenk bis zur Schulter besteht. Das heißt, das Handgelenk liegt höher als der Ellenbogen, der Ellenbogen liegt höher als die Schulter. Das Schulterblatt befindet sich in Protraktion, der Ellenbogen in Supination, Extension. Das Handgelenk liegt in

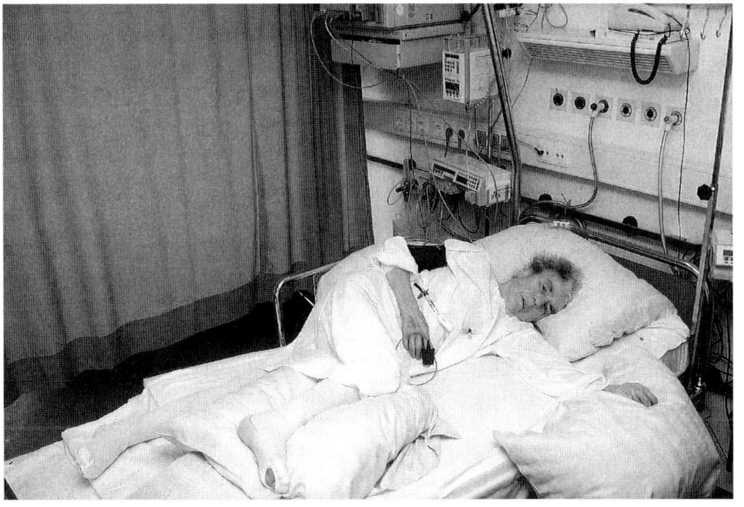

Oben: Abb. 3.38 Lagerung auf betroffenerSeite

Unten: Abb. 3.39 Lagerung auf der gesunden Seite

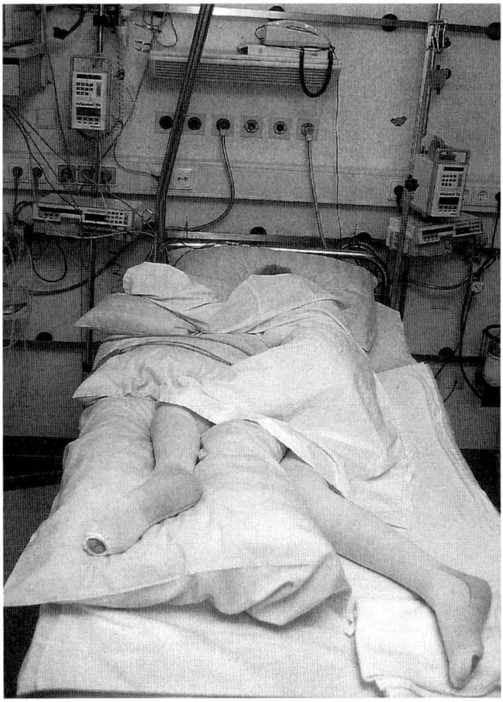

Dorsalextension, die Finger sind locker gestreckt.

- Die betroffene Beckenseite wird mit einem dünnen Kissen oder gefalteten Handtuch unterlagert, um eine Außenrotation im Hüftgelenk zu vermeiden. Beide Beine sind gestreckt und werden nicht mit einem Kissen unterlagert (Gefahr von Flexionskontraktur im Hüftgelenk).

Lagerung des Patienten auf der betroffenen Seite (Abb. 3.38)

- Der Kopf liegt in Verlängerung der Wirbelsäule.
- Die Wirbelsäule wird mit einem Kissen von hinten gestützt.
- Der betroffene Arm ist protrahiert, außenrotiert und extendiert, die Hand ist lose geöffnet.
- Der gesunde Arm liegt vor dem Thorax oder auf der Körperseite.
- Das betroffene Bein ist entspannt extendiert, die Beckenseite protrahiert.
- Das gesunde Bein liegt flektiert in Hüft- und Kniegelenk auf einem Kissen.

Lagerung auf der gesunden Seite (Abb. 3.39)

- Der Kopf liegt in Verlängerung des Wirbelsäule.
- Der Schultergürtel ist auf der gesunden Seite retrahiert.
- Die Schulter der betroffenen Seite ist protrahiert, der Arm liegt in entspannter Anteversion auf einem Kissen.
- Das Becken der gesunden Seite ist retrahiert, das Bein extendiert.
- Das betroffene Bein liegt in entspannter Flexion, Abduktion auf einem Kissen.
- Diese Lagerung entspricht einer halben Bauchlage und ist für viele Patienten eine angenehme Schlafposition.

- **Tonusregulierendes Bewegen von proximal nach distal:**
  Beim passiven, tonusregulierenden Bewegen muss der Patient so bewegt werden, dass durch den Griff des Therapeuten keine vermehrte Spastizität erzeugt wird. Auf keinen Fall darf gegen die Spastik gedrückt oder gezogen werden. Das tonusregulierende Bewegen geschieht schmerzfrei.
  Bei peripheren Paresen muss darauf geachtet werden, keine Mikrotraumen durch Ziehen zu setzen.
  Beim Bewegen der oberen Extremität wird mit der Halswirbelsäule, dem Schultergürtel und dem Schulterblatt in allen seinen Bewegungsmöglichkeiten begonnen. Erst dann erfolgt das Bewegen des Schultergelenkes, des Ellenbogengelenkes, der Hand- und Fingergelenke.
  Das Bewegen der unteren Extremität beginnt mit dem Bewegen in der Lenden- und unteren Brustwirbelsäule, darauf folgend werden das Hüft- und Kniegelenk bewegt. Besonders muss auf das volle Aus-

maß der Dorsalextension im Sprunggelenk geachtet werden, damit kein Spitzfuß entsteht.

- **Zur Willkürmotorik:**
  Erarbeiten von Willküraktivität, Bewegungsabläufen und Lagewechseln;
  - modifizierte Bewegungsmuster nach PNF
  - Placing
  - Bewegungsübergänge von Rückenlage in Seitenlage rechts und links, Rückenlage zum Sitz, Sitz zum Stand, von der Bettkante in den Stuhl
  - Transfers im Bett nach oben, unten, rechts und links. Besonders beim Ausführen der Transfers und Bewegungsübergänge im Bett ist darauf zu achten, den Patienten am Rumpf zu greifen und zu facilitieren, um Kapselverletzungen an Schulter- und Handgelenk zu vermeiden.
  - Posturale Kontrolle im Sitz.
- **Verbale Stimulation:**
  Bei Patienten mit bereits bestehender Spastizität soll der Bewegungsauftrag in ruhiger Stimmlage gestaltet sein, während bei Patienten mit Hypotonus ein anfeuernder Auftrag die Aktivität verbessern kann. Patienten mit Tiefensensibilitätsstörungen und Neglect werden so angesprochen, dass sie über das Anpeilen von Körperbezugspunkten und markanten Gegenständen im Raum eine bessere Körper- und Raumorientierung vermittelt bekommen. Die Aufträge werden knapp und sehr klar gehalten.
- **Manuelle Stimulation:**
  Es können Hautreize (Tapping einseitig oder alternierend, weiches in den Muskel Greifen, mobilisierende Massage) und Druckreize angewendet werden.
- **Thermische Stimulation:**
  Eisabreibung und Eistauchbad sind gute Kontraktionsstimuli, solange keine Hyperpathie vorliegt. Vorsicht bei Patienten mit Bluthochdruck. Es kann zu deutlichen Blutdruck-Anstiegen systolisch und diastolisch nach Eistauchbädern der Hand und des Unterarmes kommen.
- **Zur Gelenkbeweglichkeit:**
  Gelenkkontrakturen werden nach gängigen Therapiemethoden behandelt, s. Kap. 2.2.3.

- **Zur Beeinflussung der Sensibilitätsstörungen:**
  - Berühren bzw. Abreiben der betroffenen Extremität mit verschiedenen Materialien (z. B. Seidentuch, Fell, Schaumstoff, Igelball).
  - Berühren einer Extremität mit bekanntem Gegenstand, der vom Patienten erraten werden soll (z. B. Ball, Würfel, Stift, Banane).
  - Während die betroffene Extremität bewegt wird, bestimmt der Patient Bewegung und Gelenkstellung im Raum.
  - s. Kap. 2.2.6.

  Für Patienten mit gestörter Tiefensensibilität erweist es sich als günstig, viele Stimulationsreize und Bezugspunkte zu setzen.

- **Zur Therapie bei betroffenen Hirnnerven:**
  - Störungen der Nn. oculomotorius, trochlearis und abducens werden therapiert mit Augenbewegungen mit und ohne PNF-Armpattern. Desweiteren werden Focussieren auf ein Nah- und Fernziel, Verfol gen eines Ziels mit und ohne Kopfbewegungen trainiert.
  - Die Läsion des N. facialis wird behandelt mit Übungen für die paretische Muskulatur vor dem Spiegel und Erhalten der Muskelelastizität.
  - Störungen der Nn. glossopharyngeus, vagus, hypoglossus werden therapiert mit Übungen für die Zungenmotorik und Stimulation des Schluckaktes.
    Hierbei sind die aufrechte Oberkörperhaltung und die Kopfkontrolle, bzw. Halten des Kopfes in Verlängerung der Wirbelsäule Voraussetzung.

- **Zur Koordinationsstörung:**
  - Ziel- und Zeigeübungen der Extremitäten
  - langsame Umkehr-Halt nach PNF
  - Platzieren der Extremität in verschiedenen Stellungen
  - Üben von Transfers und Bewegungsübergängen von Rückenlage in Seitlage, Rückenlage in Sitz, Sitz in Stand, Sitz auf der Bettkante zum Stuhl
  - posturale Kontrolle im Sitz mit aufgestellten und frei hängenden Füßen
  - Manuelle Stimulation:
    Es werden Druckreize und -widerstände an Kopf, Rumpf und Becken gesetzt.

- **Zur Therapie der Hemianopsie und des Neglectes:**
  Siehe Lagerung des hemiplegischen Patienten, allgemeiner Teil. Die spezielle Therapie der Hemianopsie im Sinn des Erlernens der Raumorientierung findet meist erst außerhalb der Intensivstation statt.
- **Zur Aphasie:**
  Der Therapeut bezieht aphasische Störungen mit ein, indem er während seiner Behandlung Körperteile und Gegenstände im Raum benennt und vom Patienten anschließend benennen lässt, oder ihn auffordert, spontan die Gegenstände oder Körperteile zu benennen.
- **Zur Dysarthrie:**
  Die physiotherapeutische Behandlung der Dysarthrie ist miteinbezogen bei den Übungen für die Zungenmotorik und der Facialismuskulatur.

Literatur

Davies, P.: Hemiplegie,1986, Springer Verlag
Liebenstund, I.: Physiotherapie, Band 11, Neurologie, 1998, Thieme Verlag

3.5.4.4 Meningitis

Schwerpunkte der Befunderhebung

- Atmung
- Bewusstseinslage und Orientierung:
  Die Patienten sind schläfrig und häufig verwirrt.
- Tonuslage:
  Es wird häufig ein reflektorisch bedingter, muskulärer Hypertonus der Hals- und Nackenmuskeln und der dorsalen Beinmuskeln festgestellt.
- Gelenkbeweglichkeit:
  Die Kopf- und Halswirbelsäulenbeweglichkeit ist schmerzhaft eingeschränkt.
- Neuro-meningeale Strukturen:
  Die neuro-meningealen Strukturen sind schmerzhaft verkürzt und sollten keinesfalls auf ihre Länge getestet werden.

Die Patienten „kauern" mit gebeugten Beinen und in Neutralstellung fixiertem Kopf.
Die Patienten sind lichtscheu, geräuschempfindlich und vermeiden unnötige Bewegungen.

Therapeutische Maßnahmen

- Zur Atmung: s. Kap 2.2.1
- Zur Bewußtseinslage: s. Kap. 3.5.4.3
- Zum Beinflussen des Muskeltonus:
  - Weiche Massagegriffe und Streichungen
  - Beinschüttelung im schmerzfreien Bereich
  - Coolpacks
  - Kontrastentspannung (anspannen-entspannen) evtl. ohne Bewegungsweg.
- Zur Lagerung:
  Der Kopf liegt flach, beide Beine werden in soviel Flexion unterlagert, dass der Patient schmerzfrei liegt.

Literatur

Netter, F.: Nervensystem II, Band 6, 1989, Thieme Verlag
Hacke, W.: Neurologische Intensivmedizin, 1988, perimed Fachbuch Verlagsgesellschaft

3.5.4.5 Myasthenia gravis

Schwerpunkte der Befundaufnahme

- Atmung:
  Die Patienten sind kurz- und flachatmig. Sie atmen mit viel Einsatz der Atemhilfsmuskulatur (Mm. scaleni). Beim nicht beatmeten Patienten ist regelmäßig die Vitalkapazität zu messen und die Ausgangsstellung, in der gemessen wurde (Rückenlage, Sitz, Rückenlage mit erhöhtem Kopfteil) zu vermerken. Da die Patienten oft chronisch hypoxisch werden, ist die psychische Alteration zu beachten. Dann können die Patienten läppisch und nicht mehr situationsadäquat wirken. Durch die chronische Hypoxie kann es trotz relativ guter Vitalkapazität vor Therapiebeginn zu plötzlicher Verschlechterung der Atemsituation kommen.

- Hirnnerven:
  Insbesondere betroffen können sein: III., IV., V. (M. masseter), VI., VII., IX., XII.
  Die Hirnnerven sind unsystematisch betroffen.
  Die Paresen der Augenmuskeln verstärken sich durch Blickfixation.
  Die Zungenmotorik ist rasch ermüdbar. Vielen Patienten fällt das Schlucken schwer. Beim Verschlucken kann der Patient die Luftwege nicht durch einen Hustenstoß freimachen, daher besteht akute Aspirationsgefahr.
- Tonuslage:
  Der Muskeltonus ist normo- bis hypoton.
- Willkürmotorik:
  Die Muskelkraft ist vor allem bei wiederholten Bewegungen reduziert, meist proximal stärker als distal.
  Abhängig vom Allgemeinzustand des Patienten findet eine Quantifizierung über den Test nach TOYKA BESINGER statt.
- Gelenkbeweglichkeit
  Durch die Immobilität kann es zu Gelenkkontrakturen kommen.
  - Sprechen / Dysarthrie
    Es kommt zum „Verhauchen" der Worte zum Satzende. Bei längerem Sprechen wird die Sprache aphonisch.

Therapiemaßnahmen

- Zur Atmung: s. Kap. 2.2.1
- Zur Lagerung: s. Critical Illness Polineuropathy, s. Kap. 3.5.4.2
- Zum Erhalten der Gelenkbeweglichkeit und Muskellängen: s. Kap. 2.2.3.

Literatur

Hacke, W.: Neurologische Intensivmedizin,1999, perimed Verlag
Berlit : Neurologie,1990, VCH Verlagsgesellschaft
Netter, F.: Band 6, Nervensystem II,1989, Thieme Verlag
Pongratz : Atlas der Muskelkrankheiten, 1990, Urban und Schwarzenberg

3.5.4.6 Guillain-Barré-Syndrom (GBS)

Schwerpunkte der Befunderhebung

- Atmung:
  Der intensivpflichtige GBS-Patient ist in aller Regel beatmet, da die Atemmuskulatur von der Lähmung mitbetroffen ist. Ist der Patient nicht beatmet, wird mindestens dreimal täglich die Vitalkapazität gemessen.
- Hirnnerven:
  Zu befunden sind III., IV., VI., VII., IX., X., XI., XII.. Zu beachten ist, dass die Paresen ein- und/oder beidseitig auftreten können.
  Ist der N. X. mitbetroffen, sind insbesondere Blutdruck und Puls regelmäßig zu kontrollieren, und es ist auf vegetative Dysregulation zu achten (Arhythmien, Kreislaufdysregulation, Schwitzen, etc.).
- Tonuslage:
  Der Tonus ist hypoton.
- Willkürmotorik:
  Die Muskelschwächen werden über die Muskelfunktionsprüfung quantifiziert. Oft sind die Paresen distal stärker ausgeprägt als proximal.
- Oberflächensensibilität:
  Es kommt zum Auftreten von Parästhesien und Hypästhesien, die jedoch verglichen mit den motorischen Störungen gering sind. Ihr Ausprägungsgrad ist auch distal stärker als proximal.
- Vestibuläre Stimulation und Lokomotion:
  Die Gefahr der Dysregulation erfordert ständige Monitorüberwachung während der Lokomotion. Die Patienten sollten Antiemboliestrümpfe bei der Vertikalisierung tragen.

Therapeutische Maßnahmen

- Zur Atmung s. Kap. 2.2.1
  Bei paretischer Rumpfmuskulatur bietet sich zur Verbesserung der Sekretolyse der „4-Hand-Griff" an:
  Dabei stehen sich zwei Therapeuten (oder ein Therapeut und eine Hilfskraft) gegenüber, beide halten die Hände versetzt auf der gegenüberliegenden Thoraxseite des Patienten. Der Patient liegt zwischen ihnen. Während der Ausatmung des Patienten erfolgt eine vibrieren-

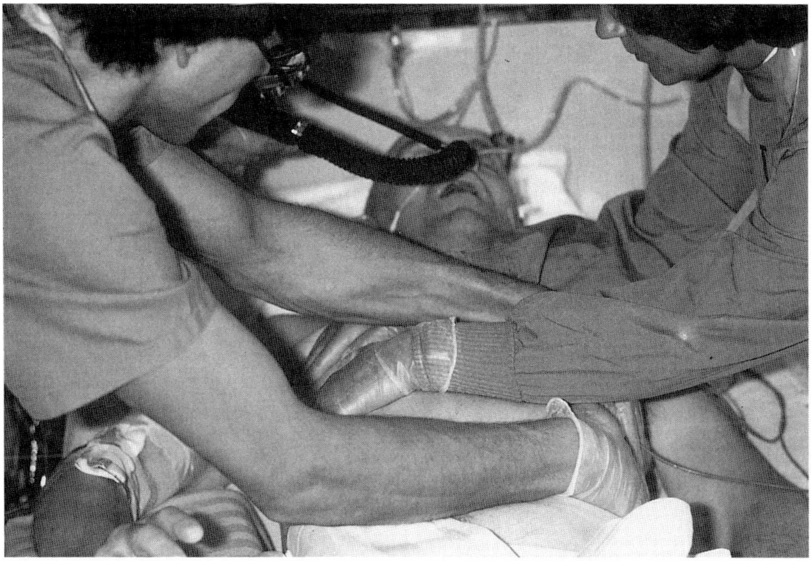

Abb. 3.40 Atemtherapie „Vier-Hände-Griff"

de Oberkörperkompression, die manuell von beiden Therapeuten getätigt wird. Diese Maßnahme erfolgt in verschiedenen Kippstellungen des Bettes.
Eine andere Maßnahme ist die, die Thoraxkompression durch ein Stecklaken zu erreichen. Dazu liegt der Patient mit dem Brustkorb auf einem Stecklaken. Nun wird das Lakenende von der rechten Seite nach links geschlungen und das von der linken Seite nach rechts. Während der Exspiration des Patienten kann nun über Zug an beiden Lakenenden eine gleichförmige Bauch- und Thoraxkompression ausgeübt werden. Der Vorteil dieses Vorgehens ist der, dass man sie als Therapeut auch alleine ausüben kann.
Liegt der Patient in einem Luftkissenbett (Mediscusbett, o.a.) ist eine ausreichende Raumluftbefeuchtung zu gewährleisten.

- Zum Hirnnervenbefund:
  Sind die Hirnnerven III., IV., und VI. betroffen, s. Kap. 3.5.4.3.
  Ist der N. VII betroffen, ist bei mangelndem Augenschluss an einen Uhrglasverband zu denken. Das Üben der Facialismuskulatur erfolgt möglichst vor einem Spiegel, falls durchführbar.

Bei Beteiligung des N. X. ist auf Tachykardien, etc. zu achten und entsprechend bei Belastung zu berücksichtigen.

- Zum Beeinflussen der Tonussituation:
  - Das passive Bewegen erfolgt unter maximaler Sicherung der Gelenke, d. h. großflächige, gelenkabstützende Griffe sind notwendig. Die Sehnen der paretischen Muskeln dürfen nicht überdehnt werden.

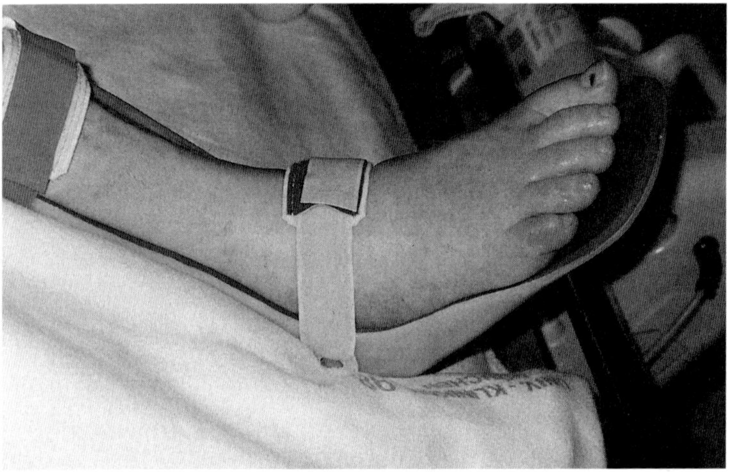

Abb. 3.41 Maßangefertigte Lagerungsschiene

  - Maßangefertigte Lagerungsschienen für Hand und Finger und für Fuß und Zehen dienen gleichzeitig als Verkürzungs- und Überdehnungsprophylaxe für die Sehnen.

Lagerung Rückenlage:

- Schultergelenk: 25 - 30° Abduktion
- Ellenbogen: Extension, Pronation/Supination im Wechsel
- Handgelenk: 70° Dorsalextension
- Finger: MCP 90° Flexion, PIP Extension, DIP Extension, D1: Flexion Abduktion, Opposition
- Hüftgelenk: Extension, Abduktion, Rotationsnullstellung
- Kniegelenk: 10-20° Flexion, weich unterlagert
- Sprunggelenk: 0° Stellung
- Zehen: Extension.

Seitlage, Gelenkstellung unten liegende Seite:
- Kopf in Verlängerung der Wirbelsäule. Der Patient liegt mit der Wirbelsäule angelehnt an ein Kissen
- Schultergelenk: Protraktion und 60 – 90° Abduktion
- Ellenbogen: 10 – 30° Flexion, Pro/Supinationsnullstellung im Wechsel
- Handgelenk: 0-Stellung
- Finger: MCP: Extension, PIP:10∞ Flexion, DIP: Extension, D1: Abduktion, Extension
- Hüftgelenk: 0 – 10° Flexion
- Kniegelenk: 0 – 20° Flexion
- Sprunggelenk: 0-Stellung
- Zehen: Extension.

Oben liegende Seite:
Der Arm ist auf die obere Thoraxseite gelagert oder liegt auf einem Kissen vor dem Thorax des Patienten in:
- Schultergelenk: 60 – 90° Abduktion
- Ellenbogen: 60° Flexion, Pronation /Supination im Wechsel
- Handgelenk: 0-Stellung
- Finger: MCP:10° Flexion, PIP: Extension, DIP: Extension, D1: Extension, Opposition, Abduktion
- das Bein wird auf ein großes Kissen gelagert
- Hüftgelenk: 70 – 90° Flexion
- Kniegelenk 70 – 90° Flexion
- Sprunggelenk: 0-Stellung
- Zehen: Extension.

Liegt der Patient in einem Luftkissenbett, ist er trotzdem abwechselnd auf beide Seiten zu lagern. Das Bett sollte mehrmals am Tag „hartgestellt“ werden (d. h. mit maximalem Luftdruck), um die Stimulation des Lagesinnes und der Raumorientierung zu fördern.

- Willkürmotorik:
  - Erhalten der Dehnfähigkeit und der Muskelkraft der nichtparetischen Muskulatur
  - Anbahnen von Kontraktion der paretischen Muskulatur
  - Fördern von Bewegungsabläufen s. Kap. 2.2.6.

Kontraktionshilfen wie der „stretch“ werden bei Muskeltestwert 1 und 2

nicht eingesetzt. Der Patient wird dazu angehalten, die neu gewonnene Muskelaktivität nicht aus der Dehnstellung einzusetzen.
Es empfiehlt sich eine Schienenlagerung zur Unterstützung der schwächeren Muskulatur.

- Zur Oberflächensensibilität: s. Kap. 2.2.6.
- Zu vestibulärer Stimulation und Lokomotion:
  - Bei Umlagerungen darf nicht an distalen Extremitätenabschnitten „gezogen" werden. Der Patient wird körperstammnah angefasst und bewegt.

Literatur

Netter, F.: Band 6, Nervensystem II, 1990, Thieme Verlag
Hacke, W.: Neurologische Intensivmedizin, 1988, perimed Fachbuch Verlagsgesellschaft
Liebenstund, I.: Physiotherapie, Band 11, Neurologie,1998, Thieme Verlag

3.5.4.7 Spinale Paresen und Querschnittläsionen

Grundsätzlich gehört der Querschnittpatient nach der Erstversorgung in eine Spezialklinik. Der Aufenthalt auf der Intensivstation in der Akutklinik ist meist bedingt durch die posttraumatische Versorgung, die kritische Atemsituation des Patienten oder Harnwegsinfekte.
Für die physiotherapeutische Behandlung des traumatischen Querschnittpatienten sollte der postoperative Belastungsgrad von ärztlicher Seite festgelegt werden. Je nach Destruktionsgrad des Wirbelkörpers erfolgt eine operative Stabilisation von dorsal und ventral oder dorso-ventral.
Frakturen der Halswirbelsäule werden in der Regel mit winkelstabilen Plattensystemen und Knochenspan versorgt. Der Patient erhält für sechs Wochen eine Schanz-Krawatte. Nur bei irreponiblen Luxationsfrakturen kann ein dorsales Vorgehen mit Reposition und konsekutiver dorsaler Stabilisation und Knochenfusion notwendig sein. Auch hier wird eine Schanz-Krawatte für sechs Wochen verordnet. Eine Sonderstellung bei der Behandlung nehmen Patienten mit Densfrakturen ein. Hier werden Patienten mit Anderson II-Frakturen durch ventrale Zugschrauben stabilisiert oder Patienten mit Anderson III-Frakturen durch Halofixateur.

Frakturen der Lendenwirbelsäule und Brustwirbelsäule werden belastungsstabil mit kurzstreckigen winkelstabilen Fixateursystemen versorgt. Je nach Schwere der Destruktion können additive ventrale Verfahren mit Spongiosa- oder Knochenspanimplantation zur Abstützung verwendet werden. Wurde eine zusätzliche ventrale Span- und Spongiosaimplantation vorgenommen, sind 12 Wochen Einheilzeit bis zur vollen Belastbarkeit zu beachten. Bei allen Frakturen der Brustwirbelsäule ab Brustwirbelkörper 8 und der gesamten Lendenwirbelsäule wird ein Dreipunktstützkorsett für 12 Wochen empfohlen.
Ist die Querschnittläsion durch Wirbelkörpermetastasen entstanden und wird operativ ein Wirbelkörperersatz mit zusätzlicher Stabilisation eingesetzt, muss beachtet werden, dass die Wirbelsäule künftig nicht über die Nullstellung im operativen Bereich überstreckt werden soll, da sonst die Gefahr der Implantatlockerung provoziert wird.

Die Phase des spinalen Schocks

Schon in der ersten physiotherapeutischen Behandlung sollte ein Befund erhoben werden, der häufig kontrolliert wird. Sobald Reflexaktivitäten auftreten, gilt die Phase des spinalen Schocks als beendet.
Schwerpunkte der Befunderhebung:

- Atmung:
  Die Atmung des Patienten ist abhängig von der Läsionshöhe des Querschnittes. Bei Beteiligung der Atemmuskeln und/oder des Diaphragmas ist der Patient beatmet. Sind die Rumpfmuskeln mitbetroffen, ist regelmäßig die Vitalkapazität zu messen.
- Tonuslage:
  Der Tonus der von der Querschnittläsion betroffenen Muskulatur ist hypoton.
- Willkürmotorik:
  Befunden der Muskelkraft der nicht paretischen Muskulatur durch die Muskelfunktionsprüfung.
- Gelenkbeweglichkeit.
- Lokomotion und vestibuläre Stimulation:
  Die Patienten sind erheblich vegetativ dysreguliert und sollten während der physiotherapeutischen Maßnahmen ständig in Hinsicht auf Blutdruck, Puls und Sauerstoffsättigung überwacht werden.
- Oberflächen- und Tiefensensibilität:
  Sind herabgesetzt oder erloschen.

- Durchblutung und Hautbeschaffenheit:
  Durch vegetative Dysregulation ist der Patient sehr dekubitusgefährdet. Er schwitzt häufig stark, sein Schmerzempfinden für wunde Stellen ist reduziert oder aufgehoben. Die Durchblutung ist vor allem distal schlechter. Oft wird die Haut livide und papierdünn.
- Blasen- und Darmaktivität:
  Sind aufgehoben oder geschehen willkürlich.

Therapeutische Maßnahmen

- Zur Atmung: s. Kap. 2.2.1 und 3.5.4.5
- Zur Tonussituation:
  Erhalten der nicht paretischen Muskelkraft, soweit es der Allgemeinzustand des Patienten erlaubt.
- Zur Lagerung:
  Bei Patienten mit einer hohen Querschnittläsion sind die Hände in sogenannter „Funktionsstellung" zu lagern, Handgelenke in 10 – 20° Dorsalextension, D1 in Opposition, Abduktion, Extension, MCPs 90° Flexion, DIPs und PIPs in Extension.
  Beide Sprunggelenke sind in Nullstellung zu lagern, d. h. in Rückenlage an ein festes Brett, oder/und in Seitlage .
  Ist der Patient nicht an der LWS operiert, kann man schon beginnen, dem Patienten eine lordoseerhaltende Lagerung auf einer Schaumstoffhalbrolle anzubieten. Dies begünstigt die Aufrichtung der Wirbelsäule des Patienten bei der späteren Rehabilitation.
- Passives Bewegen:
  Bei Patienten, deren Querschnittsläsion in der Brustwirbelsäule oder tiefer liegt, müssen die Mm. ischiocrurales von Anfang an so gedehnt werden, dass eine Hüftflexion von 110° möglich ist. Nur so besteht für den Patienten später die Möglichkeit, sich alleine anzuziehen. (Voraussetzung dafür ist die Stabilität der Wirbelsäule).
- Zur Lokomotion und Vestibulären Stimulation:
  Für ein professionelles Handling des Querschnittpatienten wurden spezielle Betten entwickelt. Die bekanntesten sind:
  - Stoke-Mandervillebed: Dieses Bett dreht sich um seine Längsachse;
  - Strijkbed: Länge und Hälfte des Bettes lassen sich gegeneinanderverschieben
  - Packbed: Das Bett besteht aus einzelnen, gegeneinander versetzbaren Quadern.

Stadium der akuten Hyperreflexie

Schwerpunkte der Befunderhebung

- Atmung:
  s.o., Thoraxbeweglichkeit, Vitalkapazität
- Tonussituation:
  Im Anschluss an die spinale Schockphase entwickelt der Querschnittpatient teilweise sehr starke Tonuserhöhungen und lebhafte pathologische Reflexe. Folgende pathologische Reflexe können festgestellt werden:
  - Fluchtreflex: Bei Berühren des Beines oder Fußes erfolgt die Flexion desselben Beines.
  - Extensorenstoß: Auf afferenten Reiz (Druck auf den/die Vorfußballen) erfolgt Extensionsspannung des Beines und Plantarflexion des Sprunggelenkes.
  - Klonus: Auf einmaligen Dehnreiz des Muskels erfolgen Reizantworten in Form von Kontraktionen des gedehnten Muskels.
  - Gekreuzter Streckreflex: Auf afferenten Reiz (Berühren des Fußes, schnelles Wegziehen der Bettdecke, Erschütterung des Bettes, passives Beugen eines Beines) erfolgen Anbeugen des einen Beines bei gleichzeitiger Streckung und Innenrotation des anderen Beines.
  - Spinale Automatismen: Gekreuzte oder doppelseitige Beuge- und Strecksynergien in beiden Beinen. Auslöser können neben äußeren mechanischen Reizen auch eine überfüllte Blase, Blähungen, Obstipation sein. Auf einen Reizauslöser können häufig wiederholte Reizantworten auftreten.
    Diese Beuge- und Strecksynergien können für den Patienten sehr schmerzhaft sein.
  - Positive Stützreaktion: Durch Druck auf die Fußballen erfolgt eine Extensionskontraktion der Beine. Nur die Zehen haben Kontakt zur Unterlage. Beide Beine werden zur starren Säule. Eine posturale Kontrolle ist so nicht mehr möglich.
  - Massenbewegungen: generalisierte Bewegungsmuster, die nur in Verbindung mit bestimmten Gelenkstellungen möglich sind. Selektive oder isolierte Bewegungen sind nicht möglich.
    Die Spastik wird nach Ashworth quantifiziert, s. Kap. 3.5.4.3
- Willkürmotorik:
  Quantifizierung der Muskelkraft mit der Muskelfunktionsprüfung.

- Gelenkbeweglichkeit/Osteoporoseprophylaxe:
  Durch die Immobilität sind die Patienten besonders an den langen Knochen von Osteoporose gefährdet. Ein weiterer Augenmerk ist auf heterotrope Ossifikationen zu legen. Besonders die großen Gelenke mit der umgebenden Muskulatur sind gefährdet.
- Lokomotion und Vestibuläre Stimulation
- Blasen- und Darmstörungen:
  Es ist zu beachten, dass mechanische Reize an der Oberschenkelinnenseite oder die Kontraktion eines Beines zur reflektorischen Blasenentleerung führen kann.
- Oberflächen- und Tiefensensibilität:
  In der Reinnervationsphase kommt es zu Hyperpathien, die wiederum das pathologische Reflexgeschehen aktivieren können.
- Druckgeschwüre.

Therapeutische Maßnahmen

- Zur Atmung: s. Kap. 3.5.4.6
- Zur Tonussituation:
  - Tonusreduktion, s. Kap. 3.5.4.3
  - Vermeiden der pathologischen Reflexaktivität durch Verhindern des auslösenden Reizes
  - Vermeiden von Schmerz und unbequemer Lagerung.

  Es sollte der Reflexaktivität von Seite des Therapeuten immer nachgegeben und nicht dagegen gehalten werden.
  Beim Auftreten von Kloni helfen eine vorsichtige Muskeldehnung, Druck auf den Muskelbauch, Muskelannäherung oder die Belastung der Extremität.
- Zur Willkürmotorik:
  - Kräftigung der nicht paretischen Muskulatur. Besonders die Stützmuskulatur der Arme muss maximal trainiert werden, um spätere Transfers für den Patienten möglich zu machen.
  - Anbahnen der Kontraktion und Kräftigen der paretischen Muskulatur.
  - Erhalten der Dehnfähigkeit und Elastizität der paretischen Muskulatur.
- Zur Gelenkbeweglichkeit und Osteoporoseprophylaxe:
  - Lagerung auf 1/2 Rolle s.o.

- Bei Querschnittläsionen oberhalb von C8 werden von Anfang an die Hände in Funktionsstellung gewickelt, um die bestmöglichen Handfunktionen zu erreichen. Dabei steht der Daumen in Abduktion, Oppositionsstellung und Extension, die Finger sind in den MCPs ca. 90° gebeugt, in DIPs und PIPs extendiert. Das Handgelenk ist ca. 10°– 20° dorsalextendiert.
  Man unterscheidet die aktive Funktionshand, bei der die Dorsalextension durch Schwerkrafteinfluss über den M. extensor carpi radialis ausgeführt wird; und die passive Funktionshand, bei der die Dorsalextension mit Hilfe der Schwerkraft über die Supination im Unterarm und Kontraktion des M. biceps brachii erfolgt.

- Zur Gelenkbeweglichkeit und Osteoporoseprophylaxe:
  - Stehbrett:
    Die einzige bekannte Maßnahme gegen Osteoporose ist die regelmäßige Vertikalisierung des Patienten auf dem Stehbrett, (Kipptisch, Stehpult o. Ä.) und damit die Belastung der Knochen. Dies setzt einen soweit belastbaren Allgemeinzustand voraus. Wichtig sind Antithrombosestrümpfe oder das Wickeln der Beine und die regelmäßige Monitorkontrolle, um einen Überblick über die Kreislaufsituation zu behalten.
  - Zu heterotropen Ossifikationen: Nach neuesten Erkenntnissen fand man heraus, dass heterotrope Ossifikationen in Kliniken, in denen eine „sanfte“ physikalische Therapie betrieben wurde (passives Bewegen ohne Druck gegen Abwehrspannung, Tonuserhöhung, kein Setzen von Schmerzreizen, kein „Durchbrechen“ der Spastik) erheblich seltener auftreten. Bei den ersten Anzeichen paraartikulärer Ossifikationen (evtl. sogar durch Schmerzreaktionen des Patienten sichtbar) kann dies durch besonders einfühlsames Bewegen kontrolliert werden. Um die Gleitfähigkeit der Gelenkkörper zu erhalten, haben sich auch als passive Maßnahmen die Techniken aus der Manuellen Medizin mit Piccolotraktionen und vorsichtigem Gleiten oder auch die Techniken aus dem Maitland-Konzept bewährt. Diese setzen jedoch viel Erfahrung des Therapeuten voraus.

- Zur Lokomotion und Vestibulären Stimulation:
  s. Spinaler Schock 3.5.4.7
  Stehbrett; eine vorbereitende Maßnahme für das Stehbrett ist das Kippen des Bettes fußwärts (ca 40° möglich).

Literatur

Brandt, Dichgans, Diener: Therapie und Verlauf neurologischer Erkrankungen, 1998, Kohlhammer Verlag
Hummelsheim: Neurologische Rehabilitation, 1998, Springer Verlag
Hacke, W.: Neurologische Intensivmedizin, 1988, perimed Fachbuch Verlagsgesellschaft
Liebenstund, I.: Physiotherapie, Band 11, Neurologie, 1998, Thieme Verlag

3.5.4.8 Schädel-Hirn-Trauma (SHT)

Schwerpunkte der Befunderhebung

- Atmung:
  Die Patienten sind in der Anfangsphase meist beatmet und sediert. Bei nicht beatmeten Patienten mit schweren Mittelhirn- und Hirnstammläsionen kommt es häufig zu zentralen Atemstörungen. Man unterscheidet:
  - die Cheyne-Stoke-Atmung; hierbei atmen die Patienten zunächst sehr flach. Die Atmung wird wellenförmig immer tiefer und schneller, um dann wieder abzuflachen. Nicht selten kommt es zu längeren Atempausen;
  - desweiteren die ataktische Atmung, bei der Atemrhythmus und Atemtiefe sehr unregelmäßig sind;
  - die Maschinenatmung, bei der es zu einer regelmäßigen, tiefen Hyperventilation kommt;
  - die posthyperventilatorische Apnoe: Hierbei kommt es zu längeren Pausen nach einer spontanen Hyperventilation.
- Feststellen des Allgemeinzustandes:
  Für die weitere Befunderhebung und Behandlungsplanung ist festzustellen, ob der Patient sediert ist, welche zusätzlichen Komplikationen bestehen (z. B. Frakturen) und welche ärztlichen Maßnahmen getroffen wurden, die das weitere therapeutische Vorgehen bestimmen (z. B. Liquordrainage s. Kap. 3.4.2.1).
  Beim Patienten mit Mittelhirnsyndrom hat es sich aus therapeutischer Sicht bewährt, folgende Phasen zu unterscheiden:

  Frühphasen

  - Akutphase: In dieser Phase stehen Diagnostik und operative und medizinische Therapie im Vordergrund.

- Apallisches Syndrom (Koma vigile): Die Augen der Patienten sind zeitweise geöffnet ohne zu fixieren. Die Patienten haben keinen Schlaf-Wachrhythmus, emotionale Reaktionen fehlen. Auf sensible Reize reagieren die Patienten mit reflektorischer Primitivmotorik (Massenbewegungen, generalisierte Tonuserhöhungen). Es entwickeln sich Haltungs- und Stellreflexe als Haltungsmuster. Ferner können die Patienten vegetative Funktionsstörungen und Störungen der Optomotorik haben.
- Phase der primitiven Psychomotorik: In dieser Phase beginnen die Tonuserhöhungen langsam zurückzugehen und machen einer häufig ausgeprägten motorischen Unruhe Platz. Die Patienten beginnen mit dem optischen Fixieren und später Verfolgen eines visuellen Reizes. Häufig zeigen die Patienten jetzt Angstreaktionen, Schreien, Schwitzen und haben Tachykardien, Blutdruckschwankungen und vegetative Entgleisungen. Sie beginnen einen Tag / Nachtrhythmus zu entwickeln, ungezielte Abwehrbewegungen sind zu beobachten.
- Phase des Nachgreifens: Der Tonus normalisiert sich immer mehr, die Patienten beginnen zielgerichtet zu greifen, Gegenstände zum Mund zu führen oder wegzuwerfen. Sie beginnen zu lächeln und sich zunehmend zu entspannen. Am Ende der Phase ist ein Situationsverständnis zu beobachten, jedoch noch kein Sprachverständnis.
- Klüver-Bucy-Phase: Endlich zeigen die Patienten beginnendes Sprachverständnis. Motorische Schablonen und Schmeicheln (Handkuss) sind zu beobachten, einfache und sinnbezogene Handlungen werden möglich. In dieser Phase treten bei ihnen häufig auch Esssucht und Aggressivität auf. Der Patient versucht sich über Lautäußerungen zu verständigen.

Spätphasen

- Reorientierungsphase (Korsakow-Phase): Die Sprache wird deutlich weiterentwickelt, teilweise über Schablonen. Der Patient ist noch nicht zur Person, Ort und Zeit orientiert. Aufforderungen werden befolgt oder aber auch verweigert. Lesen, Schreiben und gegenständliches Zeichnen beginnen. Die Patienten empfinden Heimweh und Trauer. Feinmotorische Funktionen und sinnvolle Handlungsabläufe (Transfers) werden möglich.

– Integrationsstadium: Die Patienten erlangen ihre Orientierung wieder, sie arbeiten aktiv mit und entwickeln eine positive Einstellung zu ihrer Behinderung. Eine Zukunftsplanung und ihre Selbständigkeit sind möglich.

Die Dauer der gesamten Remission lässt sich errechnen aus der Zeit der Bewusstlosigkeit plus der des apallischen Syndroms. Jede darauffolgende Phase nimmt die doppelte Zeit in Anspruch. Die Faustregel dafür lautet: Dauer des apallischen Syndroms mit Bewusstlosigkeit mal neun ergibt die Zeit, in der das Integrationsstadium erreicht sein kann. Vorausgesetzt sind effiziente und regelmäßige therapeutische Behandlungen, die Rücksicht nehmen auf die adäquate Belastbarkeit des Patienten.

- Tonuslage
  Der Tonus kann hypoton, normoton oder hyperton sein. Liegt eine Tonuserhöhung in Form einer Spastizität vor, kann sie über die Ashworthskala quantifiziert werden. Meist besteht jedoch eine Mischform aus Rigor und Spastik. Neben den in Kap. 3.4.2.2 beschriebenen Reflexen können beim Schädelhirntraumapatienten noch folgende Reflexe tonusbeeinflussend sein:
  - *Tonischer Labyrinthreflex*: Am ausgeprägtesten in Rückenlage. Er bewirkt die Aktivierung der Streckmuskulatur von Rumpf und Extremitäten. In Bauchlage befinden sich die Extremitäten in Beugestellung unter dem Rumpf.
  - *Asymmetrisch tonischer Nackenreflex*: Bei Drehen des Kopfes zu einer Seite erfolgt die Streckung oder Zunahme des Strecktonus von Arm und Bein auf der Gesichtsseite sowie die Beugung oder Zunahme des Beugetonus auf der Hinterhauptsseite. Der ATNR ist am deutlichsten ausgeprägt bei extendierter Halswirbelsäule in Rückenlage oder Sitz.
  - *Symmetrisch tonischer Nackenreflex*: Bei flektierter Halswirbelsäule erfolgt eine Zunahme des Flexionstonus in den oberen Extremitäten und die Zunahme des Strecktonus der unteren Extremitäten. Bei extendierter Halswirbelsäule erhöht sich der Strecktonus der oberen Extremität, die Streckung beider Beine vermindert sich, oder es kommt sogar zur Flexion der unteren Extremitäten.
  - *Opisthotonus*: Der Opisthotonus ist kein Reflex, sondern eine tonische Aktivierung der gesamten Streckmuskulatur. Aktive oder passive Flexion der Halswirbelsäule sind nicht mehr möglich.

- Gelenkbeweglichkeit / Osteoporoseprophylaxe
  Abhängig von der Tonuslage und der chirurgischen Problematik (Frakturen, etc.) ist die Beweglichkeit der Gelenke festzustellen und

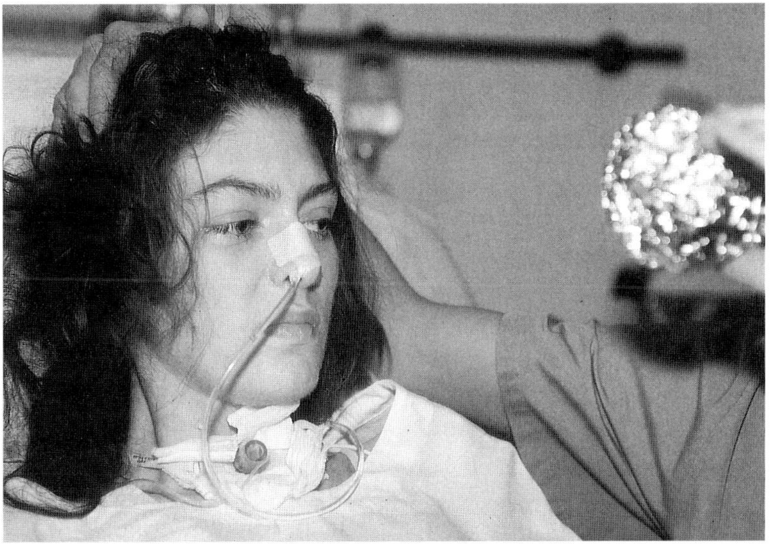

Abb. 3.42 Rasche Orientierung über Hirnnervenfunktion

zu erhalten. Dabei muss beachtet werden, dass der Schädel-Hirn-Trauma-Patient besonders im Bereich der großen Gelenke und im Bereich der Frakturen gefährdet für Ossifikationen ist s. Kap. 3.5.4.7.
  - Funktionsprüfung der Hirnnerven II, III, IV, VI, VII, VIII, IX, X, XII: Bis zur Klüver-Bucy-Phase ist von Seite des Patienten noch keine kognitive Leistung zu fordern oder zu erwarten. Die Befundaufnahme dient der Vollständigkeit und dem Verlaufsüberblick, soweit eine Befundaufnahme möglich ist. Schädigungen können im sensorischen Stimulationsprogramm aufgegriffen und behandelt werden (*Abb. 3.42*).

Therapeutische Maßnahmen

- Zur Atmung: s. Kap. 2.2.1:
  Bei Patienten mit erhöhtem Hirndruck sind Thoraxkompressionen, Husten und Pressen zu vermeiden s. Kap. 3.5.4.3.

- Zum Feststellen des Allgemeinzustandes:
  Bei erhöhtem Hirndruck darf der Patient nur in Rückenlage mit geradeliegendem Kopf (d. h. in Mittelstellung) und ca. 30° erhöhtem Oberkörper liegen. Wurde dem Patienten eine externe Liquordrainage angelegt, darf das Kopfteil nicht verstellt werden s. Kap. 3.4.1.3. Patienten mit reduziertem Hirndruck werden in Kopftieflage gelagert. Auf die Möglichkeiten der verschiedenen sensorischen Stimulationsprogramme wird in Kap. 2.2.7 eingegangen. Es ist aber zu beachten, dass jede Tätigkeit am Patienten eine Art von sensorischer Stimulation ist und daher umsichtig dosiert werden muss. In der Therapie wird mit kurzen Stimulationseinheiten begonnen, die je nach Belastbarkeit des Patienten gesteigert werden. Ruhepause für den Patienten zwischen den einzelnen Einheiten sind genauso wichtig wie die Therapie.

  Als Verlaufsprotokoll findet die Komaremissionsscala Anwendung
- Zur Tonusbeeinflussung:
  Lagerung:
  - Oft kann der erhöhte Tonus über die Kopfeinstellung im Raum beeinflusst werden. Eine leichte Flexionsstellung der Kopfgelenke und regelmäßige Lagewechsel senken den Hypertonus.
  - Bei stabilisiertem Hirndruck des Schädel-Hirn-Trauma-Patienten kommen als Ausgangsstellung beide Seitenlagen, Sitz und Stehbrett, Kipptisch oder Stehtisch in Frage.
  - Bei der Lagerung auf der Seite ist zu berücksichtigen, dass das untenliegende Schultergelenk nicht komprimiert wird.
  - Die Stellung der Arme kann gewechselt werden.
  - Die Wirbelsäule liegt in Verlängerung der Halswirbelsäule in einer Flexions/Extensionsnullstellung und wird mit Kissen dorsal abgestützt.
  - Das untere Bein ist gestreckt.
  - Das obere Bein liegt in 90° Flexion in Hüft- und Kniegelenk auf einem großen Kissen in Abduktion oder Abduktionsnullstellung.

  Sitz: Ein Abstützen des Kopfes sollte möglich sein, beide Füße sind auf dem Boden aufgestellt (Fußstützen der meisten Intensivstühle begünstigen Tonuserhöhung oder Kloni durch die Plantarflexionsstellung im Sprunggelenk). Anfangs sollten die Patienten nur kurz sitzen (d. h.

15-30 Minuten). Die Sitzdauer kann je nach Belastungsmöglichkeit gesteigert werden.
Parameter für die Überbelastung sind vegetative Entgleisung, Teilnahmslosigkeit, Zurückfallen in Verhaltensmuster früherer Phasen, Aggressivität.
Bei der Lagerung auf der großen Rolle oder einem Ball bewirken lineare Bewegungen eine Tonusverminderung.
In der Phase der primitiven Psychomotorik können die Patienten während der Phase ihrer motorischen Unruhe nicht mehr gelagert werden. Häufig fühlt sich der Patient im Rollstuhl wohler als im Bett. Das Bett sollte gut abgepolstert sein, um Verletzungen des Patienten zu vermeiden.
Passives Bewegen: Durch das passive Bewegen soll möglichst keine anhaltende Gegenspannung ausgelöst werden. Das passive Bewegen wird günstigerweise nicht in Rückenlage, sondern im Sitz oder auf dem Stehbrett durchgeführt (*Abb. 3.43*).

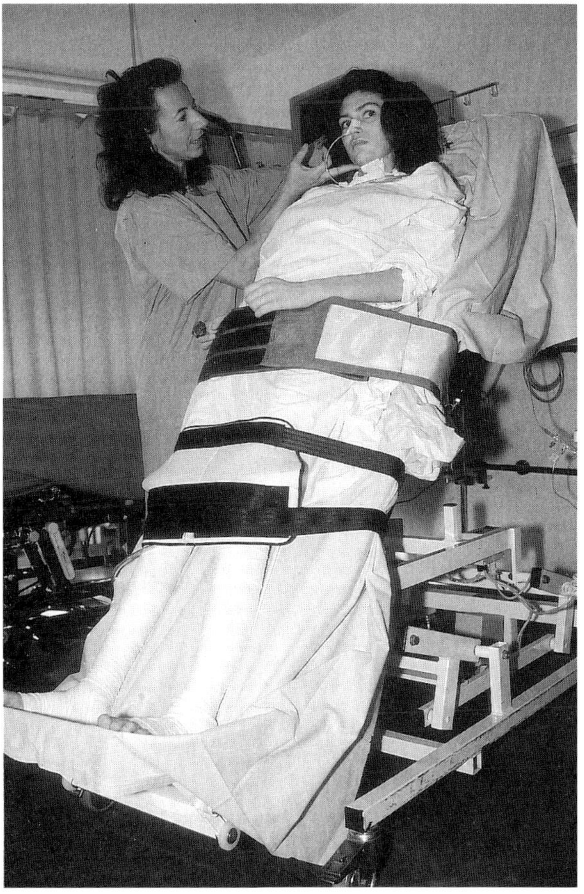

Abb. 3.43 Funktionsprüfung der Hirnnerven

Bei Patienten mit hypotoner Tonuslage kann man durch Rotationsbewegungen auf der großen Rolle oder dem Ball eine Tonuserhöhung bewirken.
Als tonusfördernde Stimuli beim passiven Bewegen können Druckreize auf die Gelenke gegeben werden.

Literatur

Hacke, W.: Neurologische Intensivmedizin, 1988, perimed Fachbuch Verlagsgesellschaft
Freivogel, S.: Motorische Rehabilitation nach Schädelhirntrauma, 1997, Pflaum Verlag München

3.6 TRANSPLANTATIONEN

(Dr. med. Gabriel R. Roth)

Allgemeines

Zentrale Bedeutung für transplantierte Patienten hat die Aufrechterhaltung der Transplantatorganfunktion. Dabei gleicht es häufig einer Gratwanderung, einerseits die Gefahr der Organabstoßung mittels Immunsuppression zu unterdrücken, wodurch andererseits die Infektionsgefahr ansteigt (*Tab. 3.44 Gefahren für den Transplantierten*).

Zur Immunsuppression

Die regelmäßige Gabe der Immunsuppressiva darf auch durch physiotherapeutische Maßnahmen nicht gestört oder verzögert werden. Da es häufig schwierig ist, die gewünschten Blutspiegel zu erreichen, stören Unterbrechungen der Immunsuppressivazufuhr (z. B. Abschalten eines Perfusors) die Berechnungen erheblich.

Ursache	Folge
Schäden am Transplantat (Vorerkrankung des Spenders, Konservierung, Transport)	verzögerte Organfunktion primäres Transplantatversagen
zu wenig Immunsuppression	akute Abstoßungsperiode schleichend-chron. Abstoßung
zu starke Immunsuppression	Infektionen (auch durch Keime, die für Gesunde harmlos sind)
Nebenwirkung der Immunsuppression	Förderung der Tumorentstehung Bluthochdruck (CyA) neurologisch-psychische Störungen (u. U. Wesensveränderung)

Tabelle 3.44 Gefahren für den Transplantierten

Medikamentöse Immunsuppression

Die heutigen Erfolge der Transplantationsmedizin wurden erst durch die Entwicklung hochwirksamer immunsuppressiver Medikamente möglich, die die Abwehrreaktion des Körpers gegen das fremde Gewebe unterdrücken. Ohne diese Medikamente wird körperfremdes Gewebe rasch abgestoßen. Meilensteine dieser Entwicklung waren die Entwicklung des Antilymphozytenserums durch Heberer und Pichlmayr am Institut für chirurgische Forschung der LMU München sowie die Einführung von Cyclosporin A in den 70er Jahren.
Im Regelfall erfolgt heute eine Kombinationstherapie aus mehreren Immunsuppressiva mit unterschiedlichem Wirkprofil. Dies hilft auch, durch geringere Dosierung der Einzelsubstanzen, die Nebenwirkungen zu reduzieren. In den 80er Jahren wurde die typische Dreifachkombination aus Corticoid plus Cyclosporin A plus Azathioprin eingeführt und seither nach und nach modifiziert.
Zur Zeit häufig verwendete Immunsuppressiva finden sich in der *Tabelle 3.45*.

Corticoide	WM:	Vermindern Interleukin 1 und 2 (IL-1, IL-2)
	NW:	Blutzuckeranstieg (bis hin zum dauerhaften Diabetes mellitus), Infektionsgefahr, Wundheilungsstörungen, Magengeschwüre, Muskelatrophie, Osteoporose (besondere Bedeutung der Physiotherapie!), grauer Star, psychische Veränderungen.
Cyclosporin A (Sandimmun®), ursprünglich ein Pilzprodukt		
	WM:	vermindert die IL-2-Produktion und Aktivierung der T-Lymphozyten
	NW:	nierentoxisch, Anstieg von Kalium, Blutzucker und Blutfetten, Bluthochdruck, Neurotoxizität (auch Wesensveränderungen), tumorfördernd.
Takrolimus (Prograf®, FK-506), ebenfalls ursprünglich ein Pilzprodukt		
	WM:	blockiert die IL-2-Produktion von T-Lymphozyten
	NW:	Magen-Darm-Störungen: Übelkeit, Durchfall Stoffwechselstörungen: Kalium- und Blutzuckeranstieg, nierentoxisch, neurotoxisch: z. B. Gefühlsstörungen
Azathioprin (Imurek®)		
	WM:	blockiert die zelluläre und humorale Immunabwehr
	NW:	Störung der Blutzellbildung (Erythrozyten, Leukozyten, Thrombozyten) Leberschäden
Mycophenolat (Mycophenolat Mofetil (MMF), Mycophenolic Acid (MFA), Celicept®)		
	WM:	hemmt relativ spezifisch die Lymphozytenproliferation, könnte als Antimetabolit evtl. Azathioprin ersetzen mit weniger Abstoßungen, weniger Nebenwirkungen
	NW:	leichtere Magen-Darm-Beschwerden, selten Blutbildungsstörungen
biologische Immunsuppressiva (Seren von Tieren)		
	WM:	Antikörper von Tieren gegen menschliche Immunzellen
	NW:	Fieber und allergische Reaktionen
Beispiele	ALG	(Anti-Lymphozyten-Globulin)
	OKT-3	(monoklonales Anti-Lymphozyten-Serum (ALS) von Mäusen)
	ATG	(Anti-Thymozyten-Globulin vom Kaninchen)

Tabelle 3.45 Immunsuppressiva mit Wirkmechanismus (WM) und Nebenwirkungen (NW)

Phasen der Versorgung

Gute Chancen für den Transplantationspatienten beginnen – nach ausführlicher und angemessener Information und Aufklärung – mit der Auswahl von geeigneten Patienten für die Warteliste sowie der sorgfältigen Überprüfung der Funktion des Spenderorgans beim Organspender. Von großer Bedeutung ist es auch, ob Patienten in Warteposition in gutem Allgemeinzustand zur Transplantation erscheinen oder bereits im Endstadium eines Organversagens bewusstlos/beatmet auf einer Intensivstation liegen.
Nach der Transplantation vollzieht sich der Aufenthalt auf der Intensivstation häufig in typischen Phasen: Die meisten Transplantationspatienten werden nach einer mehrstündigen Operation – die als harmlos wirkender Routineeingriff oder hochdramatische Aktion verlaufen kann – beatmet auf die Intensivstation gebracht. In einer ersten Stabilisierungsphase von Stunden bis wenigen Tagen liegt das Hauptinteresse auf Kontrolle und Ersatz von Blutverlusten sowie der hoffentlich beginnenden Organfunktion des Transplantats. Nach Stabilisierung der Vitalfunktionen steht als nächster Schritt – bei ausreichendem Gasaustausch – die Extubation an. Bei völlig unkompliziertem Verlauf können Organtransplantierte bereits nach zwei bis drei Tagen auf Normalstation verlegt werden; meist ist dies innerhalb von ein bis zwei Wochen möglich. Andererseits kann sich bei vielfachen Komplikationen auch eine typische „intensivmedizinische Karriere“ ergeben, wobei Patienten u. U. einen mehrere Monate dauernden Intensivaufenthalt benötigen, ehe sie „normalstationsfähig“ sind oder versterben. Im folgenden werden Besonderheiten bei häufigen Organtransplantationen dargestellt.

3.6.1 Herztransplantation (HTX)

Häufigste Indikation zur Herztransplantation ist die Herzinsuffizienz ohne medikamentöse Besserungsmöglichkeit als Folge von koronarer Herzkrankheit oder das Endstadium einer Kardiomyopathie.

Besondere perioperative Gefahren:

Luftembolie durch Luftreste nach Blutfüllung des Herzens oder Luftbläschen (Folge z. B. Apoplex).
Rechtsherzversagen bei vorbestehender pulmonaler Hypertonie.

Postoperative Komplikationen und Therapieprinzipien:

- Immunsuppression (siehe allgemeiner Teil)
- Diagnostik und Therapie von Frühkomplikationen
- Beherrschung der postoperativen Blutung, vor allem bei präoperativ markumarisierten Patienten
  hyperakute Abstoßung, dann:
- Behandlungsversuch durch hochdosierte Immunsuppression
- Kreislaufunterstützung mit hochwirksamen herz- und blutdruckstützenden Medikamenten, primäre Transplantatdysfunktion, Rechtsherzversagen.
  In beiden Fällen kann bei Versagen der medikamentösen Therapie der vorübergehende Einsatz eines Kunstherzes bzw. eine Retransplantation erwogen werden.
- Schrittmachertherapie.
  Ein Großteil der herztransplantierten Patienten benötigt zumindest vorübergehend einen Herzschrittmacher (Pacer); in der Regel wird ein passagerer, externer Pacer an die intraoperativ auf das Herz genähten Schrittmacherkabel angeschlossen. Diese Schrittmacherelektroden können einige Tage nach Ende der Schrittmacherbehandlung entfernt werden. Patienten, die dauerhaft schrittmacherabhängig bleiben, bekommen einen regulären Schrittmacher implantiert. Die unzureichende Herzfrequenz transplantierter Herzen ist sowohl Folge der Denervierung, d. h., es besteht keine Nervenversorgung des transplantierten Herzens, als auch von Gewebsschäden, die durch Entnahme, Lagerung und Transport sowie Implantation entstehen.
  Ganz besondere Sorgfalt bei krankengymnastischen Maßnahmen gilt Patienten mit externen Schrittmachern!
  Nierenschäden durch Cyclosporin A und anderen Immunsuppressiva
  Hypertension, u. a. auch als Cyclosporin-A-Folge
  Infektionen bakteriell;
  viral: Herpes, CMV;
  Pilze: Candida, Aspergillus;
  Einzeller: Toxoplasmose, Pneumocystis carinii.

3.6.1.1 Physiotherapie nach Herztransplantation

(Ursula Gärtner)

Bereits vor dem operativen Eingriff soll der Patient Atem- und Hustentechniken erlernen, um postoperativen Risiken vorzubeugen. Ebenso ist eine präoperative Bewegungstherapie indiziert, die von der Herz-Kreislaufsituation und dem Lungenbefund abhängig ist.

Nach der Herztransplantation ist der Patient beatmet, er wird durch ein umfangreiches Monitoring kardiopulmonal überwacht.

Am ersten postoperativen Tag wird der Patient passiv oder assistiv bewegt, beginnend mit den distalen Gelenken.

Die postoperative Atemtherapie – nach der Entwöhnung von der maschinellen Beatmung – hat das Ziel, ein ausreichendes Atemzugvolumen und eine adäquate Atemfrequenz zu erarbeiten. Maßnahmen hierzu werden unter Kap. 2.2.1.1 beschrieben.

Druck- und Scherkräfte belasten die Stabilität des Sternums, daher muss die Belastung des Brustbeines vermieden werden. Bewegungen, die den Thorax einseitig belasten, sind zunächst kontraindiziert.

Wird der Patient nicht mehr beatmet, kommen Übungen zur Thromboseprophylaxe (s. Kap. 2.2.2) und Übungen zur Verhinderung der Umfangsminderung der Skelettmuskulatur hinzu (s. Kap. 2.2.4), immer unter der Beachtung der kardiopulmonalen Belastbarkeit.

Frühzeitig (drei bis fünf Tage nach der Transplantation) kann mit dem **Ergometertraining** begonnen werden.

Auffällig ist bei herztransplantierten Patienten der Kraftverlust der Beinmuskulatur, bedingt durch die vor der Operation eingeschränkte Aktivität.

Begonnen wird das Training mit 25 Watt Leistung für zwei bis drei Minuten und Steigerung bist zwanzig Minuten. Dieses Training wird ein bis drei Mal täglich durchgeführt.

Literatur

Doering, Th. J. et al.: Krankengymnastik 12/97, S. 2087-2094

3.6.2 Herz-Lungen-Transplantation (HLTX) und Lungentransplantation (single-lung transplantation SLTX , double-lung transplantation DLTX)

(Dr. med. G. R. Roth)

Indikationen für eine Lungentransplantation sind in der Regel fortschreitende, lungenzerstörende Erkrankungen, die ein so schweres Ausmaß erreicht haben, dass ohne Transplantation ein längerfristiges Überleben nicht mehr möglich erscheint. Da viele schwere Lungenerkrankungen durch krankhaft verändertes Gewebe den Blutfluss durch die Lungen behindern, kommt es häufig zum Bluthochdruck im Lungenkreislauf (pulmonale Hypertonie). Diese kann zu einer Rechtsherzbelastung führen, die u.U. so schwerwiegend ist, dass es durch die veränderten Druckverhältnisse mit einer Transplantatlunge zum Herzversagen kommt. In diesen Fällen oder auch bei kombinierten Herz-Lungen-Missbildungen kommt dann u. U. eine Herz-Lungen-Transplantation in Frage.

Postoperatives Management

Patienten mit Lungen- oder Herz-Lungen-Transplantation müssen nach der OP, die u.U. mittels Herz-Lungen-Maschine durchgeführt wird, bis zum Wiedererlangen einer ausreichenden Organfunktion künstlich beatmet werden. In der frühen postoperativen Phase hat die Beherrschung von postoperativen Blutungen sowie die Aufrechterhaltung der Oxygenierung, von Herzzeitvolumen, Systemkreislauf und Nierenfunktion mit hochwirksamen Kreislaufmedikamenten zentrale Bedeutung. In der Regel werden die Patienten mit Pulmonaliskatheter überwacht.

Hauptprobleme nach Lungen-Transplantationen:

1. Blutung
   Wenn sich über die meist mehreren, beidseits eingelegten Thoraxdrainagen erhebliche Blutmengen entleeren, muss rasch entschieden werden, ob unter Blutkonservenersatz zugewartet und beispielsweise eine Verbesserung der Gerinnungssituation abgewartet werden kann, oder der Patient erneut in den OP muss zur chirurgischen Blutstillung.

2. Akute Abstoßung (s. Kap. 3.6)
3. Atemwegs-/ Beatmungsprobleme, z. B. Reperfusions-Lungenödem.
   Das Reperfusions-Lungenödem entsteht als Folge der unvermeidlichen Gewebsschädigungen in diesem besonders empfindlichen Transplantatorgan nach Anschluss an die Blutversorgung im Empfänger, meist einige Stunden postoperativ. Dies kann den Gasaustausch vorübergehend lebensbedrohlich verschlechtern.
4. Infektionen(s. Kap. 3.6)
5. Zwerchfellbewegungstörungen.
   Diese können als Folge von Phrenicus-Nervenverletzungen auftreten.
6. Chronische Abstoßung = Bronchiolitis obliterans.
   Das Entstehen einer Bronchiolitis obliterans als Ausdruck einer chronischen, nur schwierig zu bremsenden chronischen Abstoßung, begrenzt häufig das Überleben der Lungentransplantierten nach einigen Jahren.

Eine Besonderheit ergibt sich durch die mangelnde Innervation transplantierter Lungen: Da der Patient keinen Hustenreiz verspürt, kommt es häufig zu stark verschleimten Atemwegen bis hin zur Schleimpfropfverstopfung von größeren Bronchien. Diese können eine Reintubation und bronchoskopische Absaugung erforderlich machen. Da bei Transplantatlungen vor allem anfangs kein adäquater Lymphabfluss besteht, begünstigt dies eine Überwässerung und damit eine Störung des Gasaustausches. Besonders sorgfältige Überwachung benötigt auch die Bronchusanastomose an der Grenze zwischen den Hauptbronchusstümpfen des Empfängers und denen des Transplantates. Dort können Nahtinsuffizienzen (Undichtigkeiten) oder Nekrosen mit Atemwegsverlegung durch abgestorbene Gewebeteile auftreten. Die Kontrollen erfordern häufige Röntgenaufnahmen des Thorax und gelegentliche Bronchoskopien.

3.6.2.1 Physiotherapie nach Lungentransplantation
(Ursula Gärtner)

Auch hier ist es wichtig, dass der Patient präoperativ vorbereitet wird. Dazu gehören:

- Vertrautmachen mit atemtherapeutischen Maßnahmen und Atemgeräten, die postoperativ eingesetzt werden.
- Erhalten der bestmöglichen Zwerchfellatmung

- Erhalten der Elastizität von Thorax und thoraxumgebendem Gewebe
- Erhalten der bestmöglichen Kraft-Ausdauer der Muskulatur
- Entspannung.

In der postoperativen physiotherapeutischen Behandlung steht wiederum die Atemtherapie im Vordergrund mit dem Ziel der bestmöglichen Ventilation und Perfusion der Lunge sowie der Sekretolyse (siehe Kap. 2.2.1).
Das Erhalten der bestmöglichen Kraft-Ausdauer erfolgt zunächst über Bein- und Armmuskelbewegungen, distal beginnend (s. Kap. 2.2.4). Maßnahmen zur Entspannung, z. B. nach Schaarschuch-Haase werden in das Behandlungsprogramm einbezogen.

3.6.3 Lebertransplantation (LTX, Orthotopic Liver Transplantation OLT)

(Dr. med. G. R. Roth)

Die Hauptindikationen für eine Lebertransplantation sind verschiedene Formen der Leberzirrhose, angeborene Stoffwechseldefekte und Tumoren der Leber. Der Ausfall der Leberfunktion ist gekennzeichnet durch den Wegfall der Entgiftungsfunktion, wodurch es u. a. zum Koma kommen kann, sowie durch eine gestörte Lebersynthese-Leistung, was sich im Abfall des Plasmaeiweißes sowie im Mangel von Gerinnungsfaktoren mit Blutungsneigung zeigt. Häufige Folgeprobleme sind ein Thrombozytenmangel, der die Blutungsneigung verstärkt sowie das Hepato-Renale-Syndrom, d. h. es entsteht als Folge des Leberversagens auch noch ein zusätzliches Nierenversagen, so dass die Patienten hämofiltriert oder dialysiert werden müssen. Häufig bestehen Elektrolytstörungen und eine vermehrte Infektionsneigung (*Tab. 3.46 Medizinische Probleme der Patienten vor LTX*).

Leberzirrhose mit Gerinnungsstörung
sekundäres Nierenversagen
Elektrolytstörungen
Neigung zu Infektionen
neurologische Störungen bis Leberkoma.

*Tabelle 3.46 Medizinische Probleme der Patienten **vor** Lebertransplantation*

Postoperative Phase nach Lebertransplantation:
Üblicherweise kommen nach unkomplizierter Lebertransplantation die Synthese- und Entgiftungsfunktionen der Transplantat-Leber rasch in Gang (Tage 1 bis 3). Gute Anzeichen für eine Aufnahme der Organfunktion sind:

- Abnahme der erhöhten Leberwerte
- Erholung der Gerinnungsparameter mit vermindertem Transfusionsbedarf an EK's und FFP's
- Stabilisierung der Kreislaufsituation
- Erholung der Nierenfunktion.

Bis dahin müssen u. U. grosse Mengen an EK's und FFP's verabreicht und eine Hämofiltration durchgeführt werden. Falls die Transplantatfunktion nicht nur mit einigen Tagen Verzögerung, sondern überhaupt nicht in Gang kommt, handelt es sich um eine primäre Transplantatdysfunktion (vollständiges Organversagen). Dann ist eine rasche Re-Transplantation anzustreben, um das Leben des Patienten zu retten.

Transplantatdysfunktion
Flüssigkeitsverluste (Blutung, Aszites)
Blutgerinnungsstörungen
unzureichende Transplantat-Organdurchblutung
gestörte Nierenfunktion bis Nierenversagen
pulmonale Störungen: Atelektasen, Lungenödem, Pleuraergüsse
Infektionen
Abstoßungkrisen

*Tabelle 3.47 Probleme **nach** Lebertransplantation*

Eine Schlüsselrolle kommt der Durchblutung der transplantierten Leber zu. Durch die Gefäßanschlüsse (Anastomosen) und die veränderte Anatomie – u. U. mit Knick in den Gefäßen – sind diese besonders thrombosegefährdet. Es kann zu Pfortader-, Leberarterien- oder Lebervenenthrombosen kommen, was entweder eine Re-OP oder eventuell auch Re-Transplantation erforderlich machen kann. Bei Vorliegen einer anfänglichen Minderdurchblutung kann man versuchen, durch gefäßerweiternde Medikamente (z. B. Prostazyclin, Epoprostenol®) und hohen Perfusionsdruck die Organdurchblutung zu verbessern.

3.6.3.1 Physiotherapie nach Lebertransplantation
(Ursula Gärtner)

Diese orientiert sich an den pulmonalen Komplikationen, so dass die Maßnahmen für Atemwege und Lunge eingesetzt werden, die unter Kap. 2.2.1 beschrieben sind.
Alle anderen prophylaktischen Maßnahmen, betreffend Gefäßsystem, Muskeln, Sehnen, Bändern, Umfang der Skelettmuskulatur etc. (s. Kap. 2.2.2 ff) kommen bei entsprechend vorliegendem physiotherapeutischen Befund zur Anwendung.

3.6.4 Anmerkung zu den Transplantationen
(Dr. med. G. R. Roth)

Obwohl im vorstehenden Text viele teils bedrohliche Probleme nach Transplantationen angeführt sind, muss man sich klarmachen, dass es auch zahlreiche Patienten gibt, deren Verlauf erfreulich unkompliziert ist und die erhebliche Zeiten eines „neuen Lebens“ mit guter Lebensqualität geschenkt bekommen. Naturgemäß bleiben die Patienten, die Komplikationen erleiden, länger auf der Intensivstation, in Einzelfällen Monate. Es gibt auch erschütternde, trostlose Verläufe, die emotional für das gesamte Team eine besondere Belastung darstellen und den Sinn der Transplantationsmedizin in Frage zu stellen scheinen. Eine große Freude ist es daher für das Team, wenn erfolgreich transplantierte Patienten anlässlich einer späteren Routinekontrolle im Krankenhaus auf die Intensivstation zu Besuch kommen.
Besonders hinweisen möchte ich als weiterführende Literatur auf folgende ungewöhnliche Bücher:

Claussen, P. C.: Herzwechsel
Erlebnisbericht eines Patienten, der als Folge von Komplikationen nach einer geplanten Herzoperation eine Notfall-Herztransplantation erhält. Auch die Phasen von Verwirrung und Durchgangssyndrom werden aus Patientensicht ausführlich dargestellt.
Ginns L. G., Cosimi A. B., Morris P. J. Transplantationen. 1. Aufl. 1999, Blackwell Science, Malden, MA, USA
Storkebaum, S.: Jetzt ist’s ein Stück von mir!

Dieses Werk erklärt Organtransplantationen und berücksichtigt besonders die Gefühle der Beteiligten. Es ist für Patienten und Angehörige verständlich geschrieben und enthält eindrucksvolle Berichte von diesen.

3.6.5 Stammzelltransplantation

(Dr. med. J Hahn)

Mit der **Stammzelltransplantation** (SZT) existiert ein Behandlungsverfahren für hämatologische Erkrankungen, einigen Stoffwechselkrankheiten, Immundefekten, Autoimmunerkrankungen und bestimmten soliden Tumoren, das den Patienten eine Heilungschance bietet bei Diagnosen und Krankheitsstadien, die mit konventioneller Therapie bislang nicht oder in nicht ausreichendem Maße geheilt werden konnten. Seit ihrer ersten klinischen Anwendung im Jahre 1968 hat die Knochenmark- bzw. Stammzelltransplantation eine erhebliche Ausweitung des Spektrums an Erkrankungen erfahren, bei denen die SZT eine erhöhte Heilungschance bietet. Die wachsende Bedeutung dieses Therapieverfahrens illustrieren einige Zahlen der Europäischen Gesellschaft für Blut und Knochenmarktransplantation (EBMT). Nach einer 1998 publizierten Auswertung der europäischen Register wurden 1996 allein in Europa 14.593 Stammzelltransplantationen durchgeführt, davon waren ca. 30 % allogene Transplantationen und 70 % autologe Transplantationen.

Das Prinzip der SZT besteht in der Übertragung von blutbildenden Stammzellen nach einer vorausgegangenen Chemotherapie, alleine oder in Kombination mit einer Strahlentherapie. Diese Vorbehandlung wird als *Konditionierungsbehandlung* bzw. **Konditionierung** bezeichnet. Ihr Sinn besteht darin, kranke Zellen zu zerstören, bzw. das erkrankte Knochenmark zu eliminieren und das Immunsystem soweit zu unterdrücken, dass es zu keiner Abstoßung des Transplantates kommen kann. Dies betrifft die sogenannte **allogene** Stammzelltransplantation, die in der Übertragung von Stammzellen von einem gesunden verwandten oder unverwandten Spender besteht. Im Falle der **autologen** Transplantation, unter der man die Reinfusion von eigenen Stammzellen des Patienten versteht, die vor der intensiven Therapie abgesammelt wurden, ist keine Abstoßung des Transplantates zu befürchten. Hier besteht der Sinn der Behandlung in einer intensiven Therapie der Grundkrankheit. Um die Phase der Neutropenie nach Chemo- und/oder Strahlentherapie möglichst kurz und komplikationsarm zu gestalten, werden Stammzellen reinfundiert, die vor Therapie nach einer sogenannten **Mobilisationstherapie** abgesammelt und tiefgefroren wurden.

Allerdings kann auch mit der SZT nicht in allen Fällen eine sichere Heilung gewährleistet werden. Der höheren Heilungschance dieses Verfahrens steht andererseits das mögliche Auftreten schwerer Komplikationen und Langzeitprobleme gegenüber, die je nach Diagnose und individueller Situation des Patienten bei der Indikationsstellung gegen die Prognose der Erkrankung bei konventioneller Therapie abgewogen werden müssen. Auch ist je nach Alter, Diagnose und Krankheitsstadium die Auswahl der Quelle der Stammzellen und der Technik der Transplantation zu treffen. Hier hat sich gerade in den letzten Jahren eine erhebliche Erweiterung der Techniken und der Indikationsstellungen ergeben.

Biologische Grundlagen und Stammzellquellen

Unter einer **hämatopoetischen Stammzelle** wird eine Zelle verstanden, die sowohl die Eigenschaft zur Selbsterneuerung besitzt, als auch zur Differenzierung in eine erythropoetische, myeloische, megakaryozytäre oder auch lymphatische **Vorläuferzelle**. Hierdurch unterscheidet sie sich von den Vorläuferzellen, die ihren bereits eingeschlagenenen Differenzierungsweg nicht mehr verlassen können und keine Fähigkeit zur Selbsterneuerung besitzen. Die meisten Stammzellen finden sich im Knochenmark, jedoch zirkulieren auch sogenannte periphere Blutstammzellen (PBSZ) in den Blutgefäßen des Körpers. Ihre Zahl lässt sich durch eine Mobilisationstherapie expandieren, so dass sich Stammzellen für eine Transplantation auch in ausreichender Menge aus dem peripheren Blut absammeln lassen.

Für eine erfolgreiche Transplantation ist die Übertragung einer ausreichenden Zahl von echten Stammzellen notwendig, um ein dauerhaftes und lebenslanges Anwachsen des Spenderorganes zu sichern. Erfahrungsgemäß ist dies der Fall, wenn man ca. 2 bis 4 x 10^8 kernhaltige Zellen des Knochenmarks pro kg Körpergewicht des Empfängers überträgt. Als Surrogatmarker sowohl für Stammzellen als auch für Vorläuferzellen hat sich der Nachweis des Eiweißmoleküles CD34 auf der Zelloberfläche

mit Hilfe der Technik der Immunfluoreszenz erwiesen. Damit lässt sich nach einer Mobilisationstherapie (G-CSF +/– Chemotherapie) die Ausschwemmung von Stammzellen ins periphere Blut überwachen und der beste Zeitpunkt für die Absammlung von Blutstammzellen ermitteln. Bei der Transplantation von Blutstammzellen (**PBSZT**) wird eine Zahl von 2 bis 4 x 10^6 CD34-positiver Zellen pro kg Körpergewicht des Empfängers als ausreichend für ein dauerhaftes Anwachsen des Transplantates erachtet.
Für den Spender besteht weder im Falle einer Knochenmark- noch einer Blutstammzellspende die Gefahr einer Einschränkung der Hämatopoese, da der Zellverlust durch die hohe Kapazität der Stammzellen zur Selbsterneuerung rasch ausgeglichen wird.

Spenderauswahl

Für die Auswahl des Spenders muss zunächst die Frage geklärt werden, ob eine autologe oder allogene Transplantation durchgeführt werden muss. Im Falle der allogenen Transplantation ist eine Spendersuche notwendig. Die Auswahl des Spenders erfolgt dabei anhand der Übereinstimmung in den transplantationsrelevanten HLA-Antigenen zwischen Patient und Spender. Mit dem Begriff **HLA-Antigene** werden die Oberflächenmoleküle auf kernhaltigen Zellen bezeichnet, die für die Funktion und Kooperation der Zellen des Immunsystems eine Schlüsselrolle einnehmen. Als transplantationsrelevant werden derzeit die Antigene HLA-A, -B und -DR eingestuft. Da jeder Mensch je ein Antigen von Vater und Mutter vererbt bekommen hat, muss bei HLA-Identität zwischen Spender und Empfänger eine Übereinstimmung in allen sechs relevanten HLA-Antigenen bestehen. Die Blutgruppe spielt für die Auswahl des Spenders nur eine untergeordnete Rolle. Bevorzugt wird ein HLA-identischer **Familienspender**, idealerweise ein Geschwister, als Spender ausgewählt. Sind keine HLA-identische Spender in der Familie zu finden, ist ein molekulargenetisch getesteter HLA-identischer **Fremdspender** einem Familienspender, der nicht in allen HLA-Antigenen übereinstimmt, vorzuziehen. Grundsätzlich kann als Faustregel gelten, dass mit der Zahl der HLA-Antigen-Differenzen das Transplantationsrisiko (schwere Graft-versus-Host Erkrankung, Immundefekte, Transplantatabstoßung) erheblich ansteigt. Erfreulicherweise lassen sich aber Dank der großen Bereitschaft in der Bevölkerung zu einer Knochenmarkspende und der hervorragenden internationalen Kooperation der Spenderregister mittlerweile für bis zu 80 % der Patienten ohne HLA-identischen Familienspender, bei denen eine Transplantation notwendig ist, ein HLA-identischer Fremdspender finden.

Indikationen

Tab. 3.48 und *3.49* geben Aufschluss über die derzeitigen Indikationen für eine autologe bzw. allogene Stammzelltransplantation beim Erwachsenen gemäß den Empfehlungen der EBMT. Die klinische Entscheidung richtet sich im Einzelfall immer nach dem Risikoprofil des Patienten, den Chancen mit einer autologen im Vergleich zu einer allogenen Transplantation eine Langzeitremission oder Heilung der zugrundeliegenden Erkrankung zu erzielen und der Verfügbarkeit eines Spenders. Über die genannten Indikationen hinaus wird derzeit im Rahmen von Studien der Einsatz der autologen und zum Teil auch allogenen PBSZT

Akute myeloische Leukämie
erste Remission
zweite oder dritte Remission oder drohendes Rezidiv
Akute lymphatische Leukämie
zweite Remission, drohendes Rezidiv
Hochmaligne und intermediär maligne Non-Hodgkin-Lymphome
erste Remission
Morbus Hodgkin
erstes Rezidiv, zweite und dritte Remission
Plasmozytom
Stadium 2 oder 3
Hodentumor
chemosensibles Rezidiv

Tabelle 3.48 Gesicherte Indikationen für eine ***autologe*** *Stammzellentransplantation beim Erwachsenen gemäß den Empfehlungen der EBMT*

bei soliden Tumoren (Mamma-Karzinom, Ovarialkarzinom, Keimzelltumore, Bronchialkarzinom) oder Autoimmunerkrankungen (Rheumatoide Arthritis, Sklerodermie, Lupus Erythematodes, Multiple Sklerose) geprüft.

- Akute myeloische Leukämie
  - erste Remission (Familienspender, Risikofaktoren für Rezidiv)
  - zweite oder dritte Remission oder drohendes Rezidiv
- Akute lymphatische Leukämie
  - zweite Remission, drohendes Rezidiv
- Chronisch myeloische Leukämie (CML)
  - chronische Phase und Akzeleration
- Myelodysplastische Syndrome
- Schwere aplastische Anämie (Alter des Pat. < 45, nur Familienspender)
- Hochmaligne und intermediär maligne Non-Hodgkin-Lymphome
  - erste Remission
- Niedrig maligne Non-Hodkin-Lymphome
  - rezidiv oder zweite Remission (nur Familienspender)
- Morbus Hodgkin

Tabelle 3.49 Gesicherte Indikationen für eine ***allogene*** *Stammzelltransplantation beim Erwachsenen gemäß den Empfehlungen der EBMT*

Bei Kindern steht mit Hilfe der Stammzelltransplantation eine kurative Therapie bei schweren Immundefekten (SCID), Hämoglobinopathien (Thalassämie, Sichelzellanämie), der Blackfan-Diamond-Anämie oder auch bestimmten angeborenen Stoffwechselerkrankungen (Mukopolysaccharidosen, Morbus Gaucher) zur Verfügung.

Technik der autologen Transplantation

In den letzten Jahren hat sich die Verwendung von mobilisierten Blutstammzellen bei der autologen Transplantation bei den meisten Indikationen zunehmend als sinnvoll und vorteilhaft gegenüber Knochenmark als Stammzellquelle erwiesen. So wurden in Europa 1996 90% der autologen Transplantationen mit autologen Blutstammzellen durchgeführt. Ihr Vorteil liegt zum einen in der einfacheren Verfügbarkeit beim Spender (keine Narkose, keine OP, Blutstammzellen sind ohnehin in erhöhter Zahl im peripheren Blut nach vorausgegangener Chemotherapie vorhanden), zum anderen in einer rascheren Rekonstitution der Hämatopoese.

Der Wert von sogenannten **Purging**-Verfahren, d. h. von Techniken um das autologe Transplantat von möglicherweise kontaminierenden Tumorzellen zu reinigen, ist nach wie vor umstritten und für die meisten Indikationen nicht belegt.

Stammzellen aus dem Knochenmark oder aus dem peripheren Blut (= **peripheral blood stem cells = PBSC**) werden vor Durchführung einer Konditionierungsbehandlung mit Hilfe der Technik der **Leukapherese** abgesammelt und in **Dimethylsulfoxid** (= DMSO) tiefgefroren gelagert. Der Zeitpunkt, zu dem sie gewonnen werden, hängt von der Grundkrankheit ab. Prinzipiell ist aber vor der Absammlung von Stammzellen die Gabe eines Wachstumsfaktors der Hämatopoese – derzeit wird routinemäßig G-CSF (= Granulozyten-Kolonien stimulierender Faktor) eingesetzt – alleine oder im Anschluss an eine sogenannte **Mobilisationschemotherapie** notwendig.

In der Regel folgt auf ein oder zwei Zyklen einer Mobilisationschemotherapie die Konditionierungsbehandlung für die autologe Transplantation. Die Auswahl des Konditionierungsregimes – in der Regel bestehend aus einer hochdosierten Chemotherapie alleine oder in Kombination mit einer Ganzkörperbestrahlung – orientiert sich an der Grunderkrankung. Ziel dieser Konditionierungstherapie ist es, eine maximale antileukämische bzw. antitumoröse Wirkung zu erzielen. Um den daraus resultierenden langanhaltenden oder dauerhaften Verlust der Knochenmarksfunktion zu verhindern, muss im Anschluss an die Konditionierung die Reinfusion der Stammzellen erfolgen. Unter Stimulation mit G-CSF kommt es zuverlässig zu einem Wiederanstieg der Leukozyten am Tag 10 nach PBSZT und in der Folge zu einer raschen und kompletten hämatologischen Erholung.

Technik der allogenen Transplantation

Bei der allogenen Stammzelltranplantation (SZT) werden im Gegensatz zur autologen SZT Blut- oder Knochenmark-Stammzellen von einem verwandten oder unverwandten Spender transplantiert. Daraus resultieren zwei Probleme, die bei der autologen Transplantation nicht berücksichtigt werden müssen:

Es kann zu einer Abstoßung des Transplantates kommen.

Es kann zu einer Abstoßungsreaktion der immunkompetenten Zellen des Transplantates gegen den Empfängerorganismus kommen. Dies

wird als Spender-gegen-Wirt-Erkrankung oder **Graft-versus-Host-Disease (GvHD)** bezeichnet.
Das Problem der Abstoßung wird durch die Wahl eines Konditionierungsregimes überwunden, das neben einer myeloablativen Wirkung auch eine möglichst hohe immunsuppressive Wirkung erzielen soll. Klassischerweise wird dies durch die Kombination einer Ganzkörperbestrahlung mit Cyclophosphamid erzielt, jedoch stehen mittlerweile für die verschiedenen Indikationen und Spender-Empfänger-Kombinationen eine große Zahl von Konditionierungsprotokollen zur Verfügung.
Ein oder zwei Tage nach Ende der Konditionierungstherapie erfolgt die Transplantation. Beim Spender wird hierfür entweder in Vollnarkose am vorderen und hinteren Beckenkamm eine entsprechende Menge Knochenmarkblut entnommen (im Mittel 1000 bis 1500 ml) oder nach vorausgegangener Mobilisation mit G-CSF eine Stammzellapherese durchgeführt. Die so gewonnenen Stammzellen werden dem Empfänger über einen zentralen Venenkatheter in die Blutbahn infundiert. Die neuen Stammzellen wandern ebenso wie bei der autologen Transplantation auf dem Blutweg zu ihren „Nistplätzen" im Knochenmark. Etwa zwei bis drei Wochen nach Transplantation kommt es dann zum Wiederanstieg der Leukozytenzahlen im peripheren Blut und im weiteren Verlauf zur hämatologischen Rekonstitution.
Noch vor Beginn der Konditionierung wird dem Patienten ein zentralvenöser Katheter implantiert, der über einige Zentimeter subcutan geführt wird. Auf diese Weise ist ein großer Abstand zwischen der Eintrittsstelle des Katheters in die Haut bzw. in die Vene (V. jugularis interna oder V. subclavia) gewährleistet und somit das Risiko einer Katheterinfektion bei täglicher Sterilpflege des Katheters minimiert. Diese Katheter werden als Hickmankatheter bezeichnet und können nach ihrem Einheilen in die Haut problemlos über mehrere Monate belassen werden. Sie stellen eine Art Nabelschnur für den Patienten dar, da über sie das gesamte Infusionsprogramm, einschließlich der parenteralen Ernährung und der Blutprodukte gegeben wird, sowie die meisten Blutabnahmen erfolgen können.

Komplikationen der Stammzelltransplantation

Die allogene SZT stellt im Vergleich zur autologen SZT die eingreifendere und komplikationsträchtigere Therapie dar. Dies lässt sich an der sogenannten Frühmortalität (Mortalität bis Tag 100 nach SZT) ablesen, die bei der autologen SZT unter 5 % liegt, jedoch bei allogener SZT bis ca. 20 % beträgt! Die im Folgenden aufgeführten Komplikationen treten daher wesentlich häufiger nach allogener als nach autologer SZT auf. Die GvHD tritt nur nach allogener SZT auf.

Frühkomplikationen

Die Hauptkomplikationen in der frühen Phase nach allogener Stammzelltransplantation (bis Tag 100 nach SZT) sind Infektionen im Rahmen der ausgeprägten Immunsuppression, Pneumonien, medikamentös-toxische Organschäden sowie das Auftreten einer Graft-versus-Host-Disease (GvHD).
Als **VOD** der Leber (= **veno-occlusive disease**) wird ein Krankheitsbild bezeichnet, das vor allem in den ersten drei Wochen nach SZT auftreten kann, und bei dem es zu einem Verschluss der kleinen Lebervenen kommt. Dies führt zu erheblichen Leberfunktionsstörungen, Leberkapselschmerz, Ikterus, Aszites bis hin zum hepatorenalen Syndrom und Leberausfallskoma mit Multiorganversagen. Diese schwerwiegende Frühkomplikation tritt bei ca. 9 % der allogenen und ca. 3 % der autologen SZT-Patienten auf. Die Mortalität wird mit ca. 18 % angegeben.
40 bis 60 % der Transplantationspatienten entwickeln Lungenkomplikationen nach SZT. Die Mortalitätsrate liegt bei ca. 10 % der Patienten, die eine solche Komplikation entwickeln. Als idiopathisches Pneumonie Syndrom (IPS) bezeichnet man das Auftreten von Pneumonien nach SZT bei denen keine infektöse Ursache gefunden werden kann. Dies ist bei ca. 50% der interstitiellen Pneumonien nach SZT der Fall.
Je nach Alter, Vortherapie und Begleiterkrankungen des Patienten können die Konditionierungstherapie sowie die Medikamente zur Therapie und Prophylaxe von Infektions- oder GvHD-Komplikationen zu erheblichen Organtoxizitäten an den Nieren (insbes. Amphotericin B und Ciclosporin A), der Leber (z. B. Ciclosporin A) und des Herzens (z. B. Cyclophosphamid) führen.
Hauptrisiko nach SZT stellt jedoch das Auftreten von Infektionen dar.

Infektionen

Hauptziel der aufwendigen supportiven Maßnahmen ab Beginn der Konditionierungsphase bei SZT-Patienten ist es, das Auftreten von exogenen oder endogenen Infektionen zu verhindern, bzw. das Risiko zu minimieren. Diese prophylaktischen Maßnahmen werden in einem weit strengeren Maße und für einen längeren Zeitraum als bei Leukämien oder aplastischen Anämien durchgeführt. Hierzu zählen:

- Isolationsmaßnahmen (Einzelzimmer, Überdruckbelüftung, Maske, Handschuhe, keine Schnitt- oder Topfpflanzen)
- Ernährungsregeln (kein frisches Obst, keine kopfgedüngten Salate oder Gemüse, keine verderblichen Lebensmittel, keine Nüsse oder getrockneten Lebensmittel wie Müsli wegen Pilzkontaminationen)
- selektive Darmdekontamination (z. B. mit Ciprobay oder Colistin)
- Atem- und Bewegungstherapie
- Inhalationsprophylaxe und -therapie
- Aciclovir-Prophylaxe
- Pneumocystis carinii Pneumonie-Prophylaxe.

Durch diese prophylaktischen Maßnahmen und effektiven Antibiotikastrategien konnte die vitale Gefährdung durch bakterielle Infektionen erheblich reduziert werden. Dafür treten klinisch zunehmend diagnostische und therapeutische Probleme durch Pilzinfektionen (insbes. Aspergillen) und Virusreaktivierungen (insbes. Cytomegalievirus = CMV) in den Vordergrund. Der Zeitraum der Immunsuppression nach allogener SZT hängt vom Auftreten einer akuten oder chronischen GvHD ab. Bei Patienten mit chronischer GvHD kann über Monate und Jahre ein Immundefekt persistieren, der sie besonders anfällig für opportunistische Infektionen und insbesondere für Infektionen mit kapselbildenden Bakterien wie Pneumokokken oder Hämophilus macht.

Graft-versus-Host-Disease

Die **Graft-versus-Host-Disease (GvHD)** ist eine Besonderheit der allogenen Knochenmark- und Stammzelltransplantation. Da mit den Knochenmark- bzw. Blutstammzellen stets auch Lymphozyten des Spenders übertragen werden und aus den Stammzellen sich wiederum Lymphozyten bilden, kann es zu einer Abstoßungsreaktion dieser Lymphozyten gegen Gewebe des Empfängers kommen. Man unterscheidet dabei zwischen einer akuten Form, die in den ersten zwei Monaten, frühestens jedoch zwei bis drei Wochen nach Transplantation auftreten kann und einer chronischen Form, die ab dem dritten Monat nach SZT vorkommen kann. Die **akute GvHD** betrifft vor allem die Haut (Juckreiz, Erythem bis hin zur Blasenbildung und Epidermiolyse), die Leber (Ikterus, Cholestase, Hepatitis) und den Darm (wässrige bis blutige Durchfälle

und Darmkrämpfe). Mehr als die Hälfte der Patienten entwickelt trotz der prophylaktischen Gabe von Ciclosporin A und Methotrexat Symptome einer akuten GvHD. In den meisten Fällen kommt es zu einem milden Verlauf, und die Gabe von Kortikosteroiden reicht aus, um die Symptome zu lindern. Bei schwerwiegenderen Verlaufsformen ist eine Antikörpertherapie gegen T-Zellen notwendig um den Entzündungsprozess zu stoppen. Die akute GvHD klingt in der Regel unter Therapie nach wenigen Wochen ab, die Immunsuppression kann bis zum vierten bis sechsten Monat nach Transplantation abgesetzt werden. In einigen Fällen geht sie jedoch in eine **chronische GvHD** über. Eine chronische GvHD kann aber auch ohne vorausgegangene akute GvHD auftreten. Die chronische GvHD betrifft ebenfalls die Haut (sklerodermiforme Veränderungen bis hin zum Auftreten von Kontrakturen), die Leber (Cholestase, Hepatitis) und den Darm (Gewichtsverlust, Durchfälle, Malabsorption). Es kommt meist zu einer Sicca-Symptomatik der Augen und des Mundes durch eine Beteiligung der Speichel- und Tränendrüsen. An der Lunge kann es zu speziellen Verlaufsformen mit Obstruktion der Bronchioli kommen. Die Therapie besteht auch im Falle der chronischen GvHD in einer Immunsuppression, was wiederum das Infektionsrisiko der ohnehin immundefizienten Patienten steigert.
Allerdings weisen Patienten mit einer moderaten GvHD ein geringeres Rezidivrisiko auf, als Patienten ohne akute oder chronische GvHD nach Transplantation. Diese immunologische Kontrolle residueller maligner Empfängerzellen bezeichnet man als **Graft-versus-Leukämie**-Reaktion **(GvL)**. Neuere Therapiekonzepte versuchen diesen Effekt einer allogenen Transplantation im Sinne einer „Immuntherapie" bei einer breiteren Zahl von malignen Erkrankungen zu nutzen (z. B. Mamma-Karzinom).

Spätkomplikationen

Unter den Spätkomplikationen nach allogener Transplantation nimmt die chronische GvHD, die über Jahre aktiv sein kann, einen wichtigen Platz ein (s. oben). Darüber hinaus kommen typische Komplikationen einer Ganzkörperbestrahlung oder einer Hochdosischemotherapie sowohl nach allogener als auch nach autologer Transplantation vor. Dazu zählen die Infertilität und die Entwicklung eines Katarakts (insbesondere nach Ganzkörperbestrahlung), das Auftreten einer Osteoporose und von Wachstumsstörungen bei mehr als der Hälfte aller behandelten Kin-

der und Jugendlichen. Vor allem dem Auftreten einer Osteoporose bei Frauen kann durch die konsequente Durchführung einer Hormonsubstitution vorgebeugt werden, da sich die meisten Patientinnen nach SZT aufgrund ihres Hormonstatus im Klimakterium befinden. Bei Kindern und Jugendlichen besteht die Möglichkeit Wachstums- und Geschlechtshormone zu substituieren, um Störungen der normalen körperlichen Entwicklung zu vermeiden.
Sekundäre Malignome können nach jeder kurativen Strahlen- oder Chemotherapie auftreten. Dies gilt auch für eine steigende Zahl von Patienten, die durch eine autologe oder allogene SZT erfolgreich von ihrer Grundkrankheit geheilt wurden. Beschrieben sind das gehäufte Auftreten von sekundären Leukämien, myelodysplastischen Syndromen, Lymphomen aber auch soliden Tumoren nach autologer oder allogener SZT. In einer Nachuntersuchung einer großen Zahl autolog transplantierter Patienten in Minneapolis wurde gezeigt, dass 5,6 % der Patienten nach 13 Jahren nach SZT ein Zweitmalignom entwickelt haben. Das relative Risiko für das Auftreten einer bestimmten Lymphomart nach allogener SZT wurde in einer anderen Studie mit ca. 12 angegeben. Allerdings ist dabei stets zu berücksichtigen, dass für den Einzelnen zwar das relative Risiko steigt, im Vergleich mit einer nicht behandelten Kontrollperson ein Tumorleiden zu entwickeln, jedoch ist es keineswegs so, dass ein Zweitmalignom zwangsläufig auftreten muss.

Literatur

Hämatologie und Onkologie:

Berger, D. P. et al.: Das Rote Buch – Hämatologie und Internistische Onkologie, 1997 ; ecomed, Landsberg/Lech

Lasch, H. G. et al.: Lehrbuch der Internistischen Intensivtherapie; 3. Aufl. 1997, Schattauer Verlag

Hölzer, D. et al.: Akute lymphatische Leukämie des Erwachsenen. Diagnostik, Risikogruppen und Therapie. Der Internist 37 (1996), S. 994 – 1007

Jehn, U. et al.: Moderne Strategien bei der Therapie der akuten myeloischen Leukämie (AML) im Erwachsenenalter. Der Internist 37 (1996), S. 661 – 677

Ostendorf, P. C. und Seeber, S.: Hämatologie Onkologie, 1997; Urban & Schwarzenberg

Wilmanns, W. et al.: Internistische Onkologie, 1994; Thieme Verlag

Stammzelltransplantation:

Gratwohl, A. und Tyndall, A: Hämatopoetische Stammzelltransplantationen in der Behandlung von Autoimmunkrankheiten. Z. Rheumatol. 56 (1997), S. 173 – 177

Hoffken, K et al.: Hochdosischemotherapie bei soliden Tumoren. Medizinische Klinik 92 (1997), S. 410 – 414

Kanz, L.: Hochdosistherapie und Stammzelltransplantation. Ein neuer Weg in der Tumortherapie. Der Internist 38 (1997), S. 1045 – 1049

Lange, W. und Mertelsmann, R.: Blutstammzelltransplantation. Gegenwärtiger Stand und Perspektiven. Dtsch. Med. Wschr. 122 (1997), S. 129 – 131

Lasch, H. G. et al.: Lehrbuch der Internistischen Intensivtherapie; 3. Aufl. 1997, Schattauer Verlag

Link, H et al.: Die Transplantation hämatopoetischer Stammzellen. Teil I: Definitionen, prinzipielle Anwendungsmöglichkeiten, Komplikationen. Medizinische Klinik 92 (1997), S. 480 – 491

Link, H et al.: Die Transplantation hämatopoetischer Stammzellen. Teil II: Indikationen zur Transplantation von hämatopoetischen Stammzellen nach myeloablativer Therapie. Medizinische Klinik 92 (1997), S. 534 – 545

3.6.5.1 Physiotherapie nach Stammzelltransplantation

(Ursula Gärtner)

Auch hier ist eine enge Zusammenarbeit und Absprache zwischen Ärzten, Pflegepersonal und Physiotherapeuten erforderlich, da physiotherapeutische Maßnahmen bei niedriger Thrombozytenzahl meist kontraindiziert sind.
Die Behandlungsziele sind:

- Verbessern der Belüftungs- und Durchblutungsverhältnisse der Lunge und somit Vermeiden von Hypostasen und Atelektasen
- Verbessern der Sekretelimination
- Verbessern der Atemmuskelkraft
- Verbessern der Körperwahrnehmung und Erlernen von Entspannung
- Verbessern der muskulären Kraft und der kardiopulmonalen Ausdauer.

Behandlungsmaßnahmen

- Vertiefung der Atmung durch Handkontakt, Packegriffe, Interkostalausstreichungen, Dehnungen und Dehnlagen. Atemtherapiegeräte wie Giebelrohr werden eingesetzt, die täglich erneuert werden müssen.

- Das Verbessern der Sekretelimination erfolgt durch endogene Perkussion mittels VRP 1 (täglich neu sterilisiertes Gerät) oder auch exogene Perkussion durch Vibrationen. Hustentechniken wie Huffing und Husten gegen geschlossenen Mund kommen zur Anwendung.
- Um die Atemmuskelkraft zu verbessern, ist das Einatmen gegen den Widerstand der Therapeutenhände, das Ein- und Ausatmen mit Stopps und auch schnüffelndes Einatmen indiziert.

Weitere atemtherapeutische Maßnahmen werden unter Kap. 2.2.1 beschrieben.

- Der Verbesserung der Körperwahrnehmung und der Entspannung dient die Konzentration auf abdominale Atembewegungen sowie die „Lösungstherapie“ nach Schaarschuch-Haase, z. B. Abhebeproben oder Dehnlagen oder auch Spannen und Entspannen einer Extremität.
- Um die Leistungsfähigkeit und somit die kardio-pulmonale Ausdauer zu verbessern, werden Techniken aus dem PNF-Konzept (Propriozeptive Neuromuskuläre Facilitation), der Funktionellen Bewegungslehre oder auch nach dem Brunkow-Prinzip einbezogen (siehe Kap. 2.2.4).

Geräte wie Theraband, Pezziball, Therapiekreisel, Fahrradergometer etc. können unter strengsten hygienischen Vorschriften eingesetzt werden.

Literatur

Kirchner, P.: Physiotherapie bei Leukämie-Patienten, Krankengymnastik 10/98, S. 1743-1744

LISTE DER AUTOREN

Dr. med. Christiane Bergmann, Med. Klinik IV, Universität Erlangen – Nürnberg, Klinikum Nürnberg-Süd, Breslauerstr. 201, 90471 Nürnberg.

Elke Dahm, Hygiene-Schwester im Klinikum Großhadern, Marchioninistr. 15, 81377 München.

Dr. med. Martin Dichgans, Neurologische Klinik, Klinikum Großhadern, Marchioninistr. 15, 81377 München.

Dr. med. Gunther Fesl, Neuroradiologische Klinik, Klinikum Großhadern, Marchioninistr. 15, 81377 München.

Ursula Gärtner, Leitende Physiotherapeutin in der Klinik für Pysikalische Medizin, Klinikum Großhadern, Marchioninistr. 15, 81377 München.

Maria Geier, Physiotherapeutin Bereichsleitung Intensivmedizin in der Klinik für Physikalische Medizin, Klinikum Großhadern, Marchioninistr. 15, 81377 München.

Dr. med. Joachim Hahn, Abteilung für Hämatologie und internistische Onkologie, Klinikum der Universität Regensburg, Franz-Josef-Strauß-Allee 21, 93042 Regensburg.

Priv. Doz. Dr. med. Gerhard F. Hamann, Oberarzt, Neurologische Klinik, Klinikum Großhadern, Marchioninistr. 15, 81377 München.

Priv. Doz. Dr. med. Wolfgang H. Hartl, Oberarzt, Chirurgische Klinik und Poliklinik, Klinikum Großhadern, Marchioninistr. 15, 81377 München.

Birgit Jaspersen, Leitende Physiotherapeutin der Abteilung für Frührehabilitation, Städt. Krankenhaus Harlaching, Sanatoriumsplatz 1, 81545 München.

Dr. med. Stefan John, Med. Klinik IV, Universität Erlangen-Nürnberg, Klinikum Nürnberg-Süd, Breslauerstr. 201, 90471 Nürnberg.

Dr. med. Martin Liebetrau, Neurologische Klinik, Klinikum Großhadern, Marchioninistr. 15, 81377 München.

Priv. Doz. Dr. med. Klaus G. Parhofer, Oberarzt, Medizinische Klinik II, Klinikum Großhadern, Marchioninistr. 15, 81377 München.

Dr. med. Jan Polasek, Oberarzt, Facharzt für Anaesthesiologie, Klinik für Anaesthesiologie, Klinikum Großhadern, Marchioninistr. 15, 81377 München.

Dr. med. Gabriel R. Roth, Klinik für Anaesthesiologie, Universität Regensburg, 93053 Regensburg.

Dr. med. Walter Stummer, Neurochirurgische Klinik, Klinikum Großhadern, Marchioninistr. 15, 81377 München.

SACHREGISTER

B

C

D

E

F

G

H

I

J

K

N

O

P

Q

R

S

T

U

V

W

Z

Die Fachbuchreihe **PFLAUM PHYSIOTHERAPIE** auf einen Blick

ANATOMIE

HANS LOEWENECK
Funktionelle Anatomie für Krankengymnasten
Ein Lehr-, Lern- und Arbeitsbuch unter Mitarbeit von I. Liebenstund
2., überarb. u. ergänzte Aufl.
ISBN 3-7905-0682-6

ATEMTHERAPIE

M. BROCKE/H. EHRENBERG/D. BERDEL
Atemtherapie für Säuglinge und Kinder mit Asthma Bronchiale oder obstruktiver Bronchitis
ISBN 3-7905-0714-8

HILLA EHRENBERG
Atemtherapie in der Physiotherapie/Krankengymnastik
ISBN 3-7905-0764-4

BEWEGUNGSTHERAPIE, SPORT

HANNO FELDER
Isokinetik in Sport und Therapie
ISBN 3-7905-0775-X

H. KOSEL/I. FROBÖSE
Rehabilitations- und Behindertensport
ISBN 3-7905-0726-1

PETRA MAURUS
Herzgruppe – ein therapeutischer Erlebnisraum
ISBN 3-7905-0769-5

MARIANNE SCHULZ
Bewegen und Bewegtsein im Wasser
Prävention und Therapie
ISBN 3-7905-0784-9

HANS RUDOLF WEIß
Qi Gong Übungen und Musik
ISBN 3-7905-0791-1

INNERE MEDIZIN

U. DONHAUSER-GRUBER/H. MATHIES/A. GRUBER
Rheumatologie. Lehrbuch für Physiotherapeuten
Entzündliche Gelenk- und Wirbelsäulenerkrankungen
ISBN 3-7905-0695-8

H. EHRENBERG/A. VON UNGERN-STERNBERG
Krankengymnastik bei peripheren Gefäßerkrankungen
Arterien, Venen, Lymphsystem
ISBN 3-7905-0489-0

URSULA GÄRTNER/GABRIEL R. ROTH
Physiotherapie in der Intensivmedizin
3-7905-0796-2

ANNELIESE TUM SUDEN-WEICKMANN (HG.)
Physiotherapie in der Geriatrie
Grundlagen und Praxis
ISBN 3-7905-0618-4

KRANKENGYMNASTISCHE TECHNIKEN

THOMAS EINSINGBACH
Muskuläres Aufbautraining
in der Krankengymnastik und Rehabilitation
ISBN 3-7905-0574-9

BEATRICE GÖHLER
PNF und Alltag
Rein in den Rahmen, ran an den Schmerz
ISBN 3-7905-0635-4

H. HAASE/H. EHRENBERG/MARIANNE SCHWEIZER
Lösungstherapie in der Krankengymnastik
ISBN 3-7905-0455-6

LAURIE S. HARTMAN
Lehrbuch der Osteopathie
ISBN 3-7905-0753-9

H. KRAHMANN/G. HAAG
Die Progressive Relaxation in der Krankengymnastik
Ein muskuläres Entspannungsverfahren nach E. Jacobson
2. Aufl., ISBN 3-7905-0739-3

ANNE PAPE
Heben und heben lassen. Heben und Tragen bewegungsbehinderter Menschen
3., neubearb. Aufl.
ISBN 3-7905-0815-2

E. SAMMUT/P. SEARLE-BARNES
Osteopathische Diagnose
ISBN 3-7905-0820-0

WERNER WENK
Der Schlingentisch in Praxis und Unterricht
3., überarb. u. aktualisierte Aufl.,
ISBN 3-7905-0772-5

NEUROLOGIE

SUSANNA FREIVOGEL
Motorische Rehabilitation nach Schädelhirntrauma
Klinik, Grundlagen, Therapie
ISBN 3-7905-0746-6

W. FRIES/I. LIEBENSTUND
Krankengymnastik beim Parkinson-Syndrom
Ein Leitfaden zur Bewegungstherapie
2. Aufl., ISBN 3-7905-0778-6

J. HINRICHS/B. POHLMANN-EDEN
Neurologische Erkrankungen
Ein Lehrbuch für Physiotherapeuten
2., völlig überarbeitete Aufl.
ISBN 3-7905-0790-3

MARGARET JOHNSTONE
Therapie der vaskulären Hemiplegie
ISBN 3-7905-0816-0

CARLO PERFETTI
Der hemiplegische Patient – kognitiv therapeutische Übungen
ISBN 3-7905-0758-X